リウマチ診療のための
関節エコー評価ガイドライン
滑膜病変アトラス

日本リウマチ学会 関節リウマチ超音波標準化小委員会 編

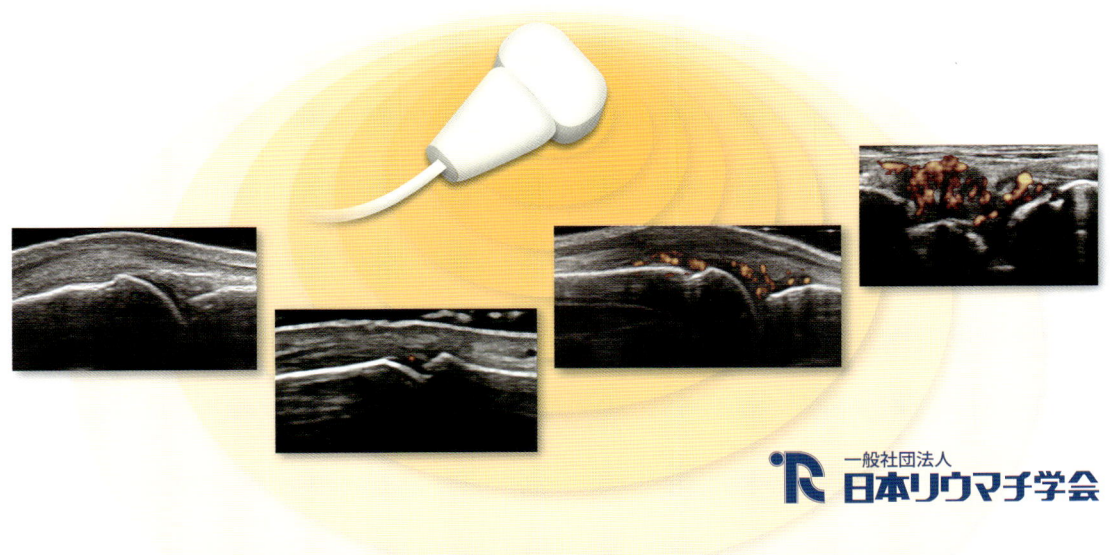

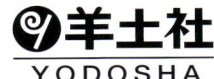

謹告

本書に記載されている診断法・治療法に関しては，発行時点における最新の情報に基づき，正確を期するよう，著者ならびに出版社はそれぞれ最善の努力を払っております．しかし，医学，医療の進歩により，記載された内容が正確かつ完全ではなくなる場合もございます．

したがって，実際の診断法・治療法で，熟知していない，あるいは汎用されていない新薬をはじめとする医薬品の使用，検査の実施および判読にあたっては，まず医薬品添付文書や機器および試薬の説明書で確認され，また診療技術に関しては十分考慮されたうえで，常に細心の注意を払われるようお願いいたします．

本書記載の診断法・治療法・医薬品・検査法・疾患への適応などが，その後の医学研究ならびに医療の進歩により本書発行後に変更された場合，その診断法・治療法・医薬品・検査法・疾患への適応などによる不測の事故に対して，著者ならびに出版社はその責を負いかねますのでご了承ください．

刊行にあたって

　このたび日本リウマチ学会関節リウマチ超音波標準化小委員会（以下超音波標準化小委員会）により，「関節エコー評価ガイドライン」が出版されることになった．本書はすでに刊行された「関節エコー撮像法ガイドライン」の姉妹書であるが，我が国における超音波診断の充実に大いに寄与すると考えられ，日本リウマチ学会としては喜ばしい限りである．

　関節リウマチの治療においては早期の診断と治療介入が最も重要な課題となっている．ACR/EULARにより提起された診断基準はこの目的に沿って提唱されたが，血清学的所見が陰性で腫張関節が限定されている場合にはしばしば診断が困難で，超音波検査はその一助として有用である．また，"Treat to Target" を実践するうえで治療効果を客観的に評価することが求められている．治療目標をどこに置くべきか議論のあるところであるが，超音波検査による画像的寛解も検討されるべき課題となっている．このように種々の観点から関節超音波検査の有用性が注目され，日常診療の場で広く用いられるようになってきた．その有用性を評価し，議論するためには画像所見の客観的評価と認識が重要な課題となっている．しかし，その評価は術者の主観に依存するところが多いことが問題とされていた．本書は，この評価者による重症度分類のばらつきを改善する目的で企画された．実際の刊行にあたっては，超音波標準化小委員会の各施設から集められた多くの画像の重症度を各委員が評価し，「正常・軽度・中等度・高度の異常」の4段階に分類している．そして，それぞれの重症度の典型的な画像を中心に採用し，それを基準として検査にあたる人々が共通の評価を行えるように考えられている．

　この標準化は，今後の関節リウマチ診療の充実にきわめて重要な意義を認め，特に治療法の評価の確立に大きく寄与すると思われる．また，本書では重症度分類の際に誤りやすいピットフォールも紹介され，日常診療の場で大いに活用されることを期待している．

2014年4月

一般社団法人 日本リウマチ学会
理事長　髙崎　芳成

日本リウマチ学会 関節リウマチ超音波標準化小委員会

●委員長
小池隆夫　　　ＮＴＴ東日本札幌病院

●委員
池田　啓　　　千葉大学医学部附属病院アレルギー・膠原病内科
伊藤　宣　　　京都大学医学部附属病院リウマチセンター（整形外科）
大野　滋　　　横浜市立大学附属市民総合医療センター・リウマチ膠原病センター
小笠原倫大　　順天堂大学医学部附属順天堂医院膠原病・リウマチ内科
金子敦史　　　名古屋医療センター整形外科・リウマチ科
神島　保　　　北海道大学大学院保健科学研究院
川上　純　　　長崎大学大学院・医歯薬学総合研究科医療科学専攻・展開医療科学講座（第一内科）
川人　豊　　　京都府立医科大学大学院医学研究科免疫内科学
鈴木　毅　　　三井記念病院膠原病リウマチ内科
住田孝之　　　筑波大学医学医療系内科（膠原病・リウマチ・アレルギー）
瀬戸洋平　　　東京女子医科大学八千代医療センターリウマチ膠原病内科
成田明宏　　　北海道内科リウマチ科病院
西田圭一郎　　岡山大学大学院医歯薬学総合研究科機能制御学講座人体構成学分野
深江　淳　　　北海道内科リウマチ科病院
邉見美穂子　　北海道内科リウマチ科病院
松下　功　　　富山大学医学部整形外科

序

　2011年に，日本リウマチ学会関節リウマチ超音波標準化小委員会の皆様方の多大なる努力により，「関節エコー撮像法ガイドライン」を世に出すことができました．

　そのときの序文にも書きましたが，超音波標準化小委員会の最も重要なミッションの一つは「関節リウマチの診断および疾患活動性評価における関節エコー検査を用いた撮像方法および評価方法の標準化を図ること」です．本書の編纂は，その大切なミッションの続きであり，本書は「関節エコー撮像法ガイドライン」の姉妹編ともいうべき位置づけのものです．

　本書の意図しているところは，10頁の「本書の目的」の項をお読みいただければおわかりいただけると思いますが，「関節エコーの評価」とは即ち「関節炎の重症度の評価（分類）」であり，客観的評価が最も難しい部分です．どのように記述すべきか随分討議を重ねましたが，結果的には「多くの委員の主観的判断に基づいて"多数決"で行う」というコンセンサスの基に「現時点での日本リウマチ学会の関節エコー評価のスタンダード」をこのようにつくり上げました．そう考えると，本書は「超音波標準化小委員会独自の判断によるガイドライン」とも誤解されかねませんが，皆様が実臨床での経験を重ね，本書に記載された「病変の重症度の評価」を参考に，個々の実地臨床で理解／納得していただくことが最も大切なことだと私どもは考えます．

　臨床で既に関節エコーをお使いになっておられている皆様はとうに実感していると思いますが，もはや関節エコーなしのリウマチ診療はあり得ません．循環器の専門医が心エコーの所見なしに循環器の診療ができないように，エコーというtoolを持っているリウマチ医は，関節エコー所見抜きにはリウマチの診療はできません．関節エコーの領域は，未だ発展途上であり解決しなければならない問題は数々ありますが，もはやエコー所見なしに「貴方の関節リウマチは活動性です」とも「もう良くなっています」とも，患者に伝えることはできないと申し上げても過言ではありません．

　しかし，今後この「評価」を日常のリウマチ診療にどう取り入れて行くのか？即ち，どのような所見が残っていれば治療を変更すべきなのか？どのように所見が変化すれば（あるいはなくなれば）寛解といえるのか？臨床研究にどのように取り入れて行くのか？等々，未解決の問題はまだまだ残っております．繰り返しになりますが「関節所見を読むだけのエコー」ではなく，今後は「その所見から一体何がわかるのか？」「このリウマチはどのように治療をすべきなのか？」そして「どのようなエコー所見をもってして治癒というのか？」等々を本書を基に皆様で考えていただきたいと思います．

　関節エコーを用いた数多くの新しい知見が日本から発信されることを，超音波標準化小委員会の一同とともに心から願っております．

2014年4月

日本リウマチ学会 関節リウマチ超音波標準化小委員会
委員長　小池隆夫

リウマチ診療のための
関節エコー評価ガイドライン
滑膜病変アトラス

日本リウマチ学会 関節リウマチ超音波標準化小委員会 編

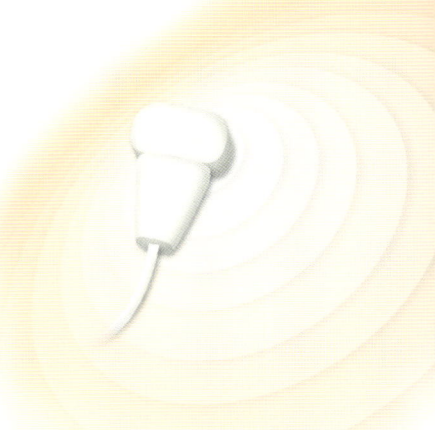

CONTENTS

刊行にあたって	3
序	5
本書の目的	10
関節超音波検査による重症度分類	11

1章　手指 — 16

1　近位指節間関節（PIP関節）（背側） — 16
- Bモード　正常像…16　軽度…17　中等度…17　高度…18
- パワードプラ　正常像…19　軽度…20　中等度…20　高度…21　骨びらん…22

2　近位指節間関節（PIP関節）（掌側） — 24
- Bモード　正常像…24　軽度…24　中等度…25　高度…25
- パワードプラ　正常像…26　軽度…27　中等度…27　高度…28

3　中手指節間関節（MCP関節）（背側） — 29
- Bモード　正常像…29　軽度…29　中等度…30　高度…31
- パワードプラ　正常像…32　軽度…33　中等度…34　高度…35　骨びらん…36

4　中手指節間関節（MCP関節）（掌側） — 38
- Bモード　正常像…38　軽度…38　中等度…39　高度…39
- パワードプラ　正常像…40　軽度…41　中等度…41　高度…42

5　屈筋腱 — 43
- Bモード　正常像…43　軽度…43　中等度…44　高度…45
- パワードプラ　正常像…45　軽度…46　中等度…47　高度…48

CONTENTS

2章　手関節 — 50

- **1　橈骨手根関節（背側）** — 50
  - Bモード　　正常像…51　軽度…51　中等度…52　高度…52
  - パワードプラ　正常像…53　軽度…54　中等度…54　高度…54
- **2　手根間関節（背側）** — 56
  - Bモード　　正常像…56　軽度…56　中等度…57　高度…58
  - パワードプラ　正常像…58　軽度…59　中等度…59　高度…60
- **3　尺骨遠位端（背側）** — 61
  - Bモード　　正常像…61　軽度…61　中等度…62　高度…62
  - パワードプラ　正常像…63　軽度…63　中等度…63　高度…64
- **4　遠位橈尺関節（背側）** — 65
  - Bモード　　正常像…65　軽度…65　中等度…66　高度…66
  - パワードプラ　正常像…67　軽度…67　中等度…67　高度…68
- **5　伸筋腱** — 69
  - Bモード　　正常像…69　軽度…70　中等度…70　高度…71
  - パワードプラ　正常像…73　軽度…74　中等度…74　高度…75
- **6　屈筋腱** — 78
  - Bモード　　正常像…78　軽度…78　中等度…79　高度…80
  - パワードプラ　正常像…80　軽度…80　中等度…81　高度…82

3章　肘関節 — 83

- **1　腕橈関節** — 83
  - Bモード　　正常像…83　軽度…84　中等度…84　高度…85
  - パワードプラ　正常像…86　軽度…86　中等度…87　高度…88
- **2　腕尺関節（屈側）** — 89
  - Bモード　　正常像…89　軽度…90　中等度…90　高度…90
  - パワードプラ　正常像…91　軽度…92　中等度…92　高度…93
- **3　腕尺関節（伸側）** — 94
  - Bモード　　正常像…94　軽度…95　中等度…95　高度…96
  - パワードプラ　正常像…98　軽度…98　中等度…99　高度…101

4章　肩関節 — 102

- **1　上腕二頭筋長頭腱** — 102
  - Bモード　　正常像…103　軽度…103　中等度…105　高度…106
  - パワードプラ　正常像…107　軽度…107　中等度…108　高度…110
- **2　三角筋下滑液包** — 112
  - Bモード　　正常像…112　軽度…113　中等度…113　高度…114
  - パワードプラ　正常像…115　軽度…116　中等度…117　高度…118
- **3　肩峰下滑液包** — 119
  - Bモード　　正常像…119　軽度…119　中等度…120　高度…121
  - パワードプラ　正常像…121　軽度…121　中等度…122　高度…122

CONTENTS

  4 肩甲上腕関節 ——————————————————— 123
    Bモード　正常像…123　軽度…124　中等度…124　高度…125
    パワードプラ　正常像…126　軽度…126　中等度…126　高度…127

5章　股関節 ——————————————————————— 128
  1 股関節 ——————————————————————— 128
    Bモード　正常像…128　軽度…129　中等度…130　高度…130

6章　膝関節 ——————————————————————— 132
  1 膝蓋上窩 ——————————————————————— 132
    Bモード　正常像…133　軽度…133　中等度…134　高度…135
    パワードプラ　正常像…136　軽度…137　中等度…137　高度…138
  2 膝関節（内側） ——————————————————— 139
    Bモード　正常像…139　軽度…139　中等度…140　高度…140
    パワードプラ　正常像…140　軽度…141　中等度…141　高度…142
  3 膝関節（外側） ——————————————————— 143
    Bモード　正常像…143　軽度…143　中等度…144　高度…144
    パワードプラ　正常像…145　軽度…145　中等度…145　高度…146
  4 膝関節（屈側） ——————————————————— 147
    Bモード　正常像…147　軽度…148　中等度…148　高度…149
    パワードプラ　正常像…150　軽度…150　中等度…151　高度…152

7章　足関節／足趾 ———————————————————— 153
  1 距腿関節 ——————————————————————— 153
    Bモード　正常像…154　軽度…154　中等度…155　高度…155
    パワードプラ　正常像…156　軽度…156　中等度…157　高度…157
  2 伸筋腱群 ——————————————————————— 158
    Bモード　正常像…158　軽度…159　中等度…159　高度…160
    パワードプラ　正常像…160　軽度…161　中等度…161　高度…162
  3 内側屈筋腱群 ———————————————————— 163
    Bモード　正常像…163　軽度…164　中等度…164　高度…165
    パワードプラ　正常像…165　軽度…166　中等度…166　高度…168
  4 長短腓骨筋腱 ———————————————————— 169
    Bモード　正常像…169　軽度…170　中等度…170　高度…170
    パワードプラ　正常像…171　軽度…171　中等度…172　高度…173
  5 中足趾節間関節（MTP関節） ————————————— 175
    Bモード　正常像…175　軽度…176　中等度…176　高度…177
    パワードプラ　正常像…178　軽度…179　中等度…180　高度…181　**骨びらん**…182

リウマチ診療のための
関節エコー評価ガイドライン
滑膜病変アトラス

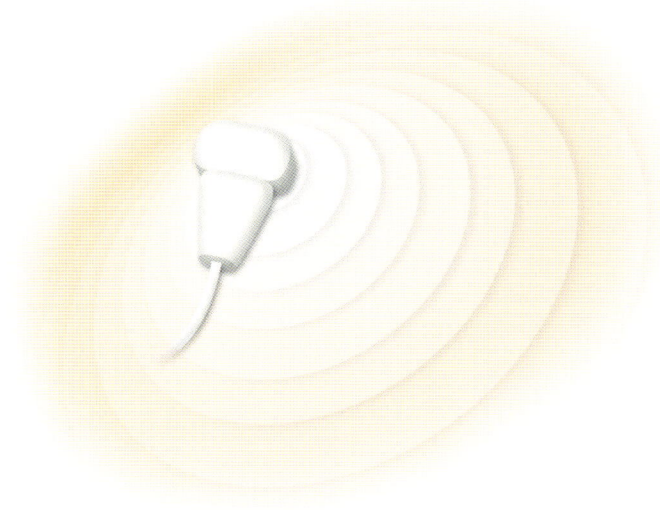

本書の目的

　関節超音波検査は術者に依存する検査であることが指摘されている．実臨床において得られる超音波画像は決して典型的な画像ばかりでなく，その重症度の判定に迷うケースが少なくない．このような場合には，参考となる典型画像と比較することが重症度分類に有用であると思われる．実際，典型画像を含むアトラスを参照することで超音波画像の評価のばらつきが改善することが報告されている[1]．本書は，実臨床において関節超音波検査で観察される滑膜炎の重症度分類の参考とするために日本リウマチ学会関節リウマチ超音波標準化小委員会（以下超音波標準化小委員会）によって作成された．現時点で国際的に使用される共通の重症度分類はなく，あくまでも委員の主観に基づく暫定的なアトラスである．それぞれの観察部位における重症度分類の定義が困難であるため，本書では「正常・軽度・中等度・高度の異常」という分類を用いた．

　本書で用いた画像は超音波標準化小委員会の委員の所属施設から集められた．各施設から個々の判断による重症度に従って提出された多くの画像について超音波標準化小委員会の委員がその重症度を検討した．各委員の経験に基づく主観的な判断による議論がなされ，Bモードでは滑膜肥厚の程度を重視し，滑液貯留についても考慮した．大関節などのドプラシグナルが検出されにくい深部のパワードプラの重症度分類については，その解剖学的な特性についても考慮して分類された．最終的な重症度は委員のコンセンサスに基づいて決定された．重症度の判断が分かれるような境界域の画像は非採用とし，それぞれの重症度の典型的な画像を中心に採用した．観察が推奨される部位における，それぞれの病態の全ての重症度の画像をなるべく多く取り上げたが一部画像が少ない箇所があること，また異なる施設のさまざまな画像装置によって得られた画像集であるため，画質にはバリエーションがあることをご了承いただきたい．また，本書では重症度分類の際に誤りやすいピットフォールについても紹介した．本書が関節超音波画像の重症度分類の一助となれば幸いである．

文献

1) Hammer, H., Bolton-King, P., Bakkeheim, V., et al.：Concise report：examination of intra and interrater reliability with a new ultrasonographic reference atlas for scoring of synovitis in patients with rheumatoid arthritis. Ann. Rheum. Dis., 70：1995-1998, 2011

関節超音波検査による重症度分類

1 はじめに

　関節リウマチをはじめとするリウマチ性疾患の評価において関節超音波検査の有用性はほぼ確立したといえる．関節超音波検査を臨床応用する際に，それぞれの病態の重症度を正確に分類することを避けては通れない．本項では関節超音波画像の重症度分類の限界・問題点について紹介する．

2 重症度分類

　関節リウマチの関節超音波検査では，滑膜炎・腱鞘滑膜炎・滑液包炎・骨びらんの4つの病態が評価対象となる．関節超音波検査でそれぞれの病態について重症度分類を行う方法として，異常があるかないかの二者択一の定性評価と定量評価，半定量評価があげられる．現実的には半定量評価されることが多く，その際には4段階の分類（正常・軽度異常・中等度異常・高度異常）が汎用される．これらの各段階をグレードgrade 0〜3と命名し，重症度分類することを（特に欧米では）スコアリングscoringまたはグレーディングgradingと呼ぶことが多い．一方，一人の患者での複数の関節の重症度の総和や，ある関節のBモードとパワードプラの重症度の和を「グローバルスコア（global score）」「サムスコア（sum score）」または単に「スコア」と称することもある．これらの「スコア」については本書では言及しない．それぞれの病態，異なる関節ごとの重症度の明確な定義がないことから，混乱を避けるため本書では「グレード」「スコア」の代わりに「重症度分類」という表現を用い，汎用される4段階の重症度分類を用いた．

3 半定量法の問題点

　病態の重症度は，正常・軽度・中等度・高度の異常と4段階で存在するわけではなく，正常から高度の異常まで連続性の重症度が存在する．これを人為的に4つの段階に分類することが半定量的な重症度分類である（図1）．したがって，各段階の境界をどこに設定するか統一しなければ評価者によるばらつきが生じてしまう．当然ながら各重症度の境界領域にあるような異常所見については評価者によってばらつきを避けることはできない（図2）．また，各関節・各病態で観察され得る最も高度の異常を知ることも重要である．各評価者自らが経験した最も強い異常をもとに4段階に分割すれば，その境界にばらつきが生じる（図3）．本書で紹介した各部位のそれぞれの病態の最も高度な異常所見をぜひ参照されたい．提示した画像はそれぞれの重症度の典型的な画像を可能な限り掲載したが，一部の画像は境界領域に近いものであることを了承いただき

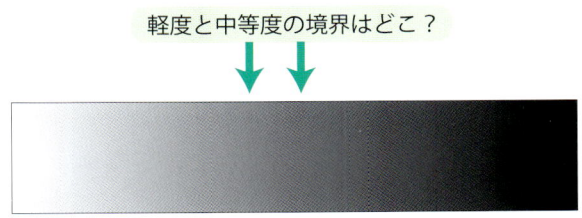

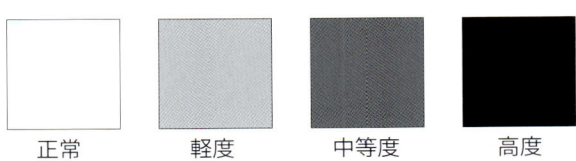

図1　異常所見の程度は連続性のものである．4段階に分類した際の境界はあいまい

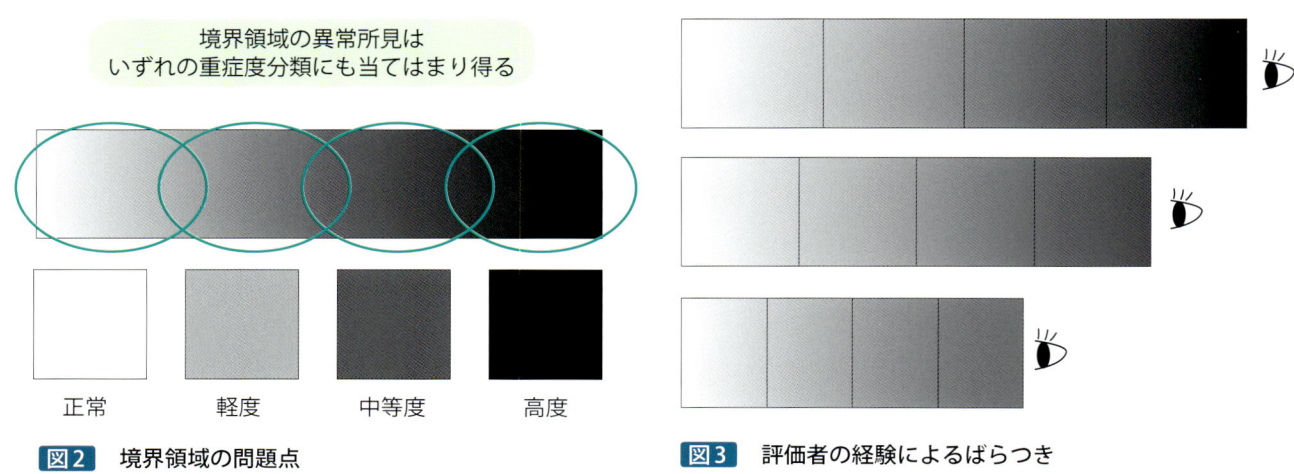

図2 境界領域の問題点

図3 評価者の経験によるばらつき

たい．これらの画像を参照することで重症度評価のばらつきの改善が期待される．

4 重症度分類の問題点

関節超音波検査では各関節を網羅的に観察することが重要である．三次元構造の関節内でさまざまな重症度の病態が混在しており，一断面の評価のみでは異常所見を見逃す可能性があるからである（図4）．3D超音波検査を除く通常の関節超音波検査で得られる画像の重症度は，ある関節で観察される複数の断面の中の一断面の重症度に過ぎない点に注意しなければならない．現時点では，評価対象の関節の重症度は，網羅的に評価したなかで観察される最も重い重症度で表現されることが多い．この方法ではその病態の空間的な広がりを考慮していないという欠点がある．大きな関節のごく一部で高度の異常所見がある場合と，関節全体で中等度の異常が観察される場合で，前者は「高度異常」後者は「中等度異常」と表現されるが，どちらが臨床的に重症度が高いかについては主治医が総合的に判断する必要がある（図5）．超音波画像の重症度評価は，その時の，その一断面の，その条件下での分類であり，その病態の空間的な広がり，経時的変化，臨床的な重要性を考慮していない．関節超音波検査に精通した評価者は，複数の断面から得られる情報をもとに，経験から与えられたさまざまな知識を駆使して，その関節の重症度の三次元的な空間イメージを頭の中につくり上げている．ある関節の複数の断面の重症度を考慮した一関節レベルでの重症度評価に関する検討が超音波標準化小委員会から報告されている[1]．

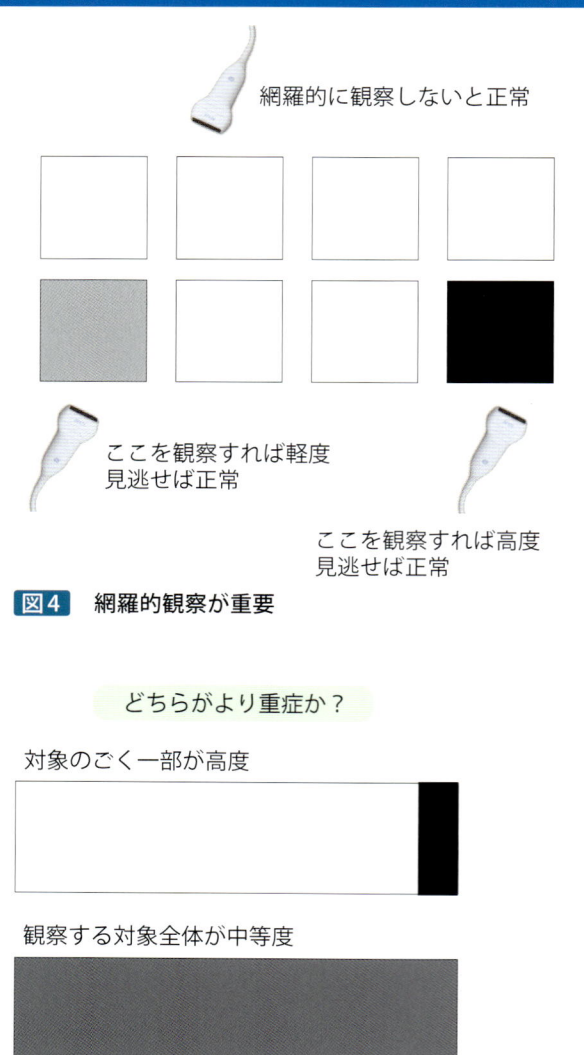

図4 網羅的観察が重要

図5 病変の広がりを考慮しないと過大評価につながる可能性がある

5 軽度異常に関する問題点

　超音波機器の技術の進歩や画像の解像度の向上に伴い詳細な評価が可能となった．皮肉なことに，より詳細な画像が得られることで新たな問題点が生じた．詳細に検討すると，「軽度の異常」と分類される所見が健常人で観察されることが明らかとなった[2)3)]．健常人で「超音波検査による軽度の異常」が観察されれば「正常範囲内」，関節リウマチ患者で観察されれば「潜在的滑膜炎（subclinical synovitis）」と，同一の画像が異なる診断をくだされる可能性がある．「正常」と「軽度異常」の境界が必ずしも「正常」と「病的」の境界と一致しない点に留意する必要がある．過大評価・過小評価をさけるためには主治医による総合的な判断が必要である．

6 重症度分類の定義

　Bモードの重症度分類としてSzkudlarekらによる分類がしばしば使用されるので以下にその定義を紹介する[4)]．

●滑液貯留
圧縮性の無エコーの関節内の領域

グレード0	滑液貯留なし
グレード1	少量の滑液貯留
グレード2	中等量の滑液貯留で関節包の拡張を伴わない
グレード3	高度の滑液貯留で関節包の拡張を伴う

●滑膜肥厚
圧縮性のない低エコーの関節内の領域

グレード0	滑膜肥厚なし
グレード1	軽度の滑膜肥厚
グレード2	関節を形成する2つの骨の頂点を結ぶラインを越えて膨隆する滑膜肥厚で骨幹部に進展しないもの
グレード3	グレード2の所見に加えて少なくとも片方の骨幹部に滑膜肥厚が進展したもの

　この定義はもともとMCP（中手指節間関節）・PIP（近位指節間関節）・MTP（中足趾節間関節）を対象とした研究において作成されたものであるため，これらの小関節以外の関節ではこの定義（特に滑膜肥厚）は適応できないという欠点がある．他の個々の関節における滑膜肥厚の重症度分類の定義は現時点では存在しない．このため実臨床では，前述の関節以外では正常・軽度・中等度・高度異常という漠然とした定義で主観的に重症度分類しているのが現状であると思われる．このため後述するパワードプラの分類に比べてBモードでは評価者によるばらつきが大きいことが報告されている[5)]．また，滑液と滑膜の境界の鑑別が難しい場合も多いため，Bモードの重症度分類では「滑膜貯留 and/or 滑膜肥厚」と表現されることが多い．

　パワードプラの重症度分類に関してもSzkudlarekらによる分類がしばしば使用される．

●パワードプラ

グレード0	滑膜に血流シグナルなし
グレード1	単一の血管の血流シグナル
グレード2	癒合した血流シグナルが滑膜の領域の半分以下
グレード3	癒合した血流シグナルが滑膜の領域の半分以上にあるもの

　グレード1の定義については多少の修飾が時にみられるが，Bモードの定義に比べより明確なものとなっている．このため評価者によるばらつきはパワードプラ画像では少ない[6)]．しかし，恐らく，正常血管の血

流の評価や滑膜の領域の定義が評価者によって異なるために多少のばらつきは残る．

●骨びらん

骨びらんは，その定義が最もコンセンサスが得られていない病態と思われる．以下に代表的な分類を紹介する．

Szkudlarek らによる定義

グレード0	正常の骨表面
グレード1	2断面で確認される骨皮質の欠損を伴わない骨表面の不整像
グレード2	2断面で確認される骨皮質の欠損像
グレード3	著明な骨破壊を伴う骨欠損

Wakefield らによる定義[7]

小びらん	2 mm未満
中等度のびらん	2〜4 mm
大びらん	4 mmより大きいもの

このような現状を踏まえ本書では骨びらんについては重症度分類は行わず，典型的画像を供覧するのみとした．

●腱鞘滑膜炎

最近になりOMERACTから重症度分類が提唱された[7]．

縦断像と横断像の2断面で評価すること，Bモードでは正常から高度異常までの4段階の半定量法で評価すること，その定義がないことは他の病態の評価方法と同様である．

パワードプラについてはより具体的な記載がある．

パワードプラ

グレード0	血流シグナルなし
グレード1	肥厚した腱鞘滑膜内の巣状（focal）の血流シグナル（肥厚した腱鞘滑膜の1領域に限定したもの）．2断面で確認され，正常の栄養血管を除く
グレード2	肥厚した腱鞘滑膜内の多巣性（multifocal）の血流シグナル（肥厚した腱鞘滑膜の複数の領域で血流を認める）．2断面で確認され，正常の栄養血管を除く
グレード3	肥厚した腱鞘滑膜内のびまん性（diffuse）の血流シグナル（肥厚した腱鞘滑膜のほとんどの領域に血流を認める）．2断面で確認され，正常の栄養血管を除く

腱周囲の異常な（つまり腱鞘滑膜内の）血流シグナルに加え，2断面で確認される腱内部の血流シグナルがあれば（正常の栄養血管に相当する小さな孤立性の血流シグナルを除く）グレード1は2に，グレード2は3に繰り上がる．

●滑液包炎

重症度分類に関する定義はなく，本書では正常・軽度・中等度・高度異常という定義をもとに主観的に重症度分類した．

以上，関節超音波検査による重症度分類の限界と問題点について解説した．評価者によるばらつきを完全になくすことは不可能であると思われるが，本書に掲載された典型画像を参照することでそのばらつきを改善することが可能である．重症度分類の限界と問題点を熟知したうえで，総合的な判断を行うための1つの評価方法として関節超音波検査を実臨床および臨床研究に応用することが重要である．

文献

1) Ikeda, K., Seto, Y., Narita, A., et al. : Ultrasound assessment of synovial pathologies in rheumatoid arthritis using comprehensive multi-plane images of the 2nd metacarpophalangeal joint - identification of the components which are reliable and influential on the global assessment of the whole joint. Arthritis Rheum., 2013 nov. 18 [epub ahead of print]

2) Millot, F., Clavel, G., Etchepare, F. : Musculo-skeletal ultrasonography in healthy subjects and ultrasound criteria for early arthritis (the ESPOIR cohort). J. Rheumatol., 38 : 613-620, 2011

3) Witt, M., Mueller, F., Nigg, A., et al. : Relevance of grade 1 gray-scale ultrasound findings in wrists and small joints to the assessment of subclinical synovitis in rheumatoid arthritis. Arthritis Rheum., 65 : 1694-1701, 2013

4) Szkudlarek, M., Court-Payen, M., Jacobsen, S., et al. : Interobserver agreement in ultrasonography of the finger and toe joints in rheumatoid arthritis. Arthritis Rheum., 48 : 955-962, 2003

5) Cheung, P. P., Dougados, M., Gossec, L. : Reliability of ultrasonography to detect synovitis in rheumatoid arthritis : A systematic literature review of 35 studies (1,415 patients). Arthritis care Res., 62 : 323-334, 2010

6) Wakefield, R. J., Gibbon, W. W., Conaghan, P.G., et al. : The value of sonography in the detection of bone erosions in patients with rheumatoid arthritis : a comparison with conventional radiography. Arthritis Rheum., 43 : 2762-2770, 2000

7) Naredo, E., D'Agostino, M. A., Wakefield, R.J., et al. : Reliability of a consensus-based ultrasound score for tenosynovitis in rheumatoid arthritis. Ann. Rheum. Dis., 72 (8) : 1328, 2013

1 手指

観察部位

1. 近位指節間関節（PIP関節）（背側）
2. 近位指節間関節（PIP関節）（掌側）
3. 中手指節間関節（MCP関節）（背側）
4. 中手指節間関節（MCP関節）（掌側）
5. 屈筋腱

[1] 近位指節間関節（PIP関節）（背側）

第2指PIP関節／背側／縦断像

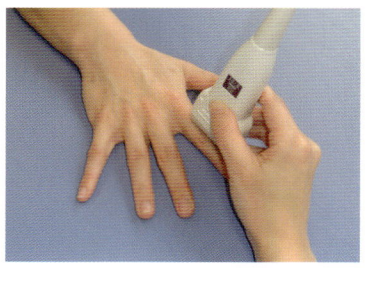
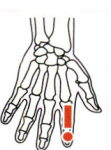

- PIP関節などの小関節の観察では十分量のゼリーを使用し，プローブによる圧迫を避ける
- 病変は必ずしも関節の正中で観察されるわけではないので広い範囲にわたって網羅的に観察する
- 他の関節と同様，縦断と横断の両者で所見を確認する

Bモード

正常像

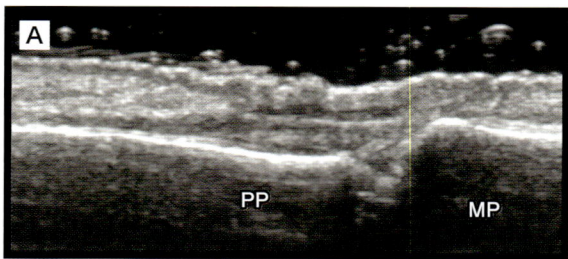
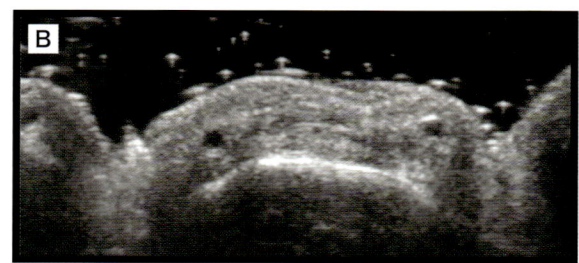

図1 PIP関節／背側
A）縦断像，B）横断像
PP：基節骨，MP：中節骨

（Bモード 正常像つづき）

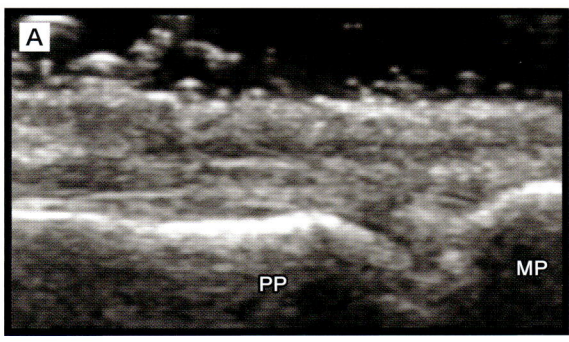
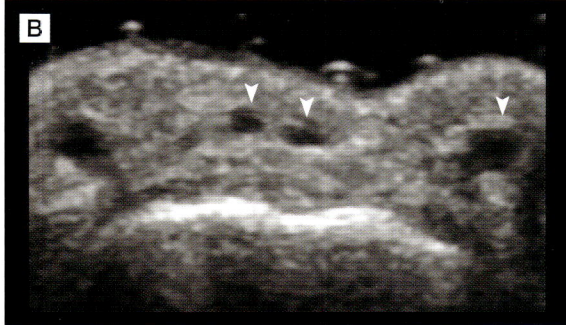

図2 PIP関節／背側
A）縦断像．B）正常血管の横断像（▷）．19頁ピットフォールのBモード
PP：基節骨，MP：中節骨

軽度

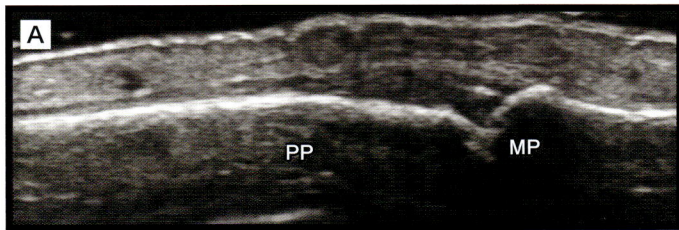
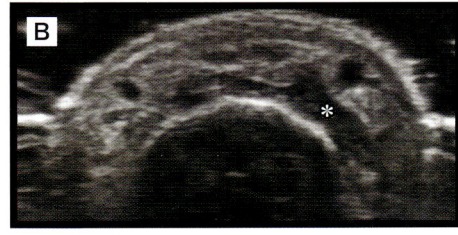

図3 PIP関節／背側
A）縦断像．軽度の滑膜肥厚を認める．Bモードのみでは滑膜の境界は明瞭に区別できないが血流シグナルの存在（図15Aの▷）から滑膜肥厚と判断する．B）横断像．軽度の滑膜肥厚（＊）とその部位に一致する血流シグナルを認める（図15Bの▷）
PP：基節骨，MP：中節骨

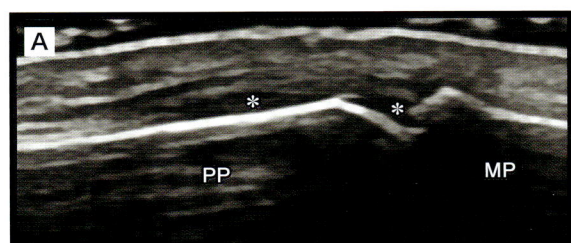
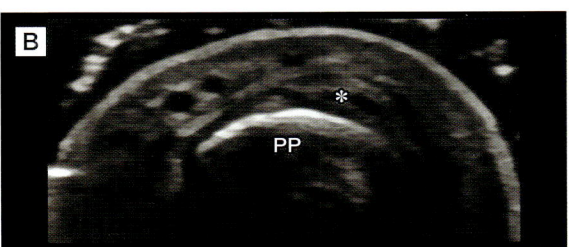

図4 PIP関節／背側
A）縦断像．基節骨の骨幹部に及ぶ軽度の滑膜肥厚または滑液貯留（＊）を認める．B）横断像．基節骨の骨幹部に及ぶ軽度の滑膜肥厚または滑液貯留（＊）を認める．図16のBモード
PP：基節骨，MP：中節骨

中等度

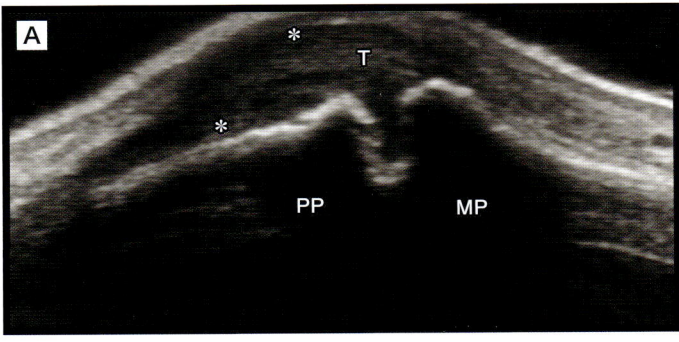
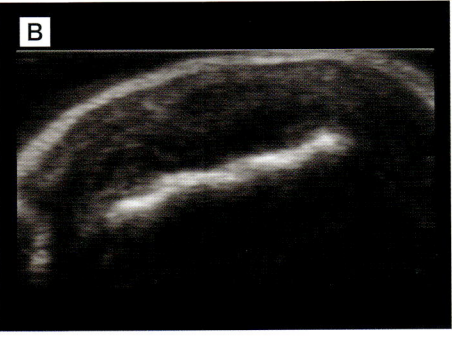

図5 PIP関節／背側
A）縦断像．中等度の滑膜肥厚または滑液貯留を認め（＊），伸筋腱（T）周囲に及んでいる．B）横断像．図17のBモード
T：伸筋腱，PP：基節骨，MP：中節骨

（Bモード 中等度つづき）

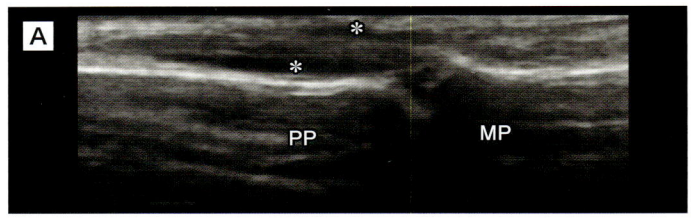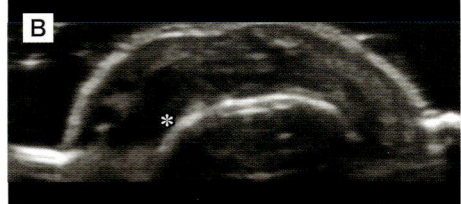

図6 PIP関節／背側
A）縦断像．中等度の滑膜肥厚または滑液貯留を認め（＊），伸筋腱周囲に及んでいる．B）横断像．中等度の滑膜肥厚または滑液貯留を認める（＊）．図19のBモード
PP：基節骨，MP：中節骨

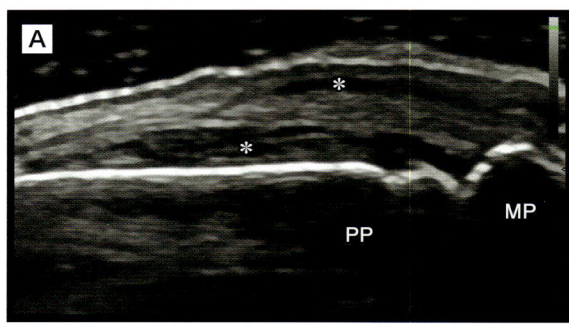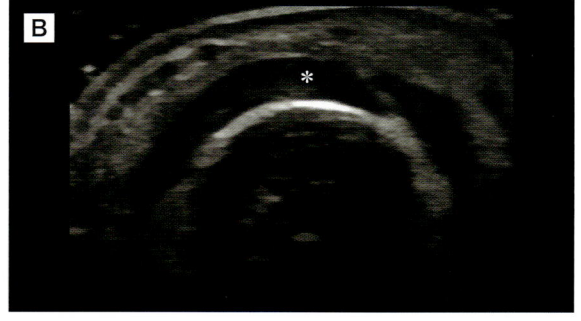

図7 PIP関節／背側
A）縦断像．中等度の滑膜肥厚または滑液貯留を認め，伸筋腱周囲に及んでいる（＊）．B）横断像．中等度の滑膜肥厚または滑液貯留を認める（＊）．図18のBモード
PP：基節骨，MP：中節骨

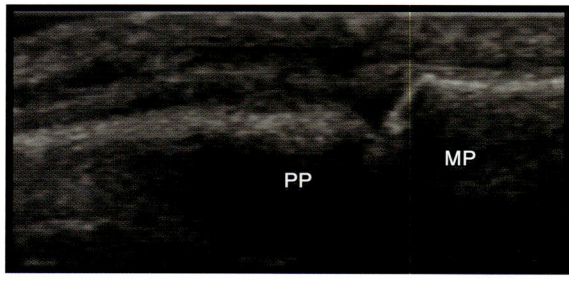

図8 PIP関節／背側／縦断像
PP：基節骨，MP：中節骨

memo

伸筋腱周囲の炎症

MCPやPIP関節背側の伸筋腱周囲にBモードでの異常や血流シグナルが観察されることがある．この領域には解剖学的に腱鞘はないため，「腱鞘滑膜炎」とは呼ばない．伸筋腱周囲の炎症（periextensor tendon inflammation）と呼ばれることがある．関節滑膜の炎症が波及したものと考えられている．

高度

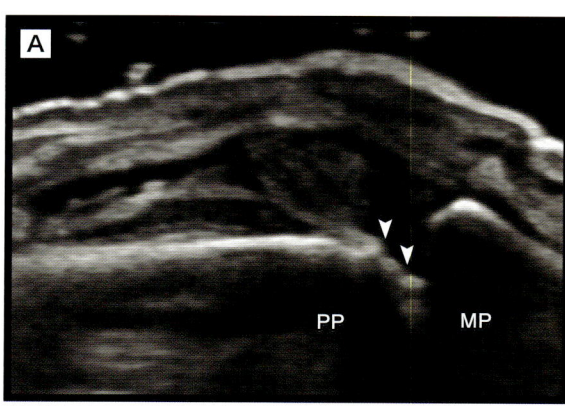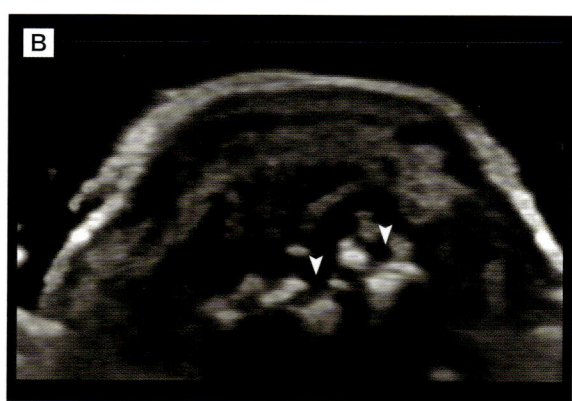

図9 PIP関節／背側
A）縦断像．B）横断像．縦断像で基節骨の遠位端に骨皮質の不整を認め（▷），その部位での横断像．図21のBモード
PP：基節骨，MP：中節骨

（Bモード 高度つづき）

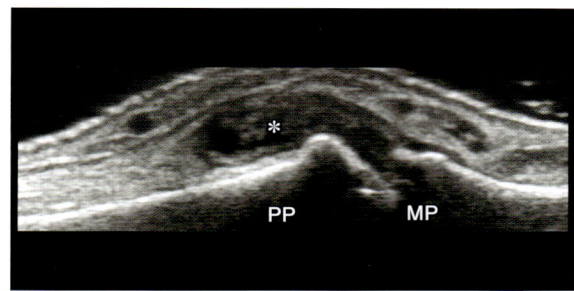

図10 PIP関節／背側／縦断像
高度の滑膜肥厚（＊）を認める．図20のBモード
PP：基節骨，MP：中節骨

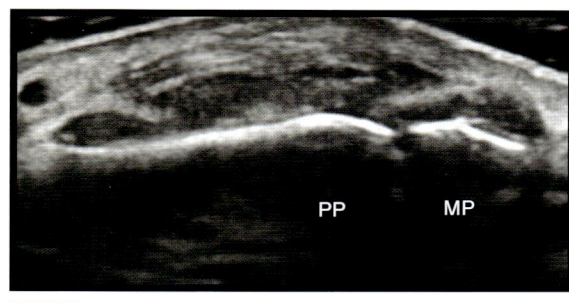

図11 PIP関節／背側／縦断像
PP：基節骨，MP：中節骨

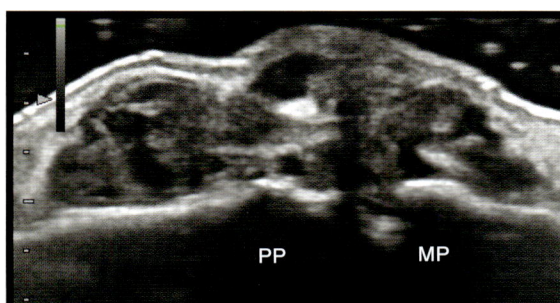

図12 PIP関節／背側／縦断像
図24で血流がみられる範囲全体が肥厚した滑膜と思われる．図24のBモード
PP：基節骨，MP：中節骨

パワードプラ

正常像

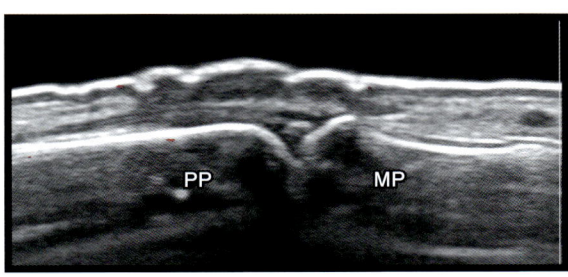

図13 PIP関節／背側／縦断像
明らかな滑液貯留や滑膜肥厚を認めず，血流シグナルも伴わない
PP：基節骨，MP：中節骨

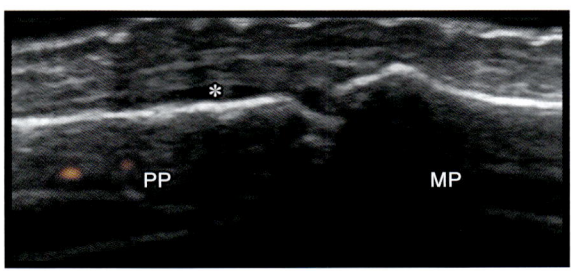

図14 PIP関節／背側／縦断像
関節近位の関節包内に血流シグナルを認めない（＊）
PP：基節骨，MP：中節骨

ピットフォール

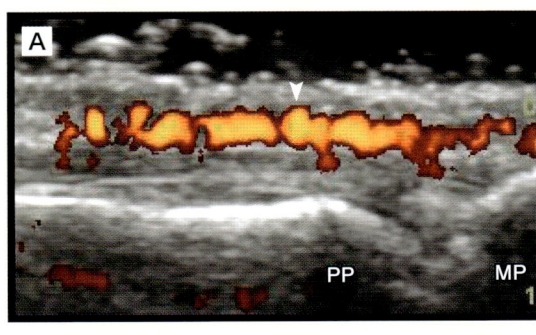
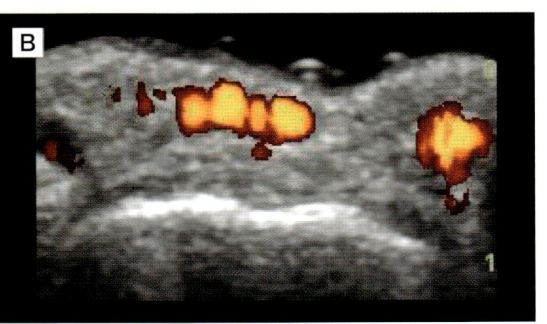

PIP関節／背側（正常像）
A）縦断像．正常血管内の血流シグナルが観察される（▷）．伸筋腱周囲の血流との鑑別が必要．B）横断像．正常血管内の血流シグナルが観察される．Bモードで観察される血管（図2の▷）に一致した血流シグナルであることが確認できる．図2のパワードプラ
PP：基節骨，MP：中節骨

軽度

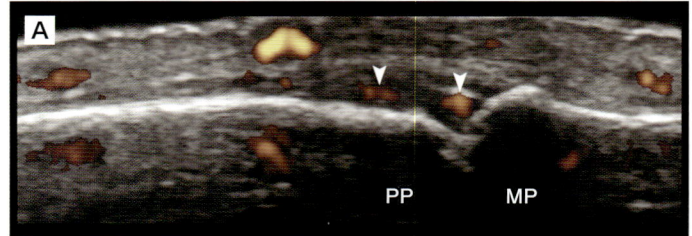 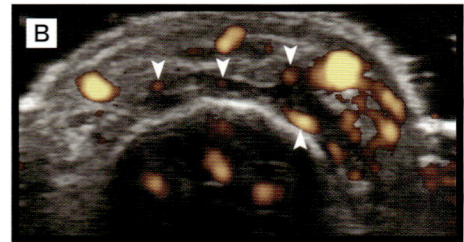

図15 PIP関節／背側
A）縦断像．滑膜肥厚と一致する部位に軽度の血流シグナル（▷）を認める．他は正常血管内の血流シグナル及びアーチファクト．
B）横断像．軽度の滑膜肥厚（図3Bの＊）に一致する部位の血流シグナル（▷）を認める．図3のパワードプラ
PP：基節骨，MP：中節骨

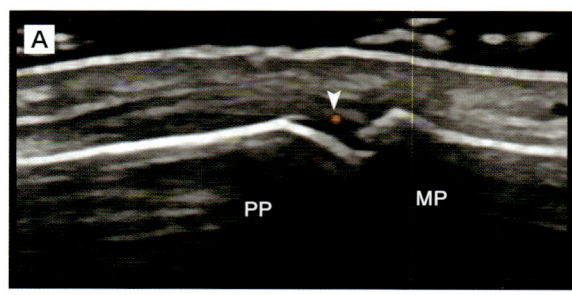 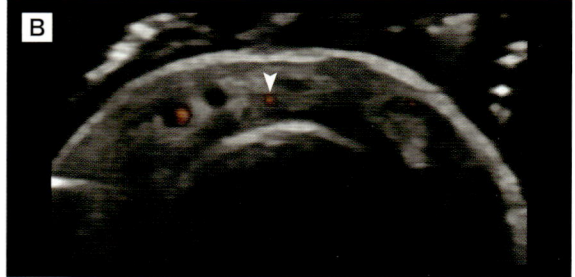

図16 PIP関節／背側
A）縦断像．滑膜肥厚と一致する部位に軽度の血流シグナル（▷）を認める．B）横断像．滑膜肥厚と一致する部位に軽度の血流シグナル（▷）を認める．図4のパワードプラ
PP：基節骨，MP：中節骨

中等度

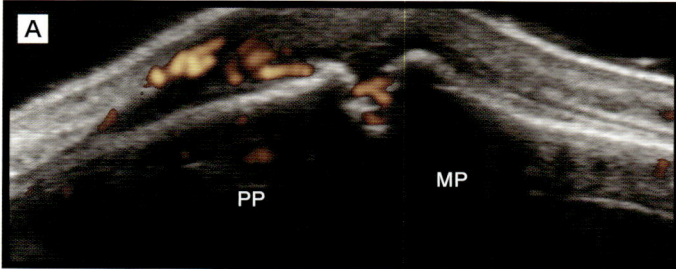 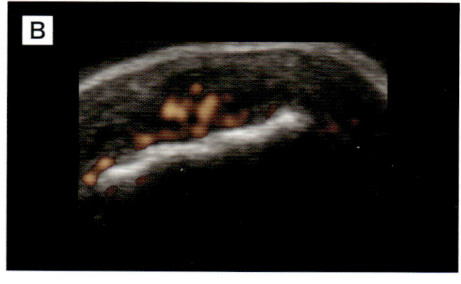

図17 PIP関節／背側
A）縦断像．B）横断像．図5のパワードプラ
PP：基節骨，MP：中節骨

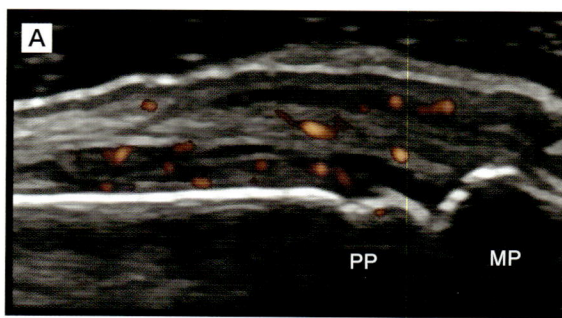 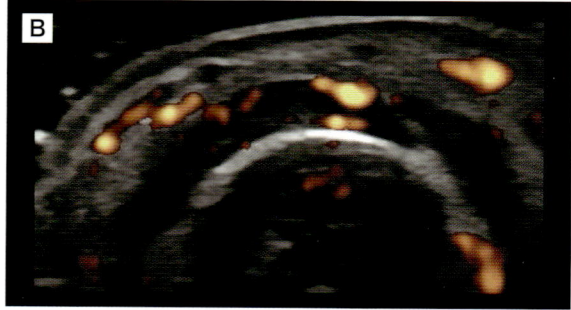

図18 PIP関節／背側
A）縦断像．B）横断像．図7のパワードプラ
PP：基節骨，MP：中節骨

（パワードプラ 中等度つづき）

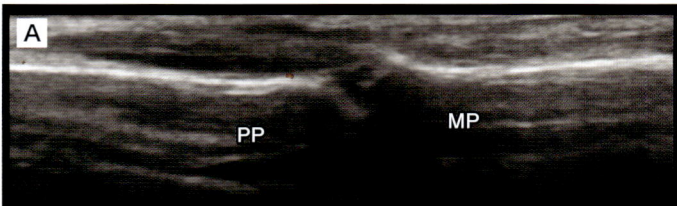
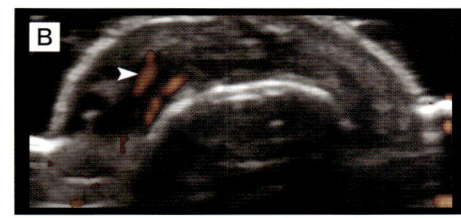

図19 PIP関節／背側
A）縦断像．PIP関節の正中での観察．血流シグナルは認められない．B）横断像．背側よりも側面に中等度の血流シグナルを認める（▷）．図6のパワードプラ
PP：基節骨，MP：中節骨

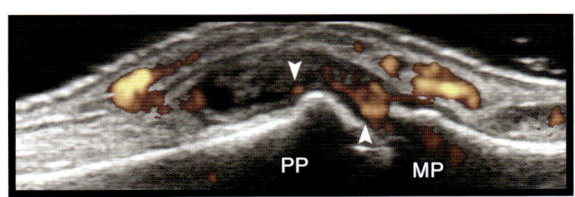

図20 PIP関節／背側／縦断像
高度の滑膜肥厚に一致する部分に中等度の血流シグナル（▷）を認める．図10のパワードプラ
PP：基節骨，MP：中節骨

> **memo**
> **網羅的観察の重要性（図19について）**
> 図19Aのように関節の正中からの観察では，Bの横断像でみられるような正中から離れた部位の異常所見は観察できない．網羅的な観察が重要である1例．

高度

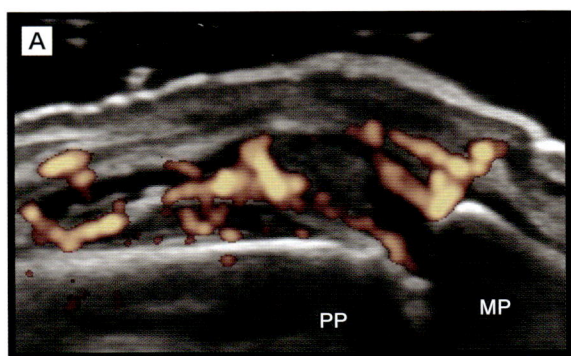
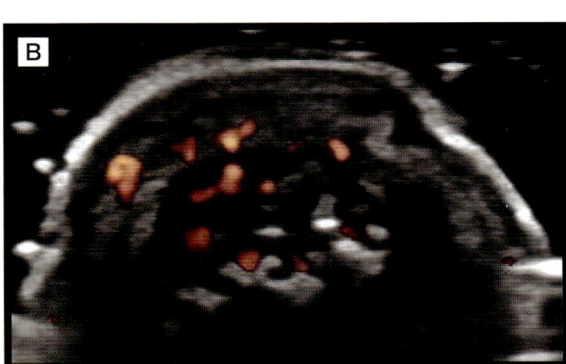

図21 PIP関節／背側
A）縦断像．B）横断像．この1平面での血流シグナルは中等度であるが，縦断像とあわせて高度と判断する．図9のパワードプラ
PP：基節骨，MP：中節骨

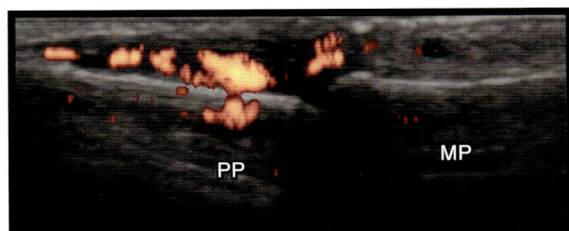

図22 PIP関節／背側／縦断像
骨表面より下の血流はミラーアーチファクトである
PP：基節骨，MP：中節骨

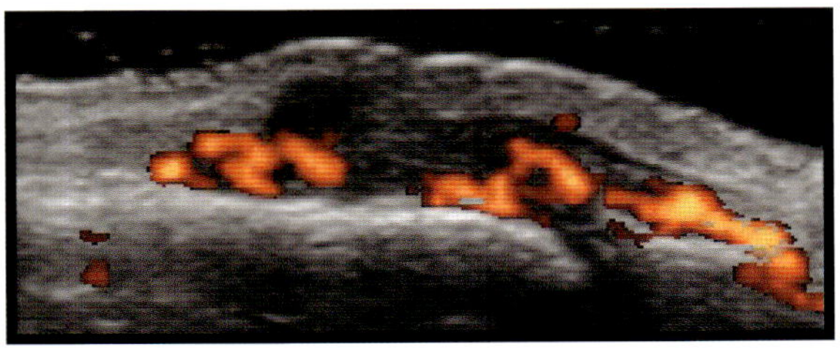

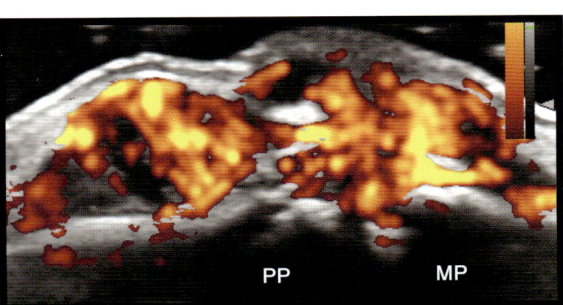

図23 PIP関節／背側／縦断像

図24 PIP関節／背側／縦断像
図12のパワードプラ
PP：基節骨，MP：中節骨

骨びらん

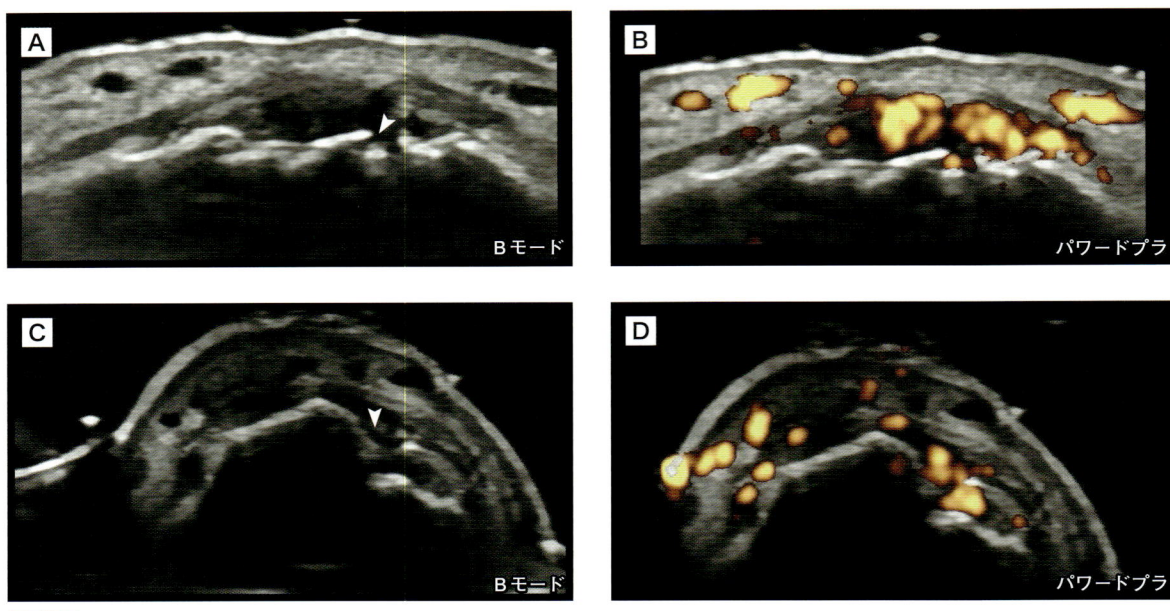

図25 PIP関節／背側
A) B) 縦断像．骨皮質の途絶を伴う骨びらんを認める（▷）．C) D) 横断像．横断像でも骨びらんが確認される

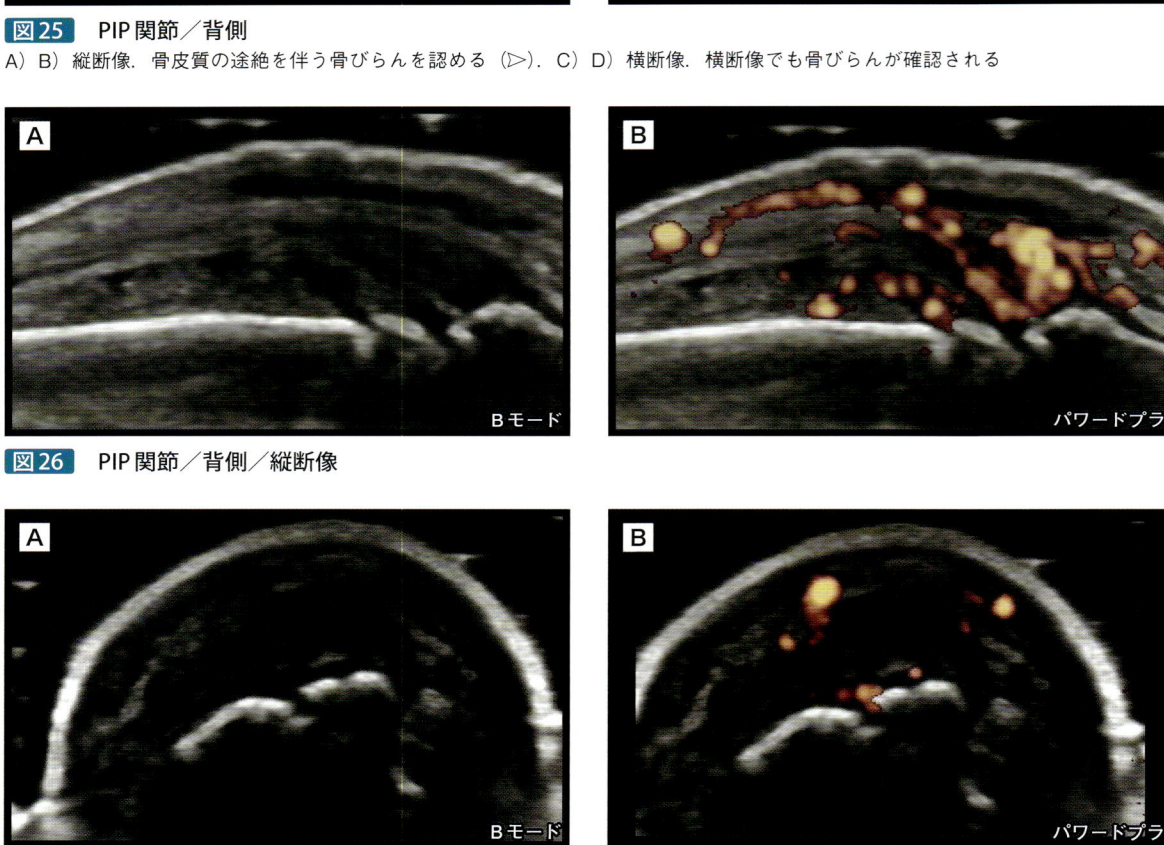

図26 PIP関節／背側／縦断像

図27 PIP関節／背側／横断像

> **ピットフォール**

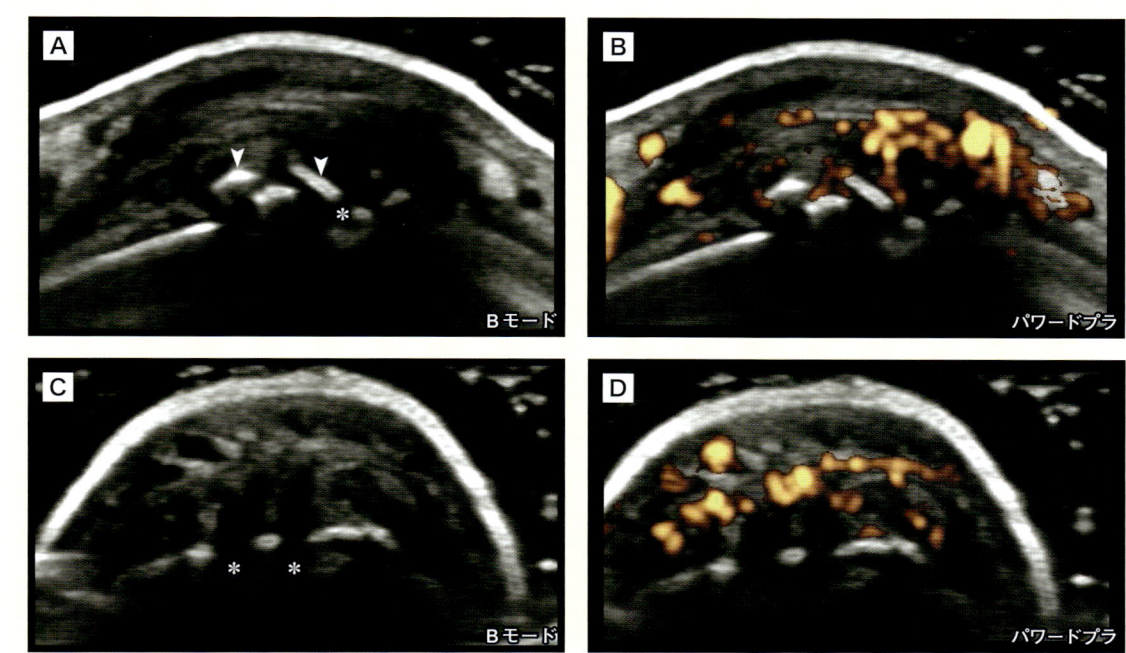

PIP関節／背側
骨棘と骨びらんの鑑別が困難な例．A）B）縦断像．骨棘（▷）と骨びらん（＊）が混在しているようにみえる．C）D）横断像．横断像では骨びらんのようにみえる（＊）

> **memo**
> **骨びらんと骨棘**
> 骨びらんでは正常の骨皮質よりも陥凹するのに対し，骨棘では突出する．

> **memo**
> **びらんのグレーディングについて**
> 総論でも述べたが，骨びらんの重症度分類に関しては，コンセンサスが得られていないのが現状である．このため，本書では骨びらんの重症度分類はせず，典型的な骨びらんの画像を提示するにとどめた．

[2] 近位指節間関節（PIP関節）（掌側）

第2指PIP関節／掌側／縦断像

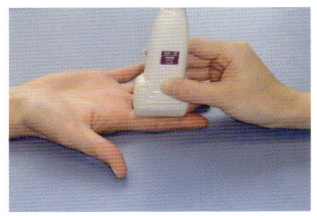
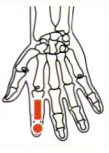

- PIP関節などの小関節の観察では十分量のゼリーを使用し，プローブによる圧迫を避ける
- 病変は必ずしも関節の正中で観察されるわけではないので広い範囲にわたって網羅的に観察する
- 他の関節と同様，縦断と横断の両者で所見を確認する

Bモード

正常像

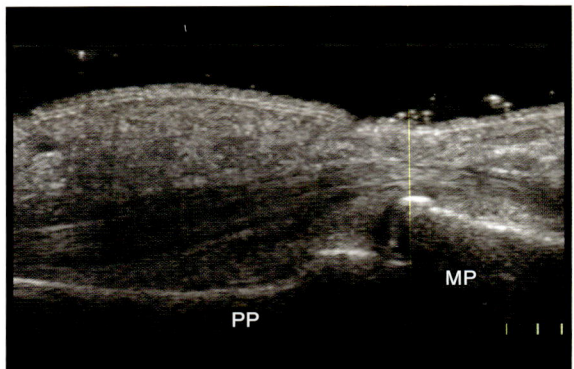
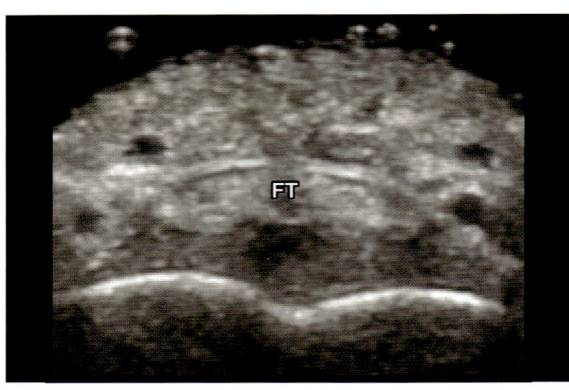

図1 PIP関節／掌側／縦断像
PIP関節とfibrillar patternを呈する屈筋腱が観察される．屈筋腱の近位部はアニソトロピーのため十分に描出されていない．図12のBモード
PP：基節骨，MP：中節骨

図2 PIP関節／掌側／横断像
図13のBモード
FT：屈筋腱

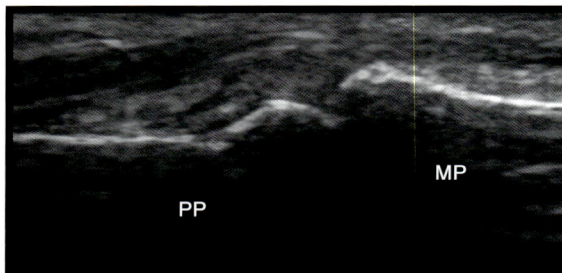

図3 PIP関節／掌側／縦断像
明らかな滑膜肥厚または滑液貯留を認めない
PP：基節骨，MP：中節骨

軽度

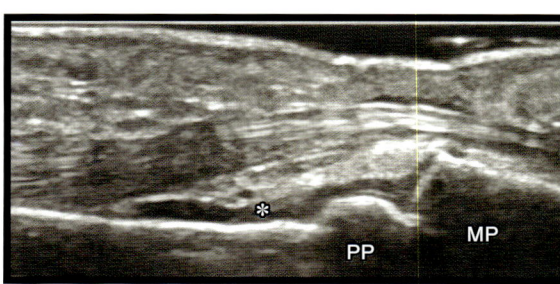
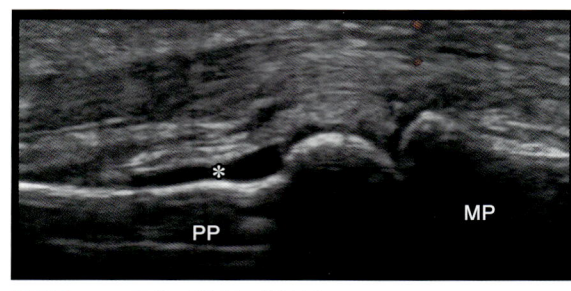

図4 PIP関節／掌側／縦断像
基節骨の骨幹部に及ぶ軽度の滑膜肥厚または滑液貯留を認める（＊）．図18のBモード
PP：基節骨，MP：中節骨

図5 PIP関節／掌側／縦断像
関節近位に滑膜肥厚および滑液貯留（＊）を認める
PP：基節骨，MP：中節骨

（Bモード 軽度つづき）

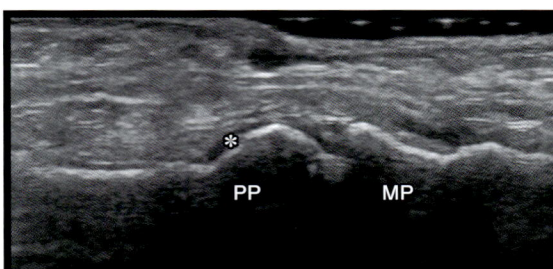

図6 PIP関節／掌側／縦断像
ごくわずかな滑膜肥厚および滑液貯留を認める（＊）
PP：基節骨，MP：中節骨

中等度

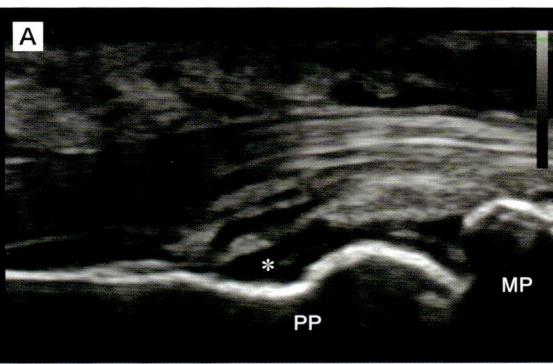
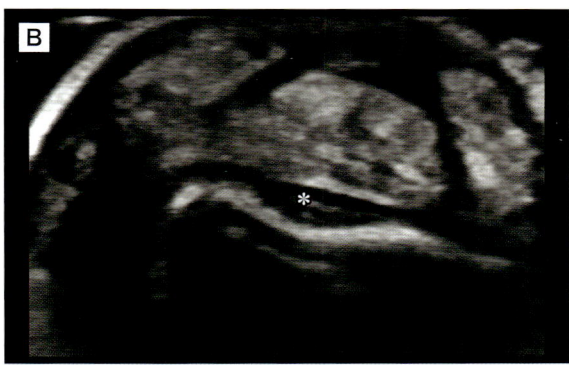

図7 PIP関節／掌側
A）縦断像．B）横断像．基節骨の骨幹部に及ぶ中等度の滑膜肥厚または滑液貯留（＊）を認める．図21のBモード
PP：基節骨，MP：中節骨

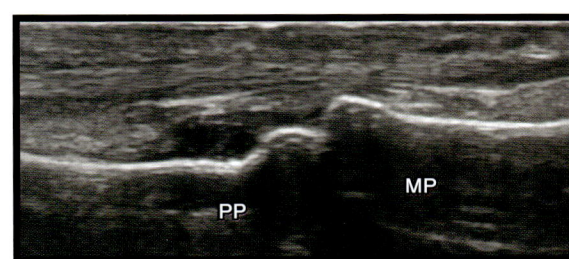

図8 PIP関節／掌側／縦断像
図16のBモード
PP：基節骨，MP：中節骨

高度

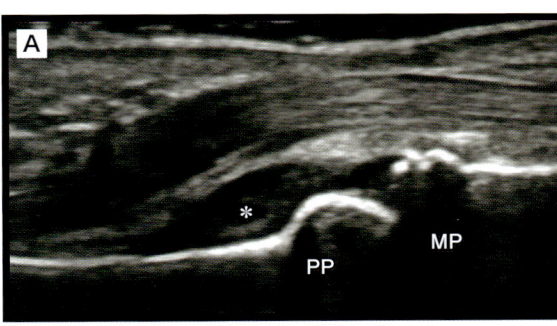
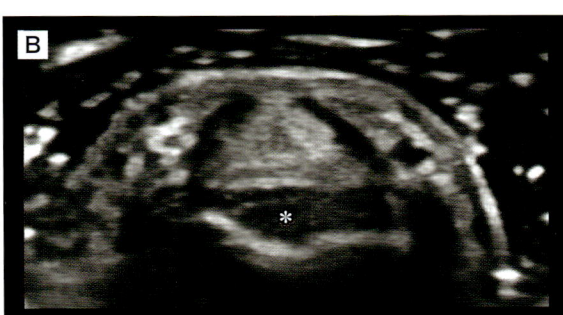

図9 PIP関節／掌側
A）縦断像．B）横断像．高度の滑膜肥厚または滑液貯留（＊）を認める．図23のBモード
PP：基節骨，MP：中節骨

（Bモード 高度つづき）

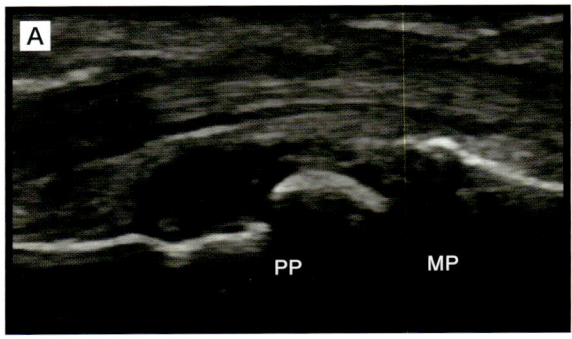

図10 PIP関節／掌側
A）縦断像．B）横断像．図20のBモード
PP：基節骨，MP：中節骨

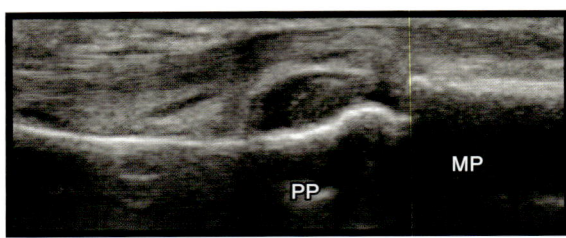

図11 PIP関節／掌側／縦断像
PP：基節骨，MP：中節骨

パワードプラ

正常像

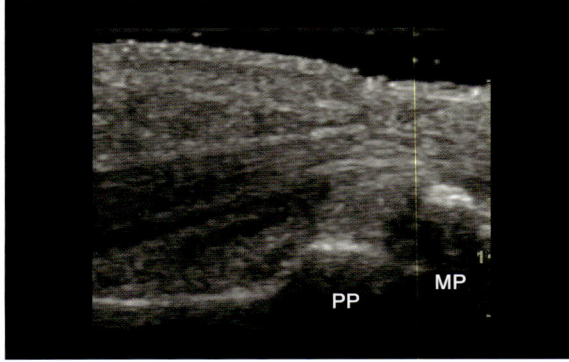

図12 PIP関節／掌側／縦断像
図1のパワードプラ
PP：基節骨，MP：中節骨

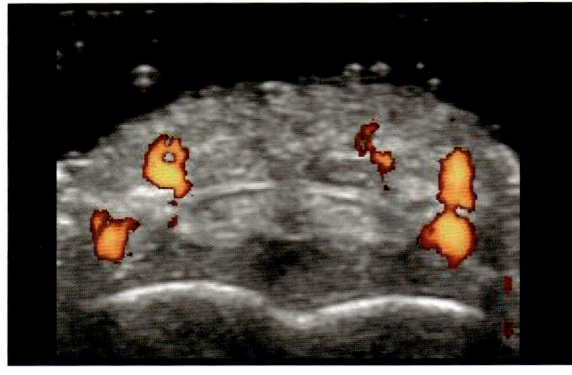

図13 PIP関節／掌側／横断像
正常血管内の血流シグナルを認める．図2のパワードプラ

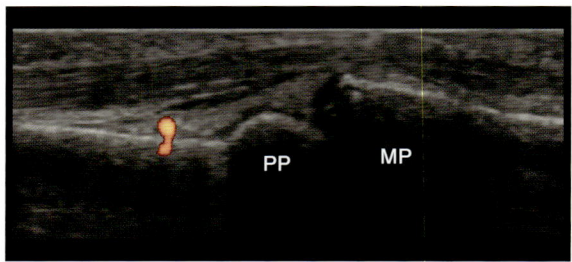

図14 PIP関節／掌側／縦断像
正常血管とそのミラーアーチファクトを認める
PP：基節骨，MP：中節骨

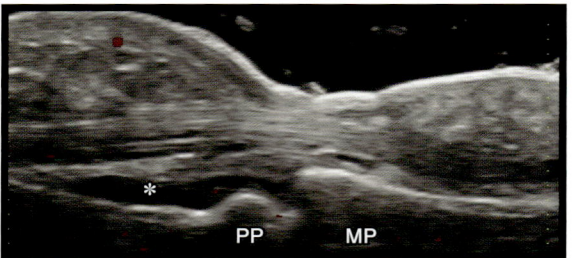

図15 PIP関節／掌側／縦断像
中等度の滑膜肥厚または滑液貯留を認める（＊）が，血流シグナルは認めない
PP：基節骨，MP：中節骨

（パワードプラ 正常像つづき）

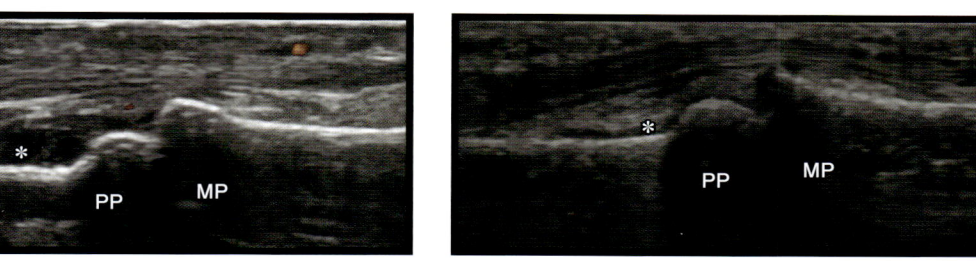

図16 PIP関節／掌側／縦断像
中等度の滑膜肥厚または滑液貯留を認める（＊）が，血流シグナルは認めない．図8のパワードプラ
PP：基節骨，MP：中節骨

図17 PIP関節／掌側／縦断像
軽度の滑膜肥厚または滑液貯留を認める（＊）が，血流シグナルは認めない
PP：基節骨，MP：中節骨

軽度

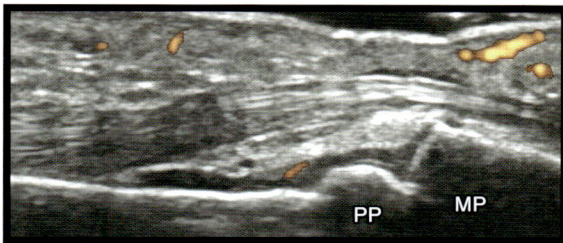

図18 PIP関節／掌側／縦断像
図4のパワードプラ
PP：基節骨，MP：中節骨

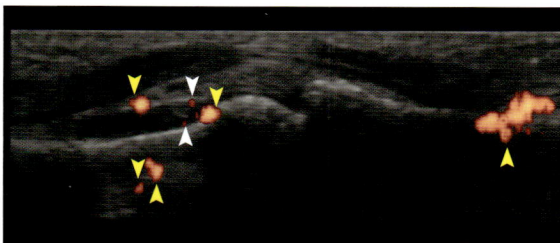

図19 PIP関節／掌側／縦断像
軽度の血流シグナルを認める（▷）．他のシグナル（▶）は骨表面・内部のアーチファクトまたは正常血管内の血流シグナルと思われる

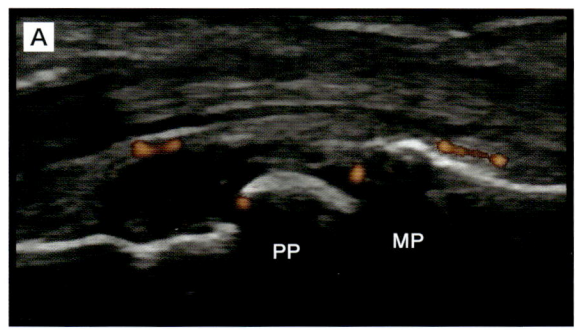
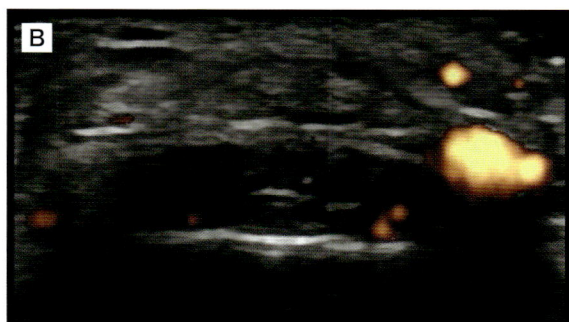

図20 PIP関節／掌側
A）縦断像．高度の滑膜肥厚または滑液貯留を認めるが，血流シグナルは軽度である．B）横断像．図10のパワードプラ
PP：基節骨，MP：中節骨

中等度

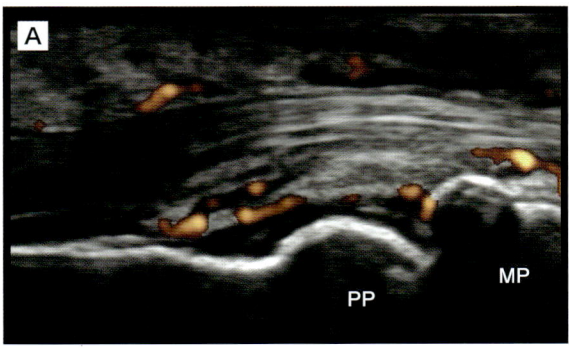
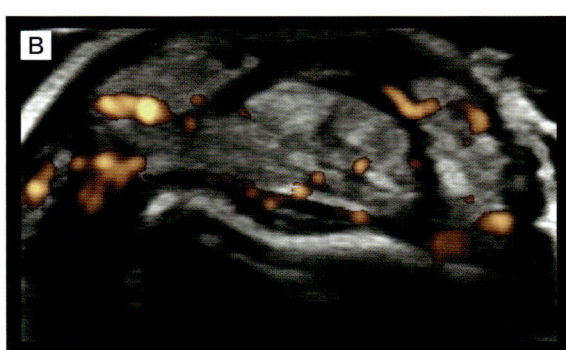

図21 PIP関節／掌側
A）縦断像．B）横断像．図7のパワードプラ
PP：基節骨，MP：中節骨

（パワードプラ 中等度つづき）

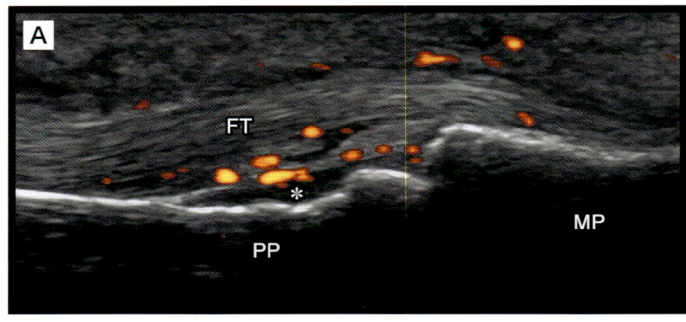
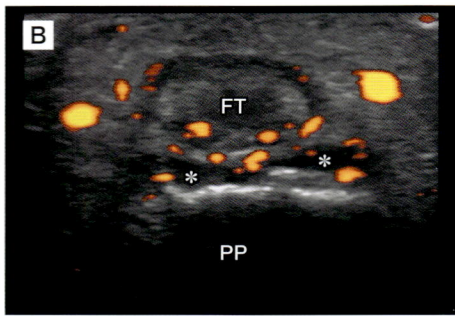

図22 PIP関節／掌側
A) 縦断像．肥厚した滑膜（＊）周辺に点状の血流シグナルが複数みられる．屈筋腱鞘滑膜の軽度肥厚と血流シグナルも伴っている．
B) 横断像
FT：屈筋腱，PP：基節骨，MP：中節骨

 高度

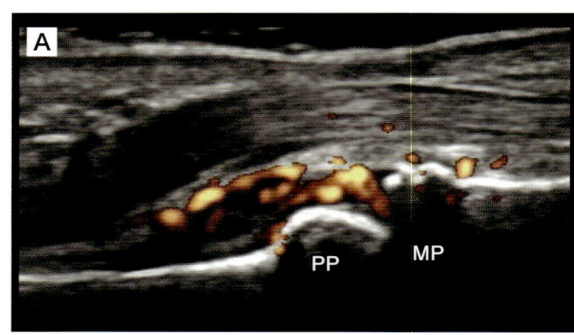
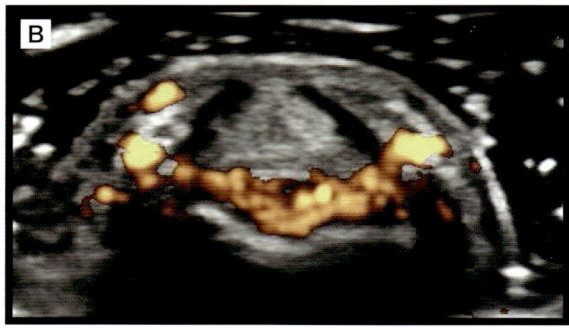

図23 PIP関節／掌側
A) 縦断像．B) 横断像．図9のパワードプラ
PP：基節骨，MP：中節骨

[3] 中手指節間関節（MCP関節）（背側）

第2指MCP関節／背側／縦断像

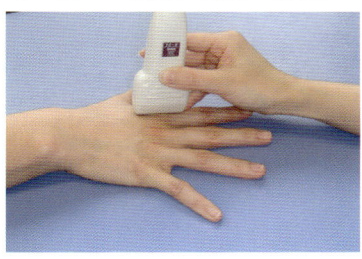
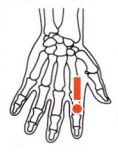

- MCP関節などの小関節の観察では十分量のゼリーを使用し、プローブによる圧迫を避ける
- 病変は必ずしも関節の正中で観察されるわけではないので広い範囲にわたって網羅的に観察する
- 特に2，3 MCP関節では橈側に血流シグナルや骨びらんなどの異常所見が認められる頻度が高い
- 他の関節と同様，縦断と横断の両者で所見を確認する

Bモード

正常像

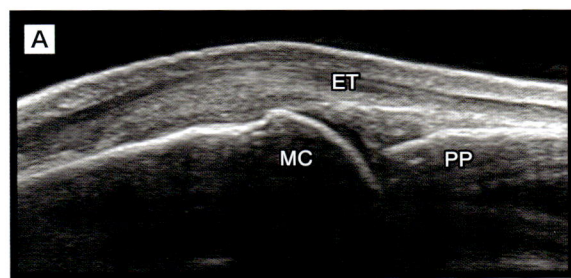
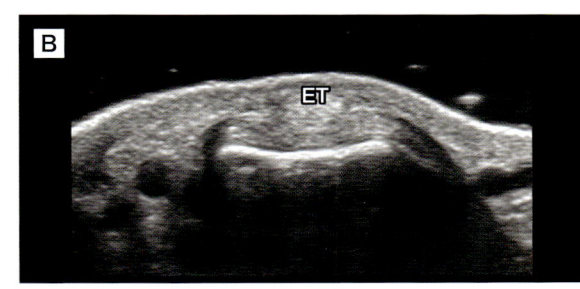

図1 MCP関節／背側
A）縦断像．滑膜肥厚や滑液貯留は認められない．B）横断像．図20のBモード
ET：伸筋腱，MC：中手骨，PP：基節骨

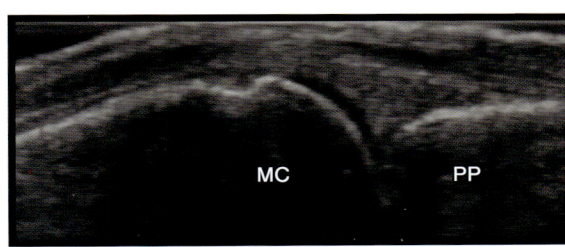

図2 MCP関節／背側／縦断像
MC：中手骨，PP：基節骨

軽度

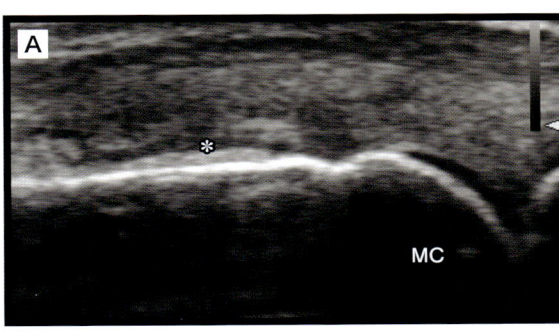
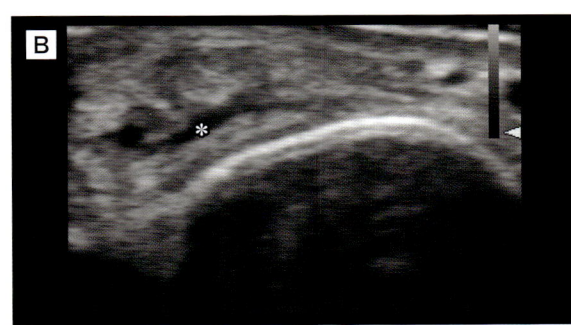

図3 MCP関節／背側
A）縦断像．ごく軽度の滑膜肥厚および滑液貯留を認める（＊）．図22Aパワードプラの同部位に血流シグナルも認める．B）横断像．ごく軽度の滑膜肥厚および滑液貯留を認める（＊）．図22Bの同部位に血流シグナルも認める
MC：中手骨

(Bモード 軽度つづき)

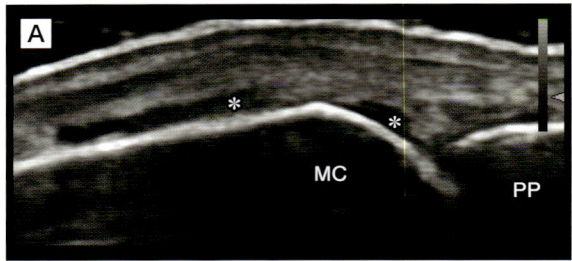
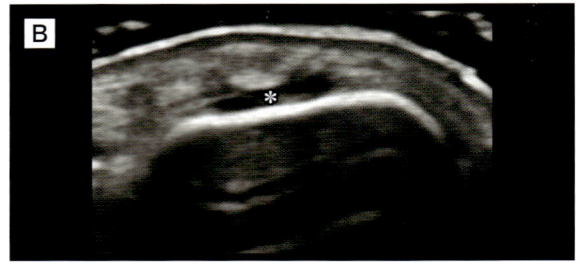

図4 MCP関節／背側
A) 縦断像．ごく軽度の滑膜肥厚および滑液貯留を認める（＊）．B) 横断像．ごく軽度の滑膜肥厚および滑液貯留を認める（＊）
MC：中手骨，PP：基節骨

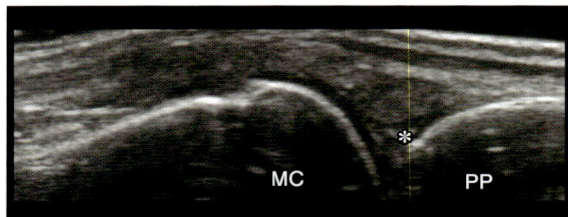
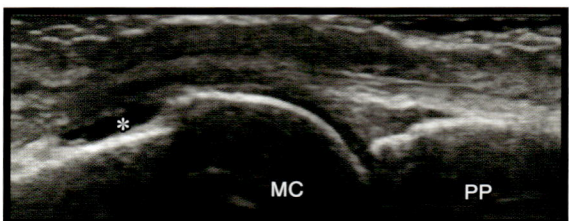

図5 MCP関節／背側／縦断像
ごく軽度の滑膜肥厚および滑液貯留を認める（＊）．図17のBモード
MC：中手骨，PP：基節骨

図6 MCP関節／背側／縦断像
ごく軽度の滑膜肥厚および滑液貯留を認める（＊）．図18のBモード
MC：中手骨，PP：基節骨

中等度

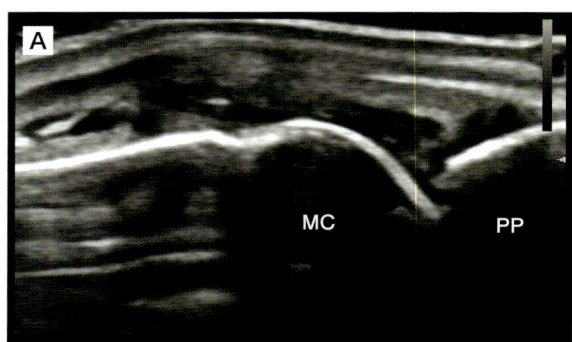
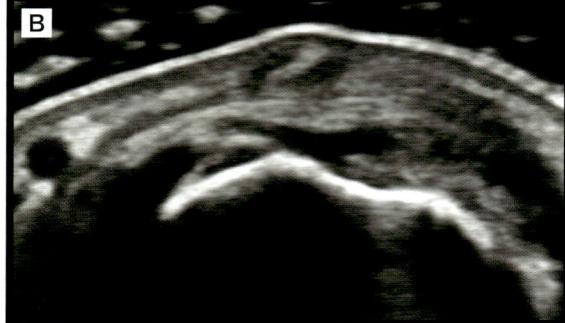

図7 MCP関節／背側
A) 縦断像．B) 横断像．中等度の滑膜肥厚および滑液貯留を認める．図29のBモード
MC：中手骨，PP：基節骨

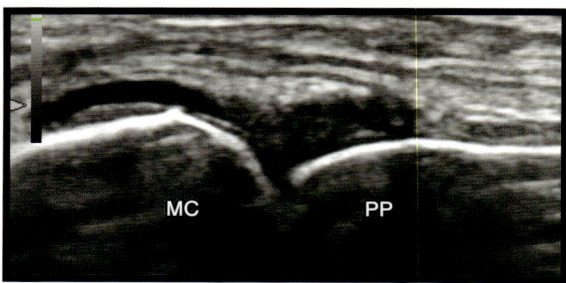
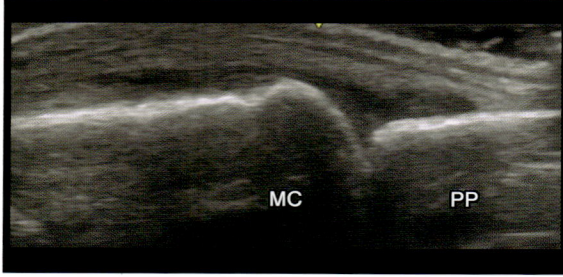

図8 MCP関節／背側／縦断像
MC：中手骨，PP：基節骨

図9 MCP関節／背側／縦断像
MC：中手骨，PP：基節骨

（Bモード 中等度つづき）

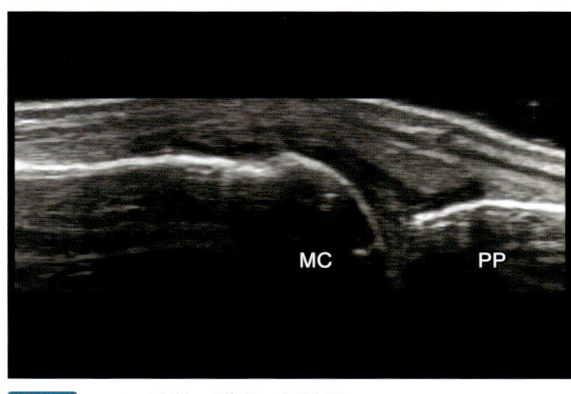

図10　MCP関節／背側／縦断像
MC：中手骨，PP：基節骨

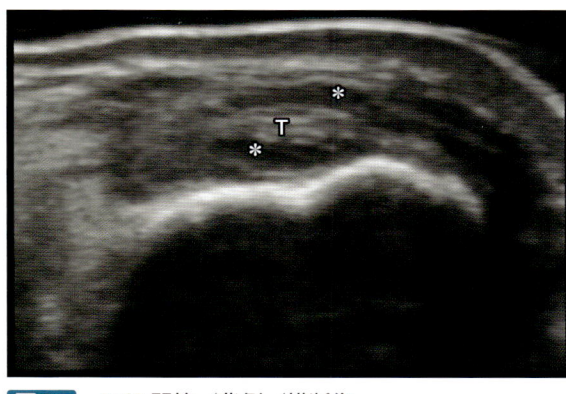

図11　MCP関節／背側／横断像
伸筋腱（T）の周囲に及ぶ中等度の滑膜肥厚または滑液貯留を認める（＊）．図35のBモード

高度

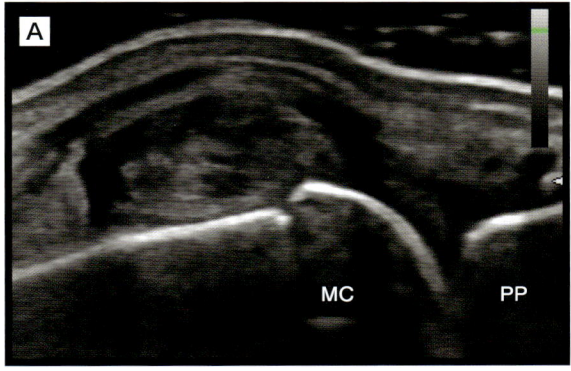

図12　MCP関節／背側
A）縦断像．B）横断像
MC：中手骨，PP：基節骨

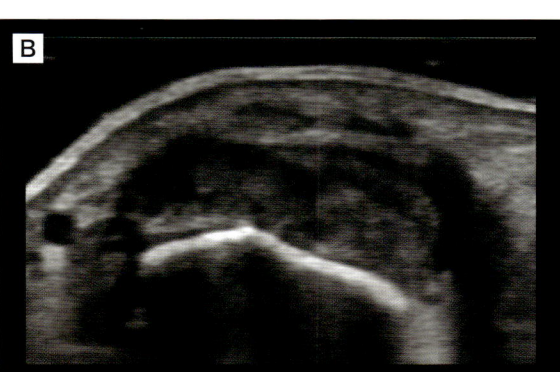

図13　MCP関節／背側／縦断像
MC：中手骨，PP：基節骨

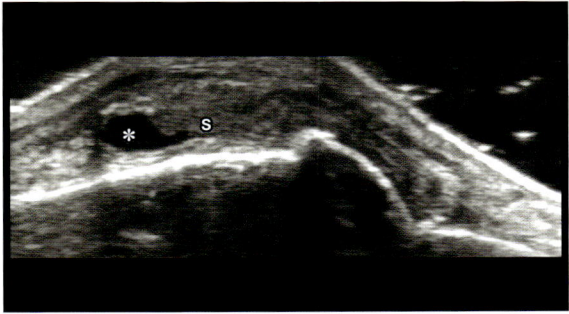

図14　MCP関節／背側／縦断像
高度の滑膜肥厚（s）と滑液貯留（＊）を認める．両者の境界が比較的明瞭な例．図32のBモード

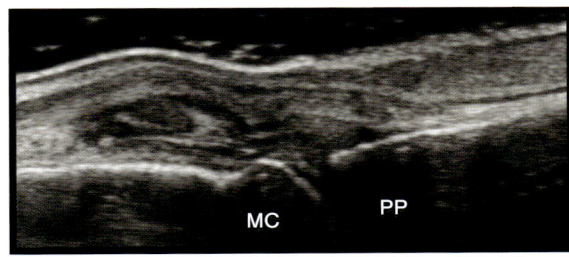

図15　MCP関節／背側／縦断像
図40のBモード
MC：中手骨，PP：基節骨

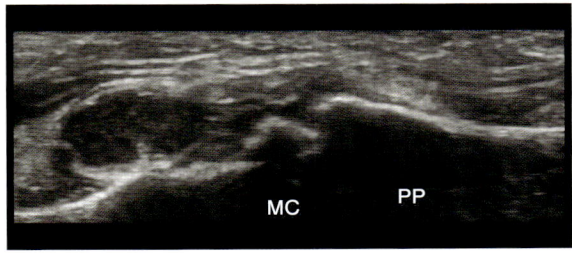

図16　MCP関節／背側／縦断像
MC：中手骨，PP：基節骨

パワードプラ

正常像

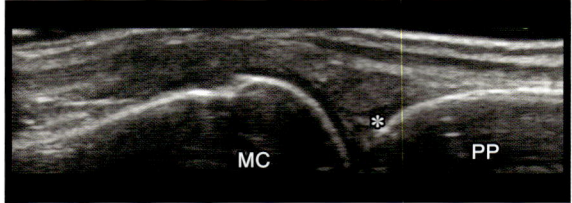

図17 MCP関節／背側／縦断像
軽度の滑膜肥厚または滑液貯留を認めるが（＊），血流シグナルは陰性．図5のパワードプラ

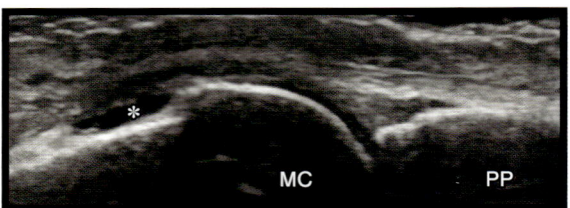

図18 MCP関節／背側／縦断像
軽度の滑膜肥厚または滑液貯留を認めるが（＊），血流シグナルは陰性．図6のパワードプラ
MC：中手骨，PP：基節骨

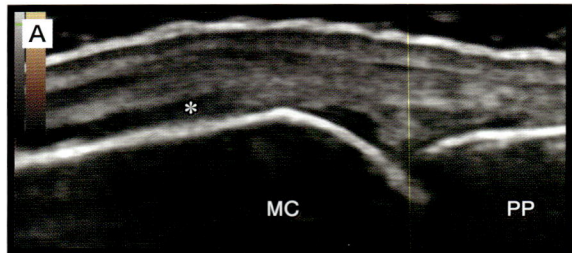
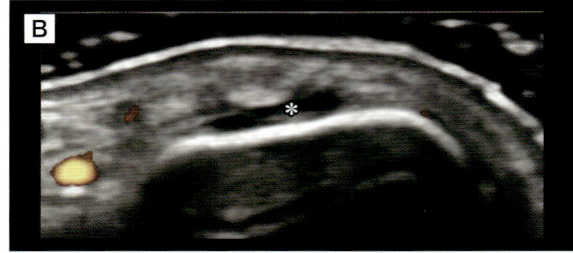

図19 MCP関節／背側
A）縦断像．軽度の滑膜肥厚または滑液貯留を認めるが（＊），血流シグナルは陰性．B）横断像．軽度の滑膜肥厚または滑液貯留を認めるが（＊），血流シグナルは陰性
MC：中手骨，PP：基節骨

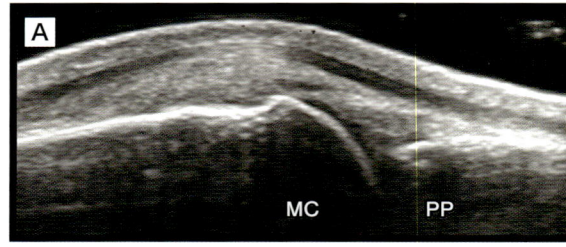
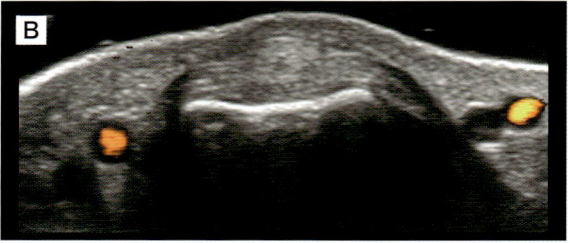

図20 MCP関節／背側
A）縦断像．B）横断像．正常血管内の血流シグナルのみ．図1のパワードプラ
MC：中手骨，PP：基節骨

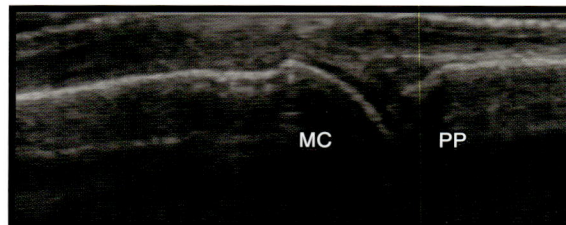

図21 MCP関節／背側／縦断像
MC：中手骨，PP：基節骨

32　リウマチ診療のための関節エコー評価ガイドライン

軽度

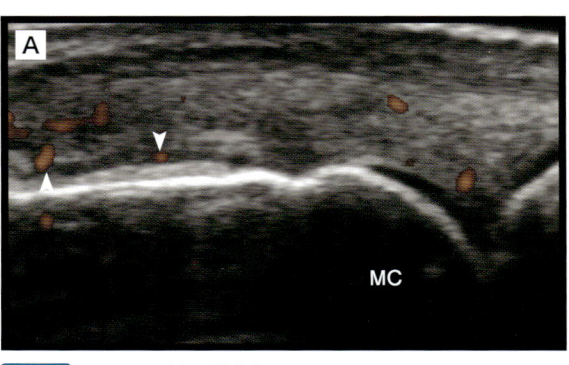

図22 MCP関節／背側
A）縦断像．滑膜肥厚と一致する部位に軽度の血流シグナルを認める（▷）．B）横断像．図3のパワードプラ．滑膜肥厚と一致する部位に軽度の血流シグナルを認める（▷）
MC：中手骨

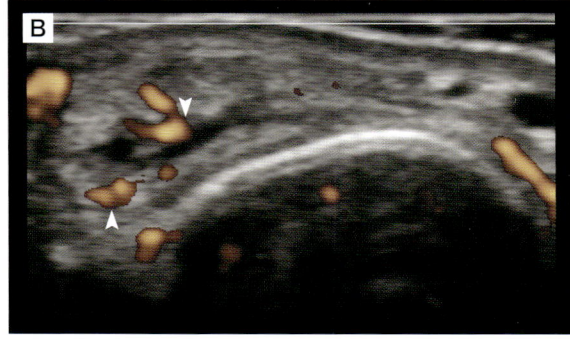

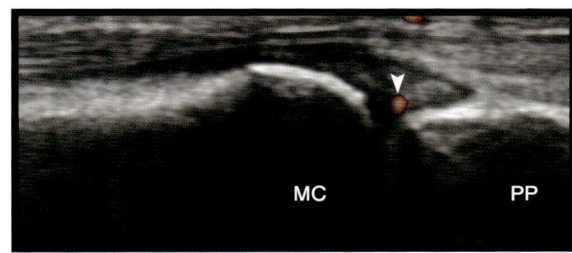

図23 MCP関節／背側／縦断像
滑膜肥厚と一致する部位に軽度の血流シグナルを認める（▷）
MC：中手骨，PP：基節骨

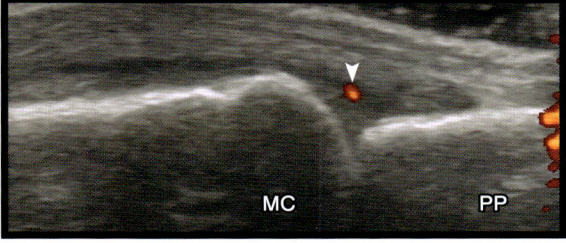

図24 MCP関節／背側／縦断像
滑膜肥厚と一致する部位に軽度の血流シグナルを認める（▷）
MC：中手骨，PP：基節骨

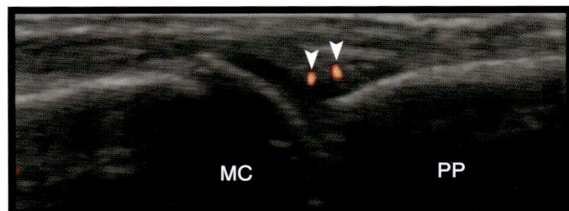

図25 MCP関節／背側／縦断像
滑膜肥厚と一致する部位に軽度の血流シグナルを認める（▷）
MC：中手骨，PP：基節骨

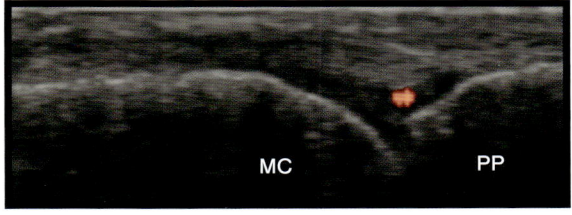

図26 MCP関節／背側／縦断像
MC：中手骨，PP：基節骨

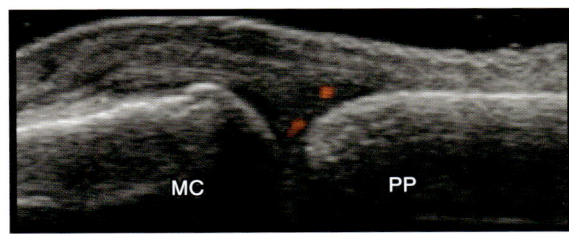

図27 MCP関節／背側／縦断像
MC：中手骨，PP：基節骨

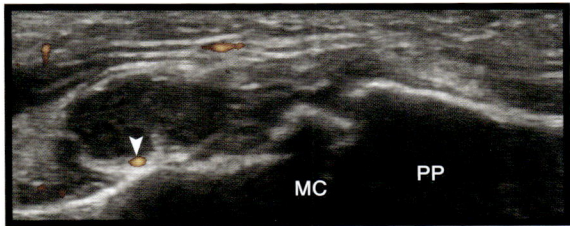

図28 MCP関節／背側／縦断像
高度の滑膜肥厚を認めるが，血流シグナルは軽度である（▷）
MC：中手骨，PP：基節骨

中等度

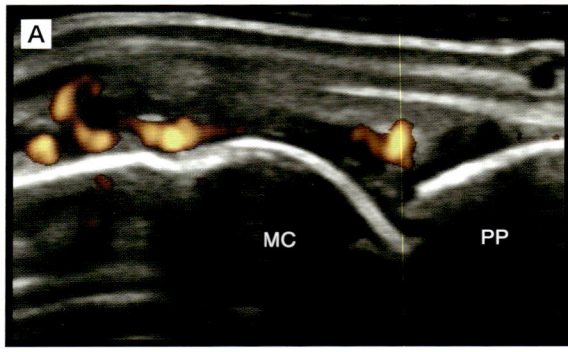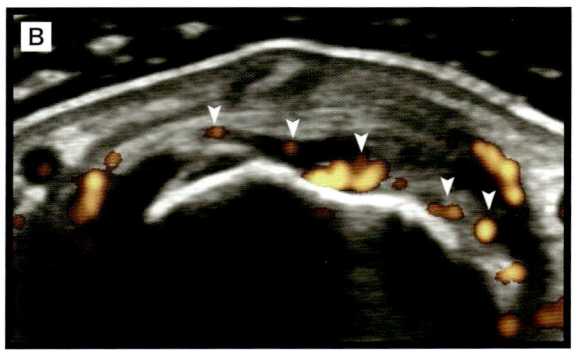

図29 MCP関節／背側
A）縦断像．B）横断像．滑膜肥厚に一致する部位に中等度の血流シグナルを認める（▷）．他は正常血管内の血流シグナルと思われる．
図7のパワードプラ
MC：中手骨，PP：基節骨

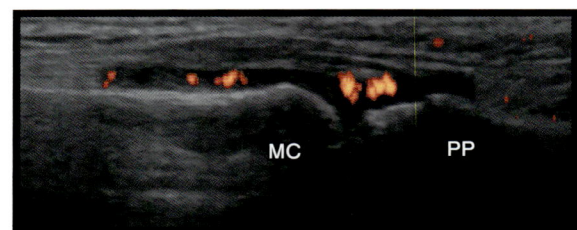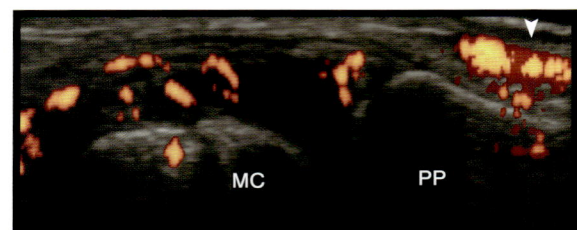

図30 MCP関節／背側／縦断像
MC：中手骨，PP：基節骨

図31 MCP関節／背側／縦断像
正常血管の血流シグナル（▷）
MC：中手骨，PP：基節骨

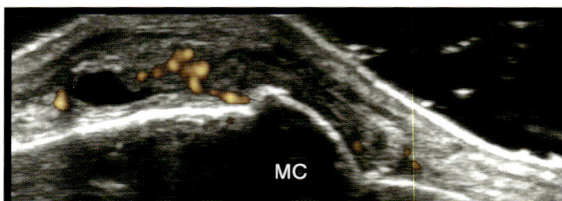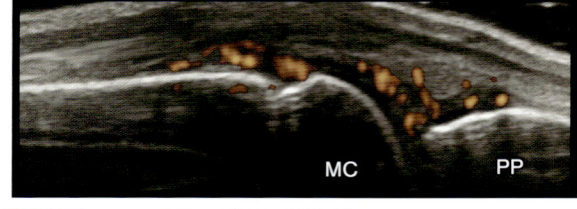

図32 MCP関節／背側／縦断像
図14のパワードプラ
MC：中手骨

図33 MCP関節／背側／縦断像
中等度の血流シグナルを認める
MC：中手骨，PP：基節骨

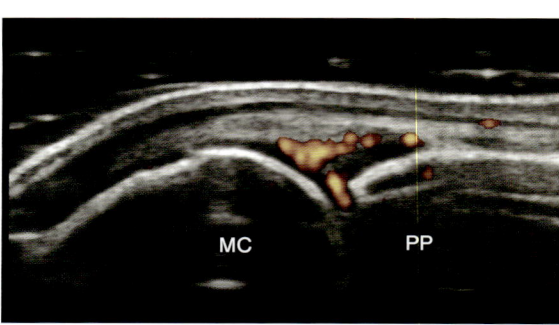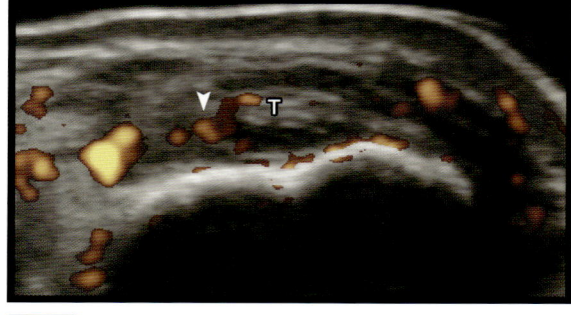

図34 MCP関節／背側／縦断像
MC：中手骨，PP：基節骨

図35 MCP関節／背側／横断像
伸筋腱（T）の周囲に及ぶ中等度の滑膜肥厚または滑液貯留を認め，同部位に中等度の血流シグナルを認める（▷）．図11のパワードプラ

図36 MCP関節／背側
A）縦断像．中手骨側のみならず基節骨側にまで及ぶ高度な滑膜肥厚と同部位の血流シグナル．B）横断像
MC：中手骨，PP：基節骨

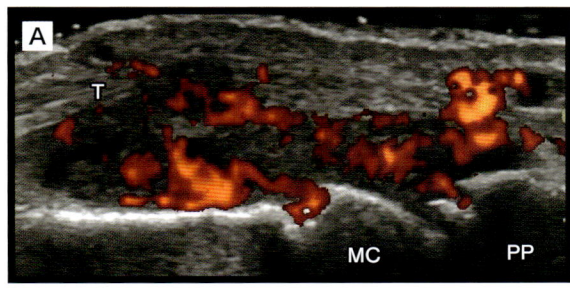

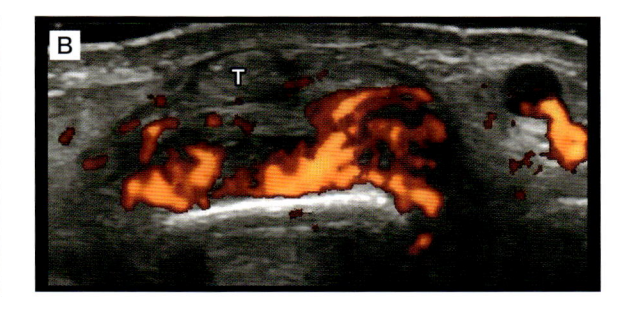

図37 MCP関節／背側
A）縦断像．伸筋腱（T）周囲にまで血流シグナルが検出されている．B）横断像
MC：中手骨，PP：基節骨

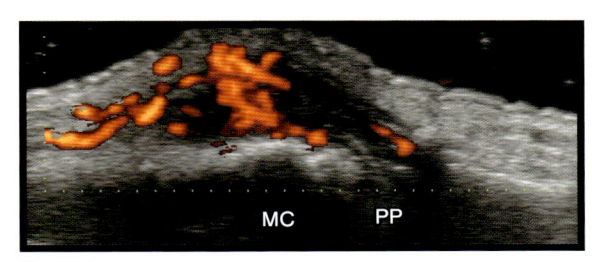

図38 MCP関節／背側／縦断像
MC：中手骨，PP：基節骨

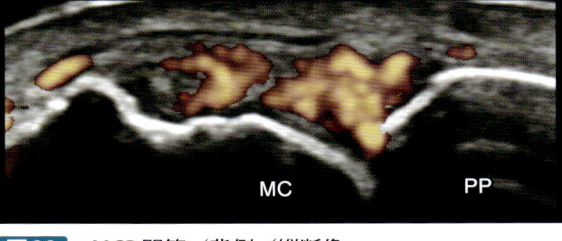

図39 MCP関節／背側／縦断像
MC：中手骨，PP：基節骨

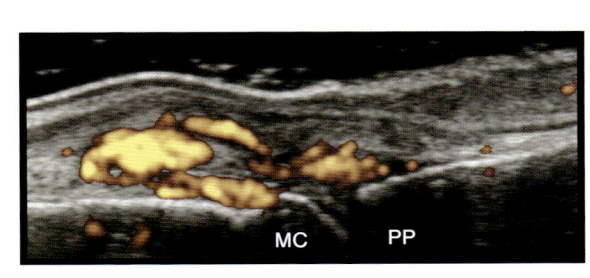

図40 MCP関節／背側／縦断像
図15のパワードプラ
MC：中手骨，PP：基節骨

骨びらん

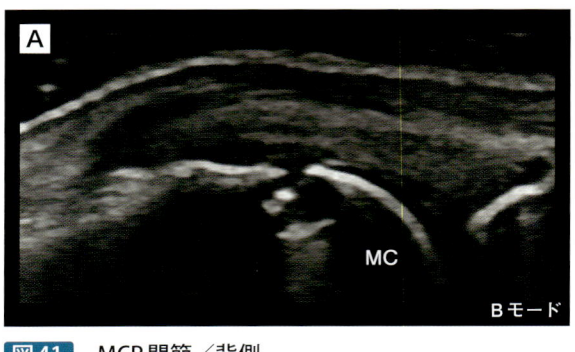

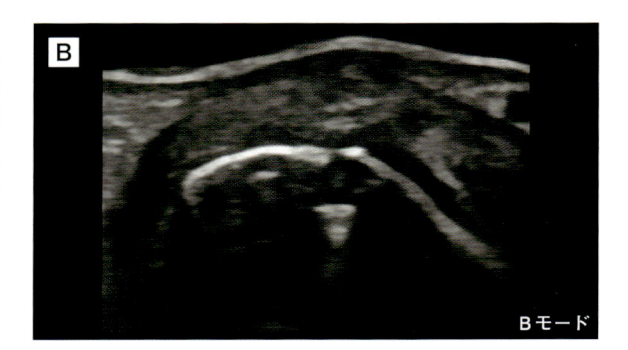

図41 MCP関節／背側
A）縦断像．B）横断像．骨皮質の欠損が縦断・横断の両断面で確認される
MC：中手骨，PP：基節骨

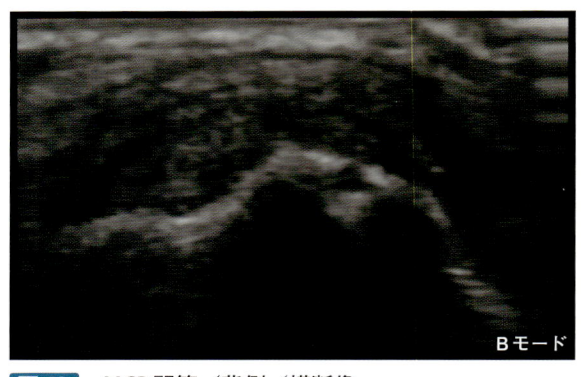

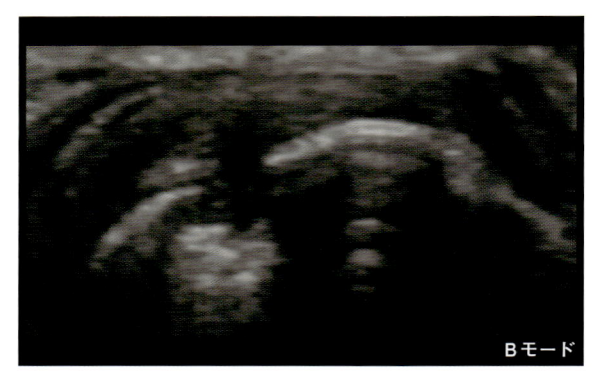

図42 MCP関節／背側／横断像

図43 MCP関節／背側／横断像

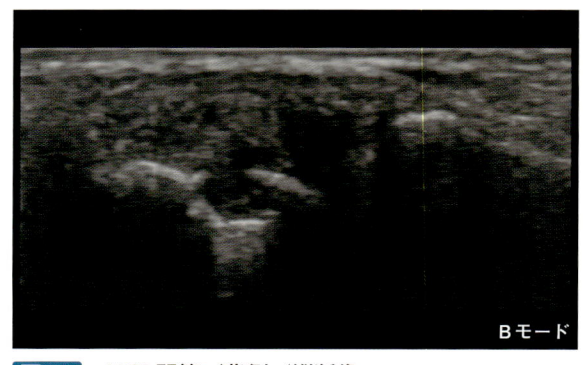

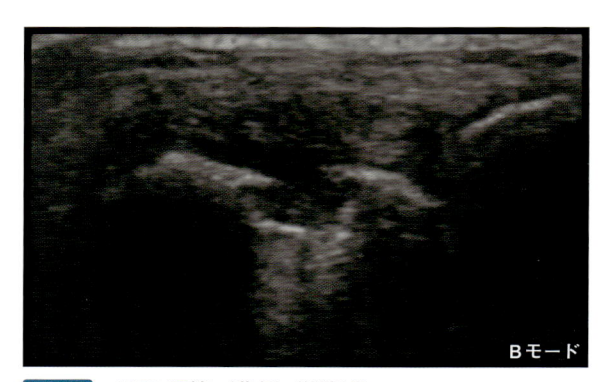

図44 MCP関節／背側／縦断像

図45 MCP関節／背側／縦断像

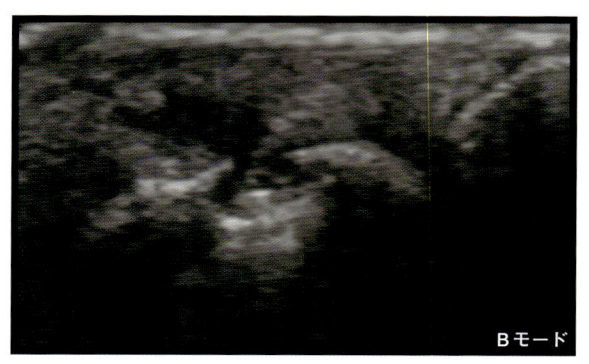

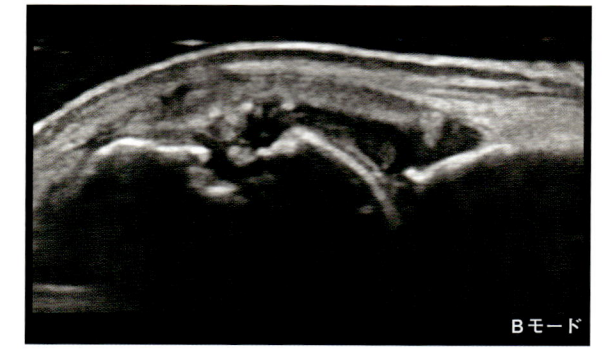

図46 MCP関節／背側／縦断像

図47 MCP関節／背側／縦断像

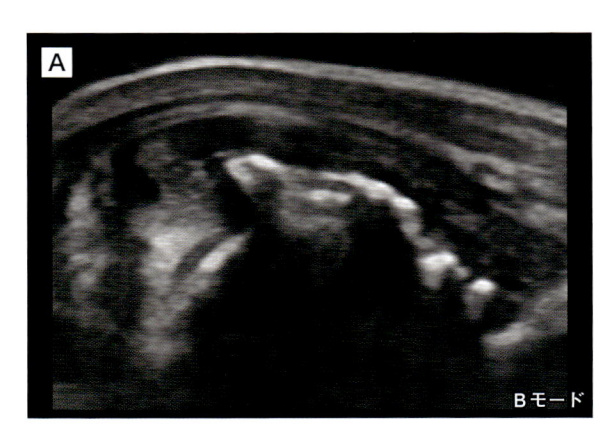

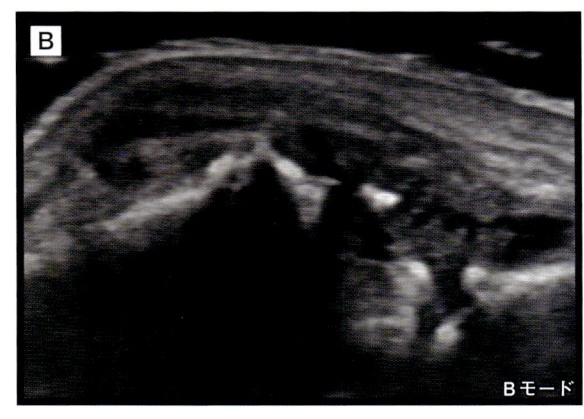

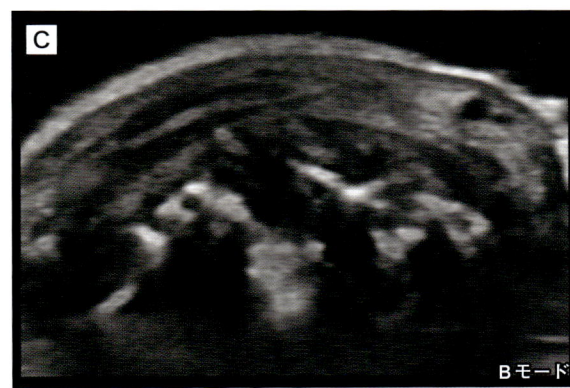

図48 MCP関節／背側
A）縦断像．B）縦断像．A，Bと同一の症例のやや橈側からの観察．複数の骨びらんを認める．C）横断像

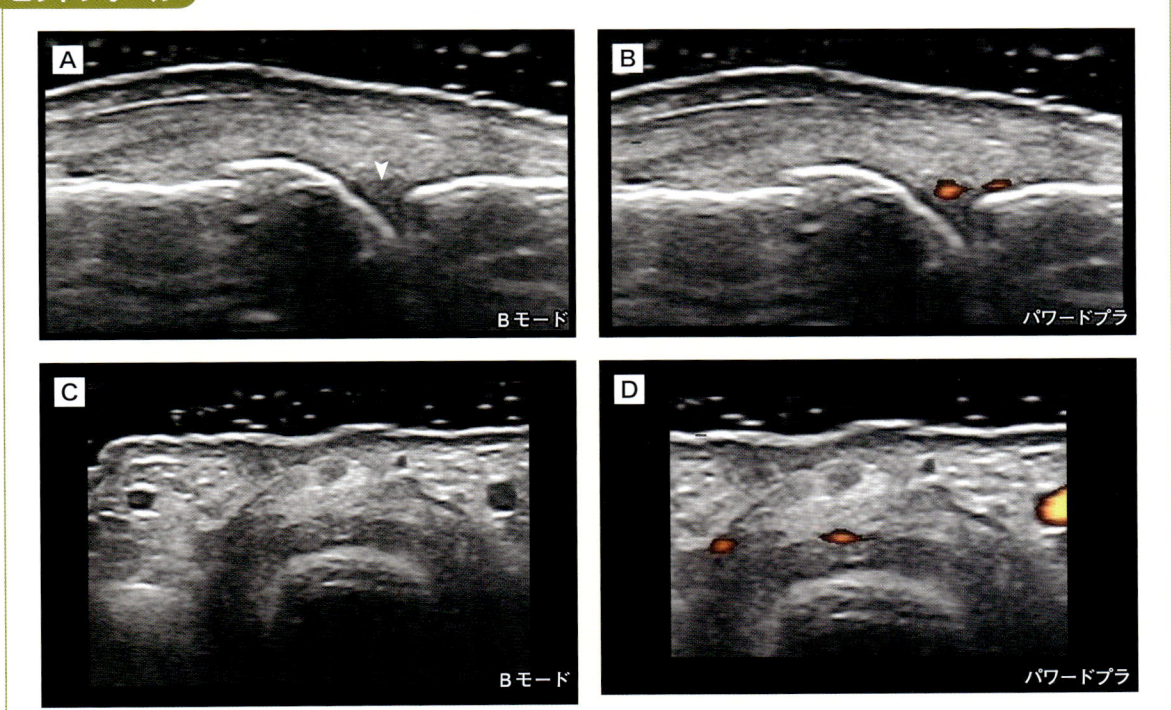

> **ピットフォール**
>
> **MCP関節／背側（軽度）**
> Bモードで滑膜肥厚の有無の判断が難しい場合に，パワードプラの所見を参考にすると判断の助けになる場合がある．A）B）縦断像．境界が必ずしも明瞭ではないが，MCP関節に軽度の滑膜肥厚または滑液貯留を認める（▷）．同部位に血流シグナルが認められることから軽度の滑膜肥厚ありと判断する．C）D）横断像．横断像の所見も，A，Bのコメントを支持する

[4] 中手指節間関節（MCP関節）（掌側）

第2指MCP関節／掌側／縦断像

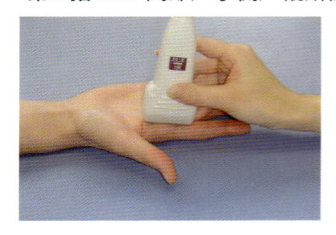

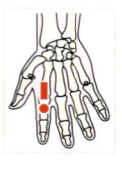

- MCP関節などの小関節の観察では十分量のゼリーを使用し，プローブによる圧迫を避ける
- 病変は必ずしも関節の正中で観察されるわけではないので広い範囲にわたって網羅的に観察する
- 他の関節と同様，縦断と横断の両者で所見を確認する

Bモード

正常像

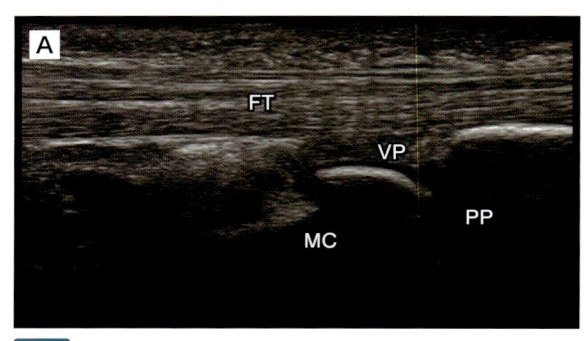

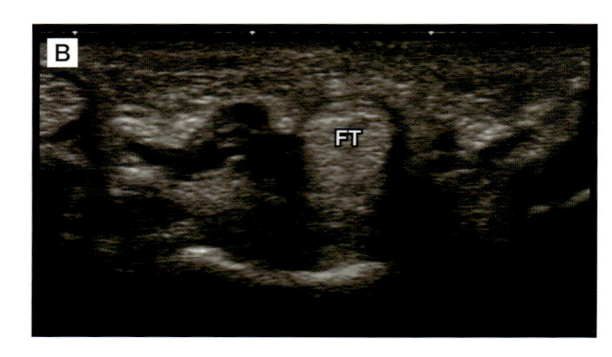

図1 MCP関節／掌側
A）縦断像．B）横断像．図9のBモード
FT：屈筋腱，VP：掌側板，MC：中手骨，PP：基節骨

軽度

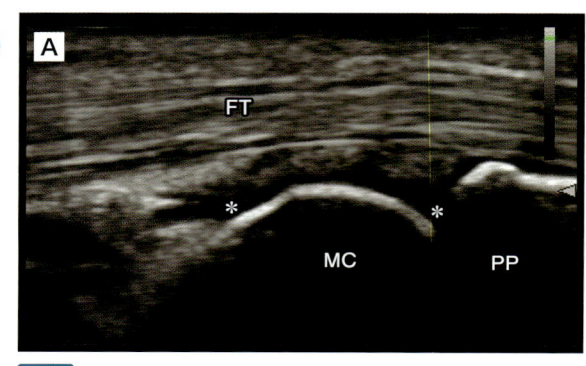

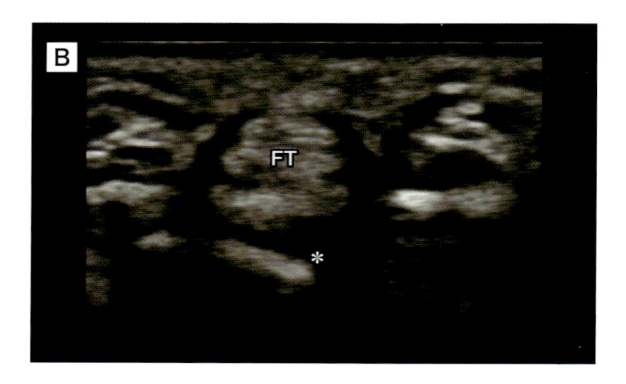

図2 MCP関節／掌側
A）縦断像．B）横断像．軽度の滑膜肥厚または滑液貯留を認める（＊）．図11のBモード
FT：屈筋腱，MC：中手骨，PP：基節骨

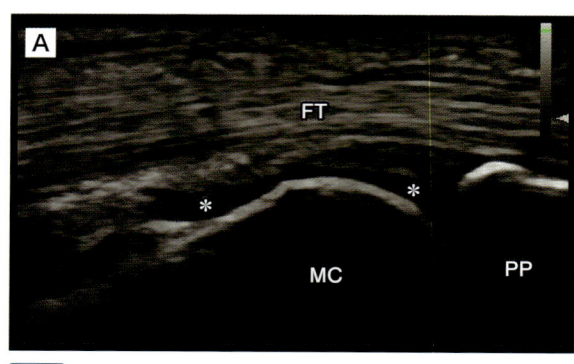

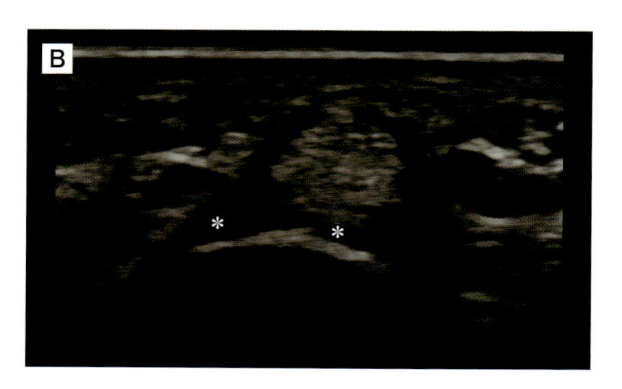

図3 MCP関節／掌側
A）縦断像．B）横断像．軽度の滑膜肥厚または滑液貯留を認める（＊）．図12のBモード
FT：屈筋腱，MC：中手骨，PP：基節骨

（Bモード 軽度つづき）

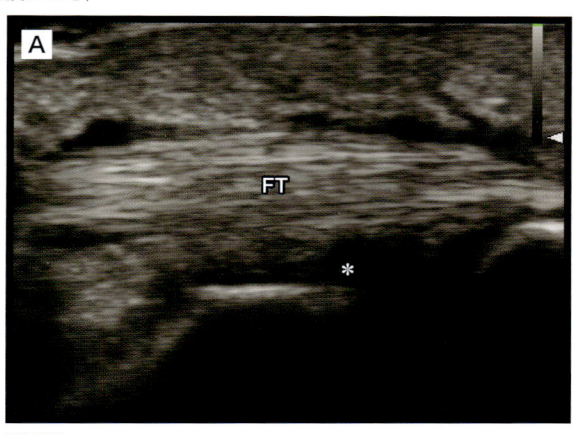

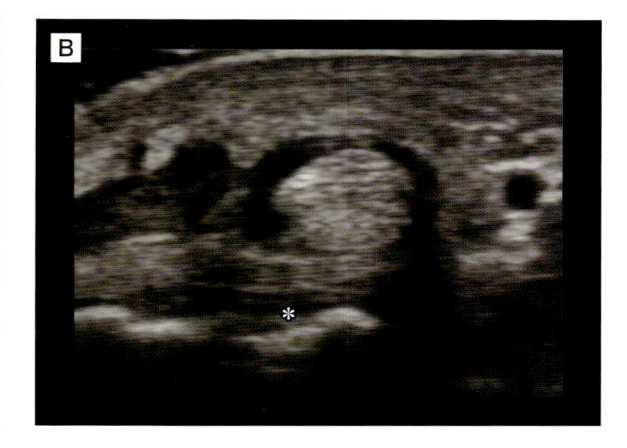

図4 MCP関節／掌側
A）縦断像．軽度の腱鞘滑膜の肥厚を認める．B）横断像．MCP関節に軽度の滑膜肥厚または滑液貯留を認める（＊）．図10のBモード
FT：屈筋腱

中等度

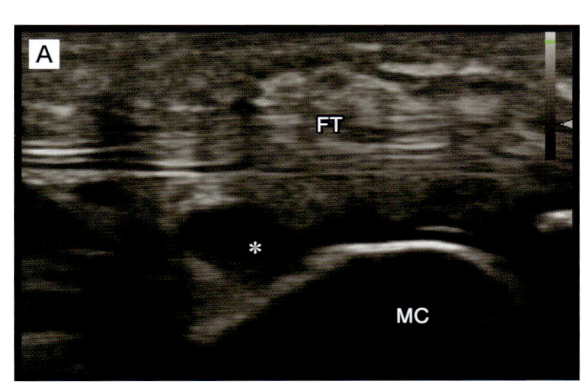

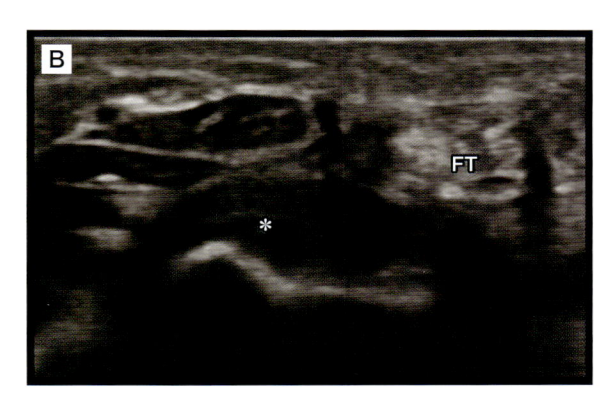

図5 MCP関節／掌側
A）縦断像．B）横断像．中等度の滑膜肥厚または滑液貯留を認める（＊）．図14のBモード
FT：屈筋腱，MC：中手骨

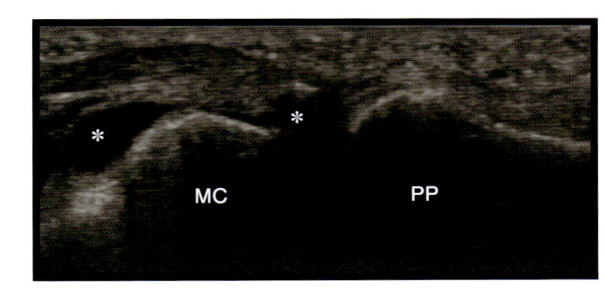

図6 MCP関節／掌側／縦断像
中等度の滑膜肥厚または滑液貯留を認める（＊）
MC：中手骨，PP：基節骨

高度

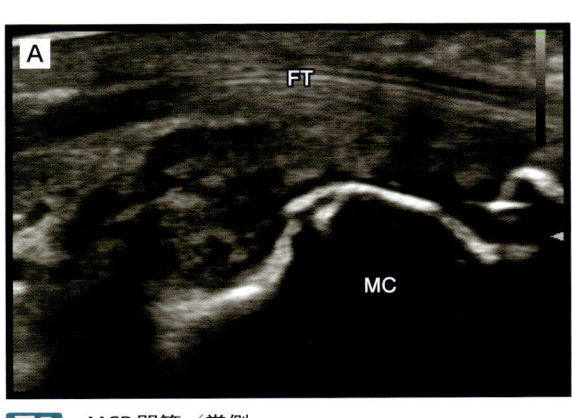

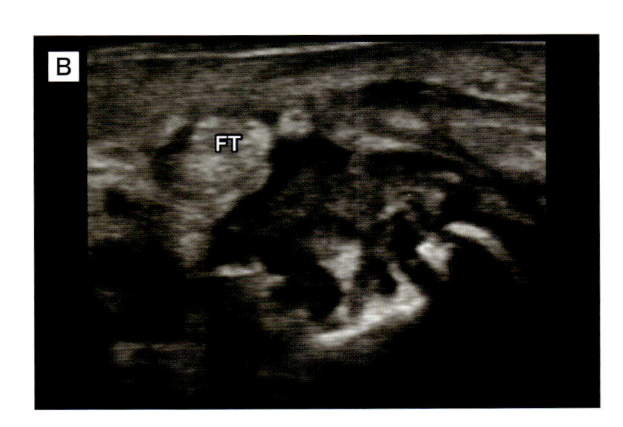

図7 MCP関節／掌側
A）縦断像．B）横断像．高度の滑膜肥厚または滑液貯留を認める．図18のBモード
FT：屈筋腱，MC：中手骨

(Bモード 高度つづき)

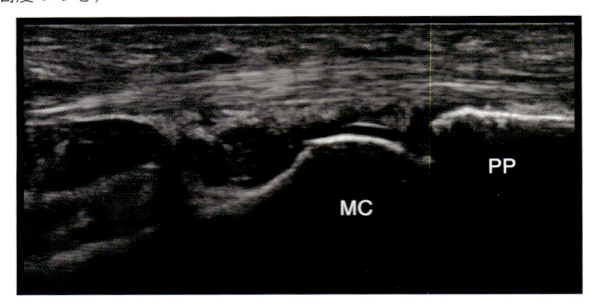

図8 MCP関節／掌側／縦断像
図20のBモード
MC：中手骨，PP：基節骨

パワードプラ

正常像

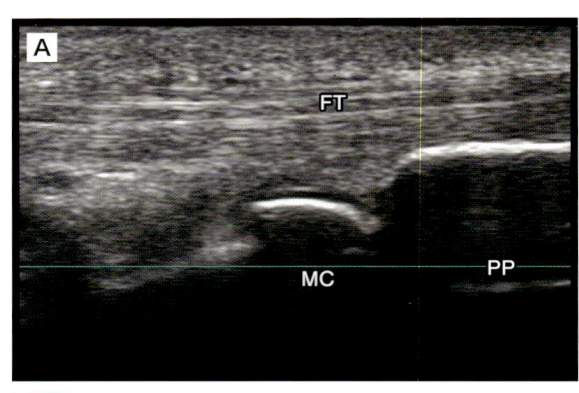

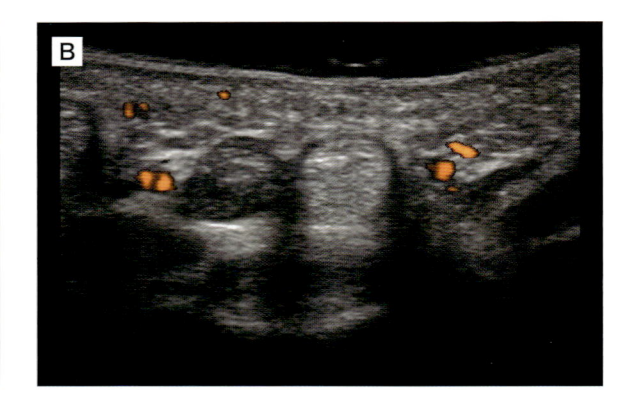

図9 MCP関節／掌側
A）縦断像．B）横断像．正常血管内の血流シグナルを認める．図1のパワードプラ
FT：屈筋腱，MC：中手骨，PP：基節骨

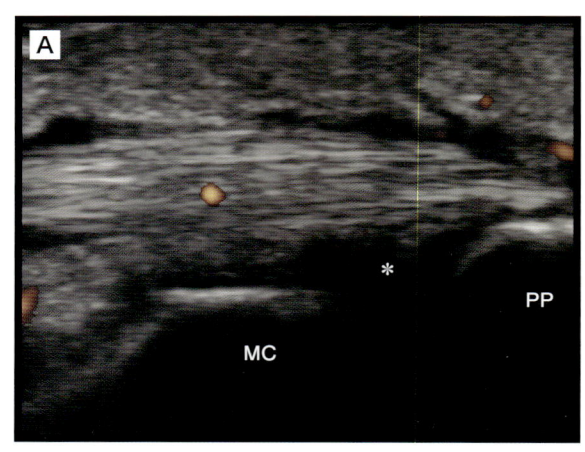

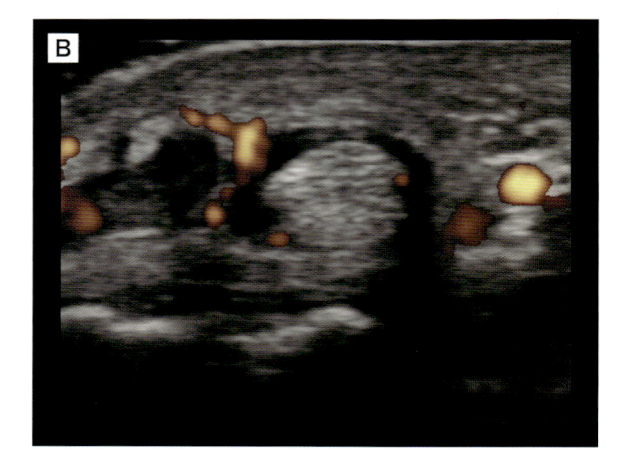

図10 MCP関節／掌側
A）縦断像．MCP関節に軽度の滑膜肥厚または滑液貯留を認める（＊）が血流シグナルはない．屈筋腱の腱鞘の肥厚を認める．B）横断像．屈筋腱の腱鞘内に軽度の血流シグナルを認めるがMCP関節に血流シグナルはない．図4のパワードプラ
MC：中手骨，PP：基節骨

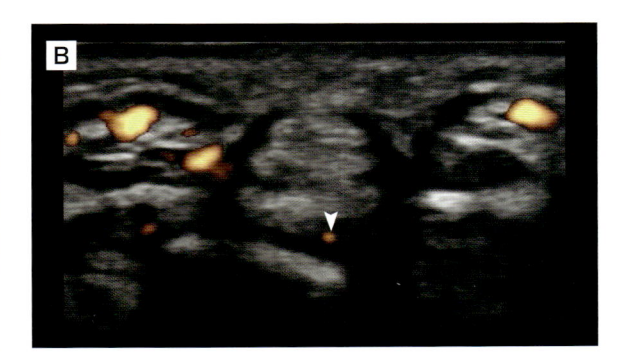

軽度

図11 MCP関節／掌側
A）縦断像．B）横断像．軽度の血流シグナルを認める（▷）．図2のパワードプラ
MC：中手骨，PP：基節骨

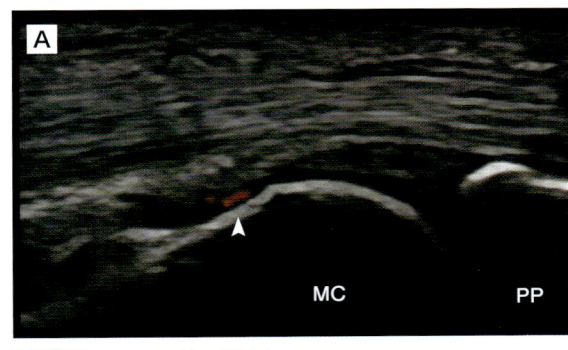

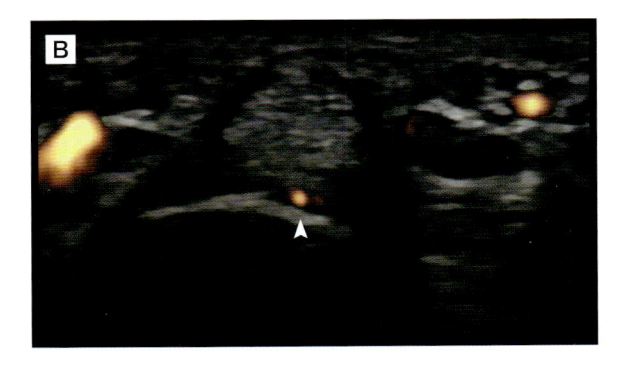

図12 MCP関節／掌側
A）縦断像．B）横断像．軽度の血流シグナルを認める（▷）．図3のパワードプラ
MC：中手骨，PP：基節骨

中等度

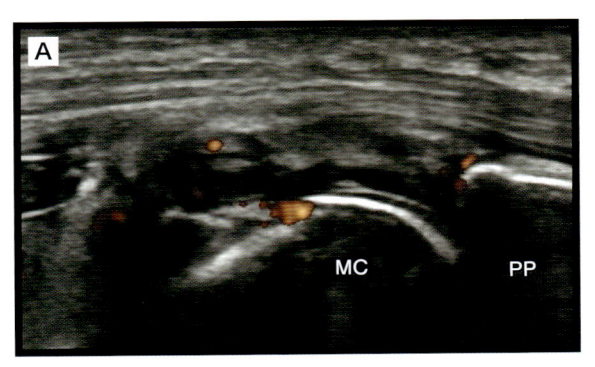

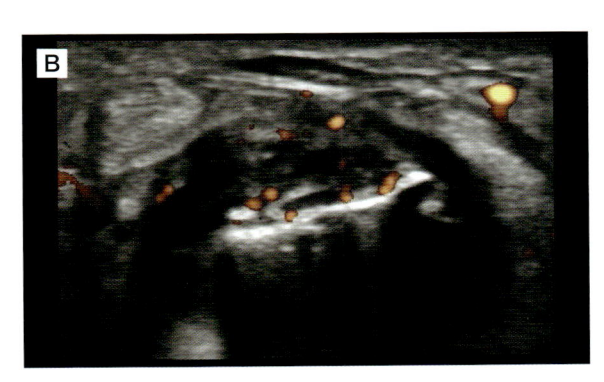

図13 MCP関節／掌側
A）縦断像．B）横断像．中等度の血流シグナルを認める
MC：中手骨，PP：基節骨

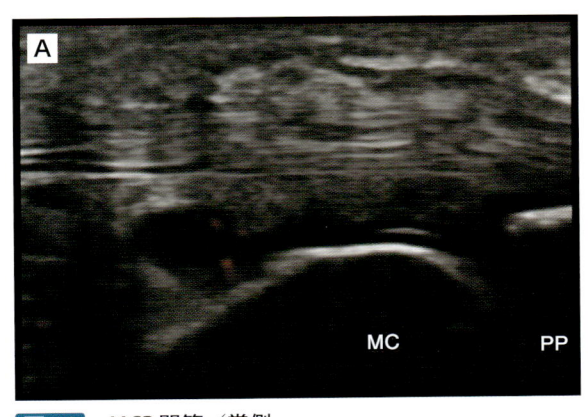

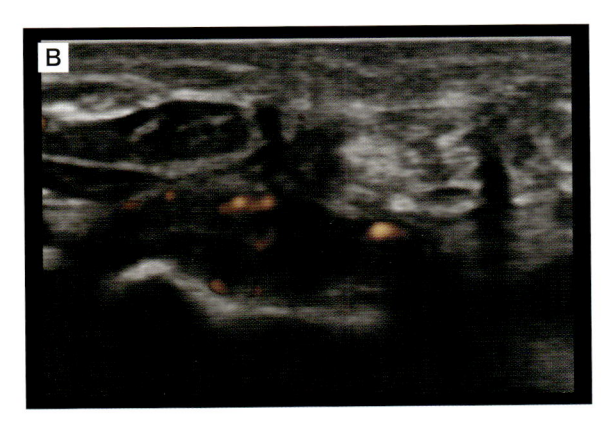

図14 MCP関節／掌側
A）縦断像．B）横断像．図5のパワードプラ
MC：中手骨，PP：基節骨

（パワードプラ 中等度つづき）

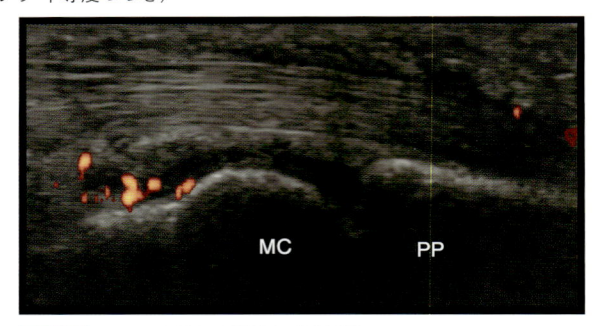

図15 MCP関節／掌側／縦断像
MC：中手骨，PP：基節骨

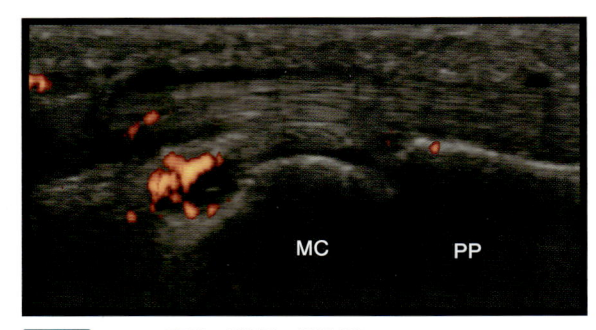

図16 MCP関節／掌側／縦断像
MC：中手骨，PP：基節骨

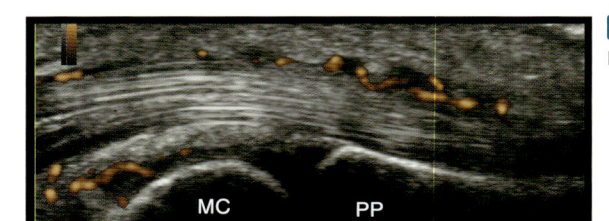

図17 MCP関節／掌側／縦断像
MC：中手骨，PP：基節骨

高度

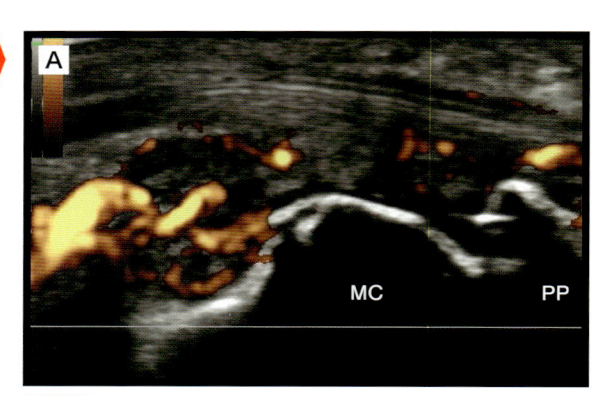

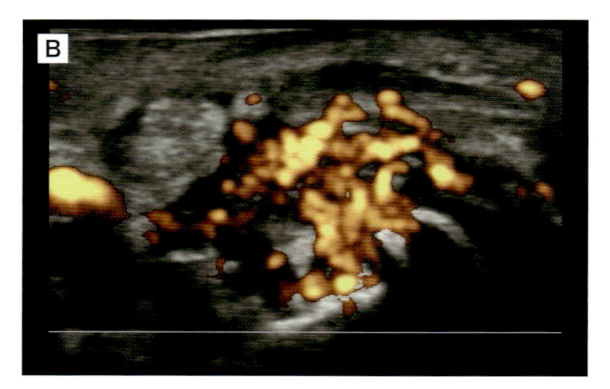

図18 MCP関節／掌側
A）縦断像．B）横断像．図7のパワードプラ
MC：中手骨，PP：基節骨

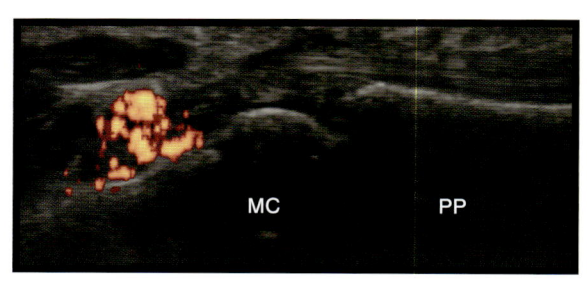

図19 MCP関節／掌側／縦断像
MC：中手骨，PP：基節骨

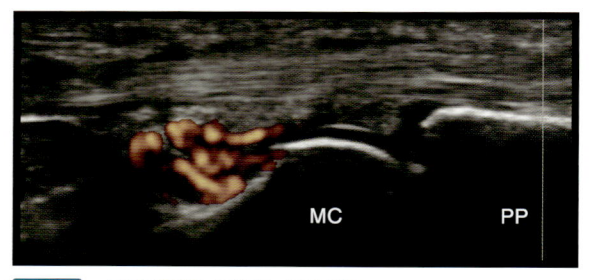

図20 MCP関節／掌側／縦断像
図8のパワードプラ
MC：中手骨，PP：基節骨

[5] 屈筋腱

第2指屈筋腱／縦断像

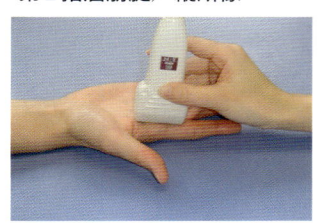

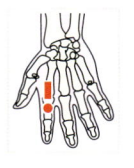

- 手指の屈筋腱などの観察では十分量のゼリーを使用し，プローブによる圧迫を避ける
- 病変は必ずしも腱の正中で観察されるわけではないので広い範囲にわたって網羅的に観察する
- 腱の観察ではアニソトロピーに注意する
- 他の関節と同様，縦断と横断の両者で所見を確認する

Bモード

正常像

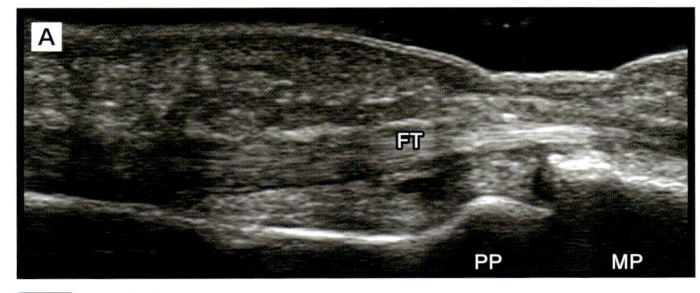

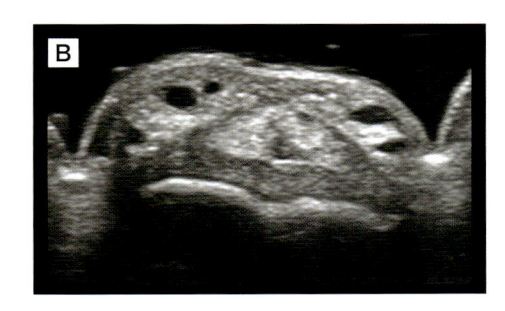

図1 屈筋腱
A）縦断像．PIPレベルでの屈筋腱の縦断像．B）横断像．図10のBモード
FT：屈筋腱，PP：基節骨，MP：中節骨

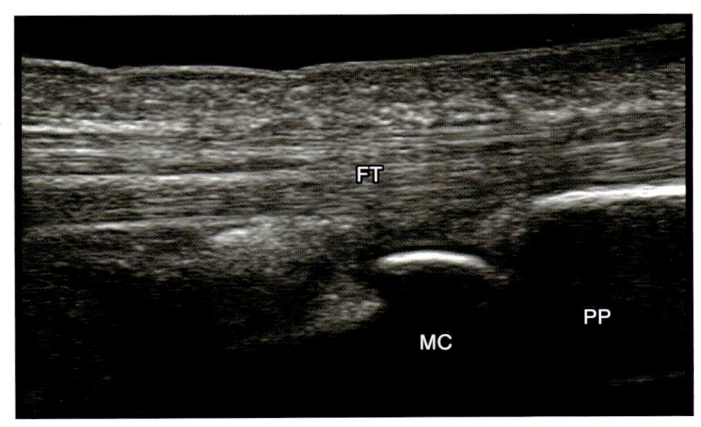

図2 屈筋腱／縦断像
MCPレベルでの屈筋腱の縦断像．図11AのBモード
FT：屈筋腱，MC：中手骨，PP：基節骨

軽度

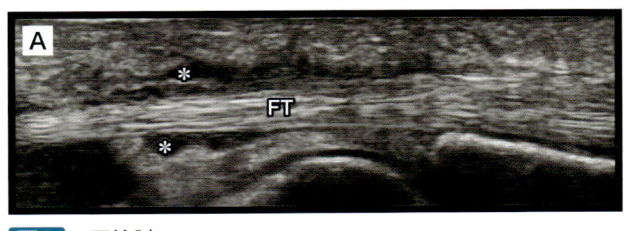

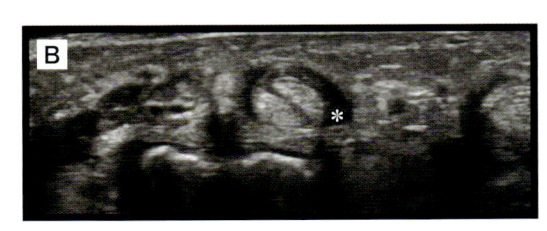

図3 屈筋腱
A）MCPレベルでの屈筋腱の縦断像．軽度の腱鞘滑膜の肥厚または滑液貯留を認める（＊）．B）MCPレベルでの屈筋腱の横断像．軽度の腱鞘滑膜の肥厚または滑液貯留を認める（＊）．図12のBモード
FT：屈筋腱

(Bモード 軽度つづき)

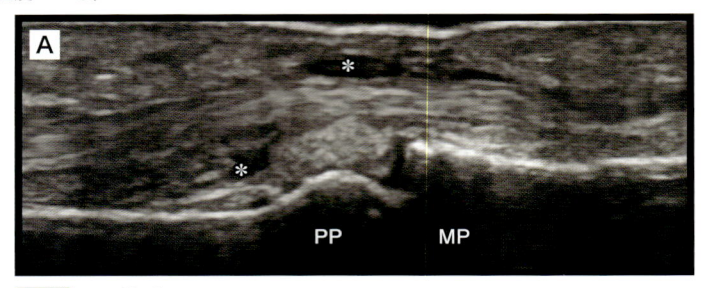

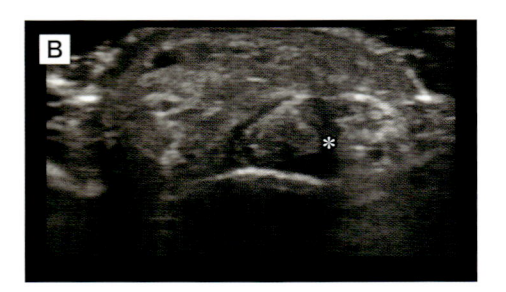

図4 屈筋腱
A) PIPレベルでの屈筋腱の縦断像．軽度の腱鞘滑膜の肥厚または滑液貯留を認める（＊）．B) PIPレベルでの屈筋腱の横断像．軽度の腱鞘滑膜の肥厚または滑液貯留を認める（＊）．図13のBモード
PP：基節骨，MP：中節骨

中等度

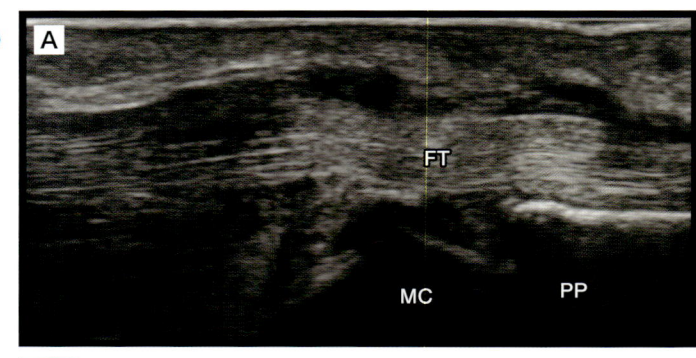

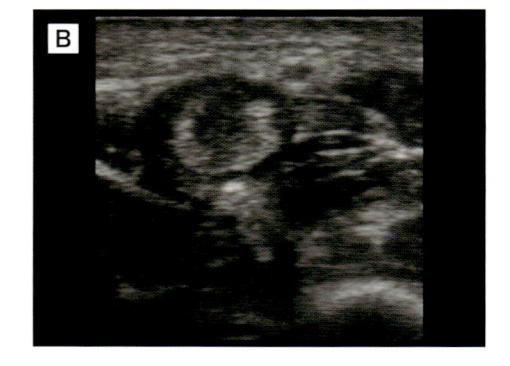

図5 屈筋腱
A) 縦断像．B) 横断像
FT：屈筋腱，MC：中手骨，PP：基節骨

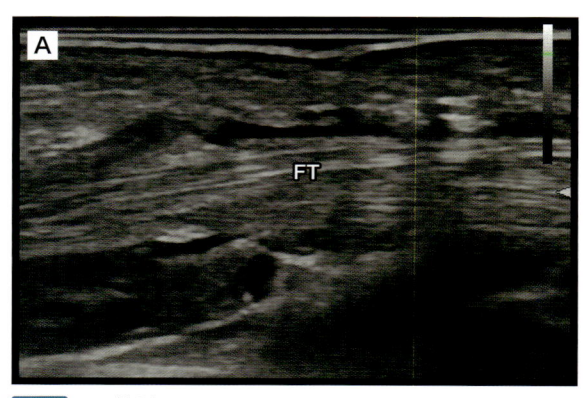

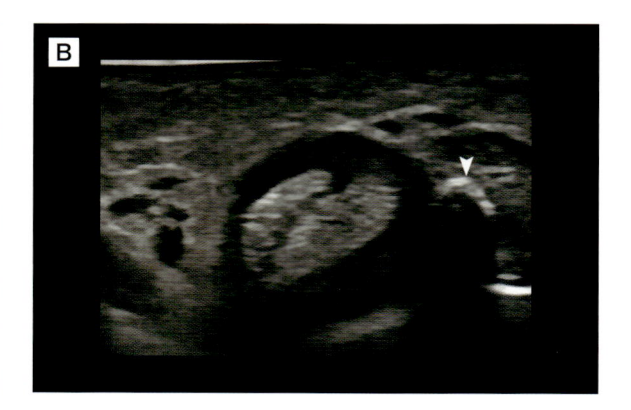

図6 屈筋腱
A) 縦断像．B) 横断像．図17のBモード
FT：屈筋腱，▷：種子骨

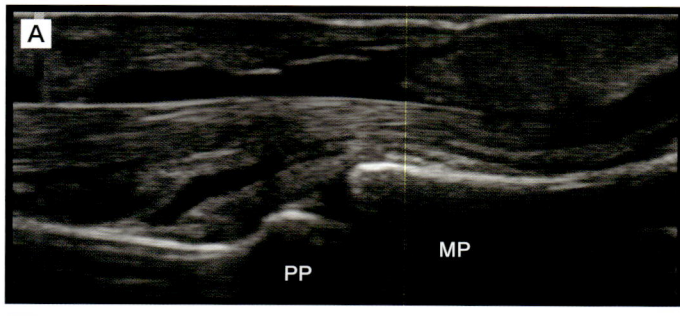

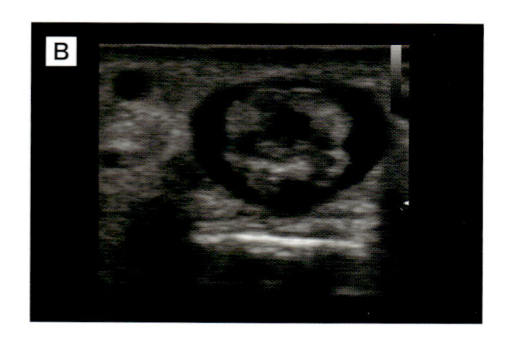

図7 屈筋腱
A) 縦断像．B) 横断像
PP：基節骨，MP：中節骨

高度

図8 屈筋腱
A）縦断像．B）横断像．図22のBモード
FT：屈筋腱

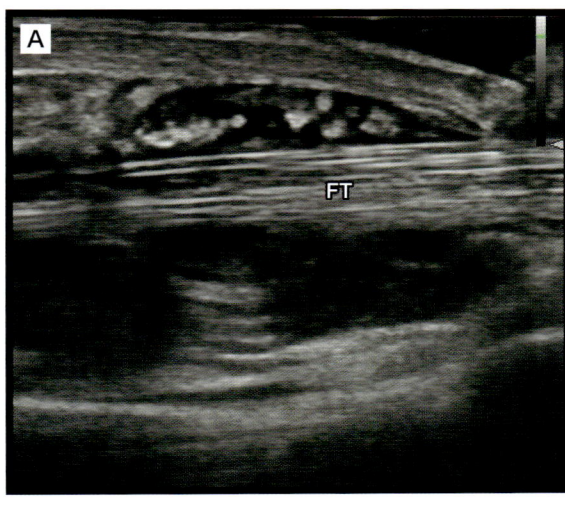

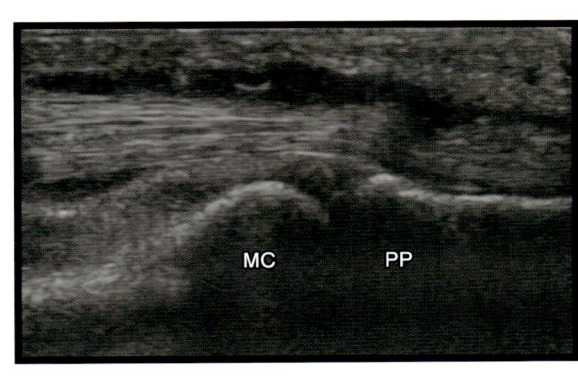

図9 屈筋腱／縦断像
図21AのBモード
MC：中手骨，PP：基節骨

ピットフォール

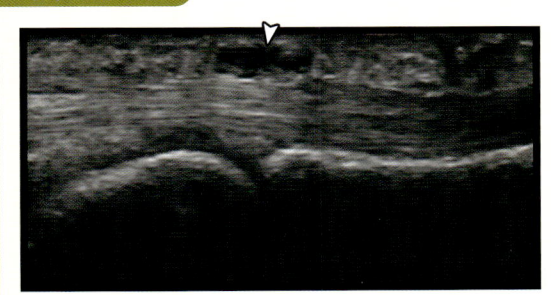

屈筋腱（中等度）
腱鞘滑膜の肥厚ではなく，A1滑車（線維鞘の輪状部）の肥厚と思われる（▷）

パワードプラ

正常像

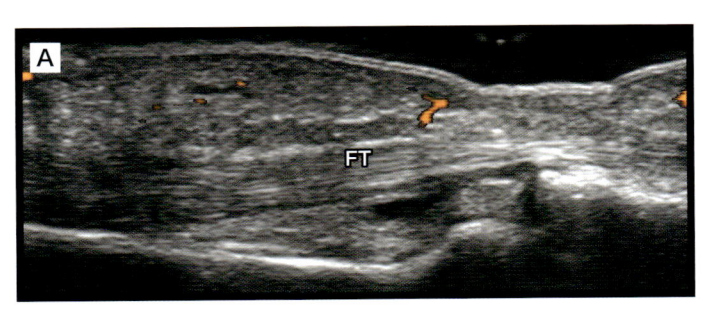

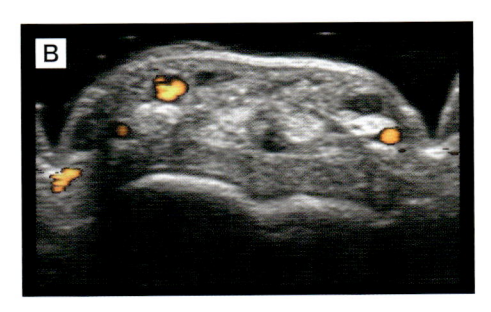

図10 屈筋腱
A）縦断像．正常血管内の血流シグナルを認める．B）横断像．正常血管内の血流シグナルを認める．図1のパワードプラ
FT：屈筋腱

（パワードプラ　正常像つづき）

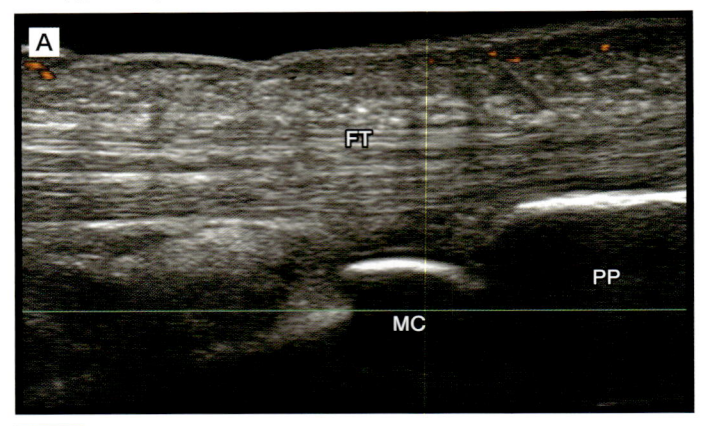

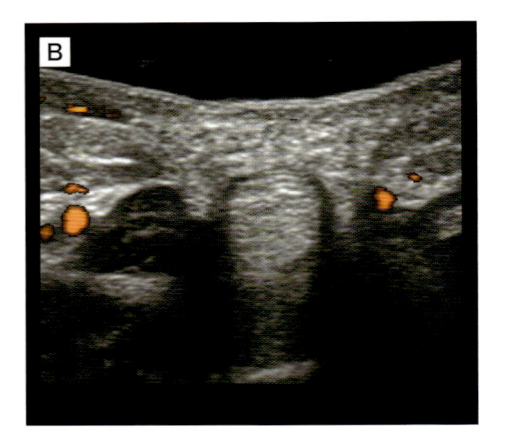

図11 屈筋腱
A）縦断像．図2のパワードプラ．B）横断像．正常血管内の血流シグナルを認める
FT：屈筋腱，MC：中手骨，PP：基節骨

軽度

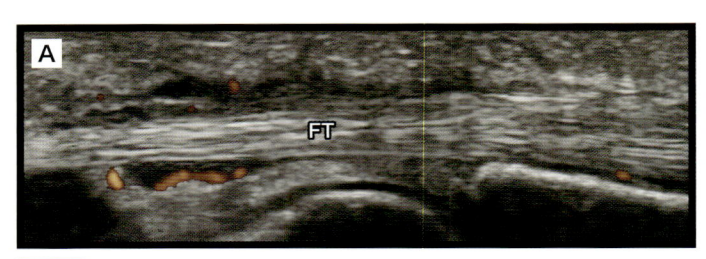

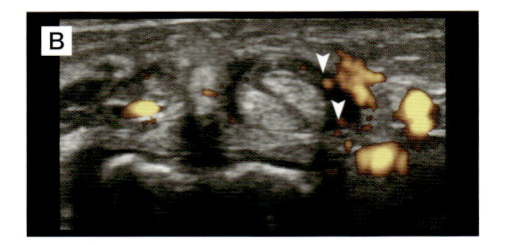

図12 屈筋腱
A）縦断像．B）横断像．腱鞘滑膜に一致する部位に軽度の血流シグナルを認める（▷）．図3のパワードプラ
FT：屈筋腱

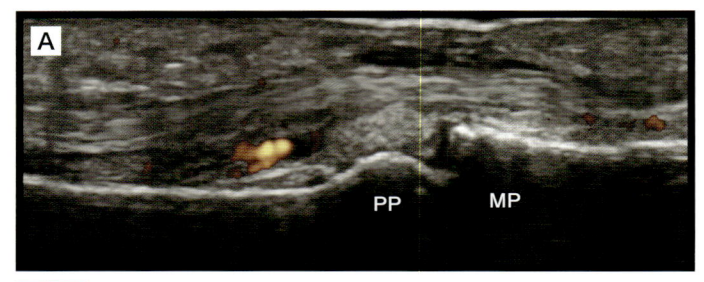

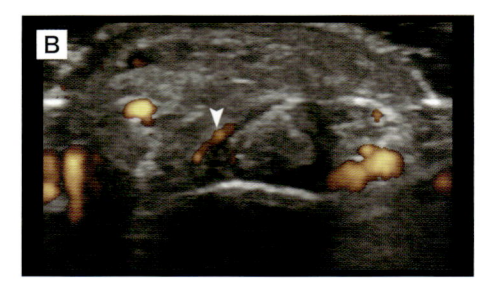

図13 屈筋腱
A）縦断像．B）横断像．腱鞘滑膜に一致する部位に軽度の血流シグナルを認める（▷）．図4のパワードプラ
PP：基節骨，MP：中節骨

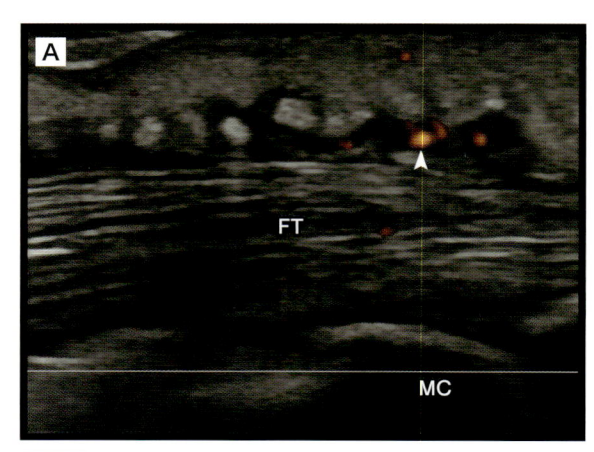

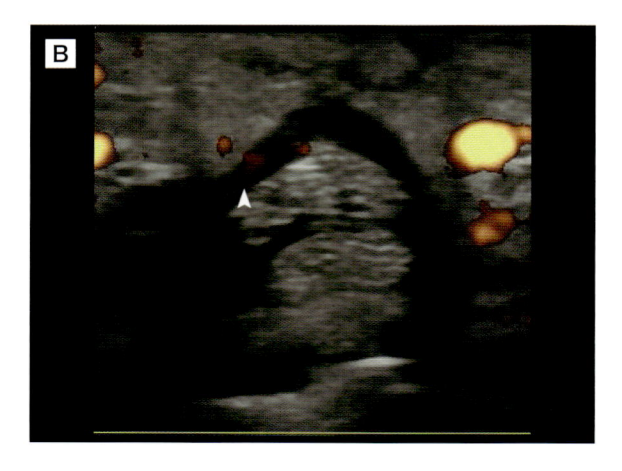

図14 屈筋腱
A）MCPレベルでの屈筋腱の縦断像．軽度の血流シグナルを認める（▷）．B）MCPレベルでの屈筋腱の横断像．軽度の血流シグナルを認める（▷）
FT：屈筋腱，MC：中手骨

（パワードプラ 軽度つづき）

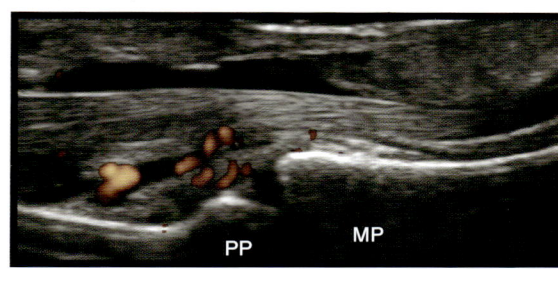

図15 屈筋腱／縦断像
PP：基節骨，MP：中節骨

中等度

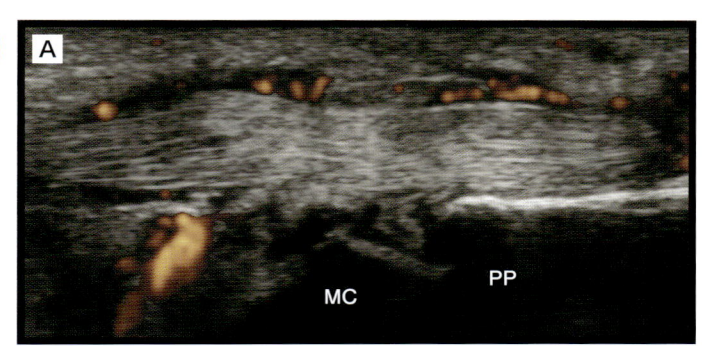

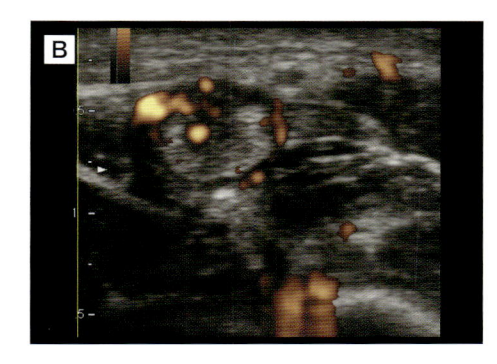

図16 屈筋腱
A）縦断像．B）横断像
MC：中手骨，PP：基節骨

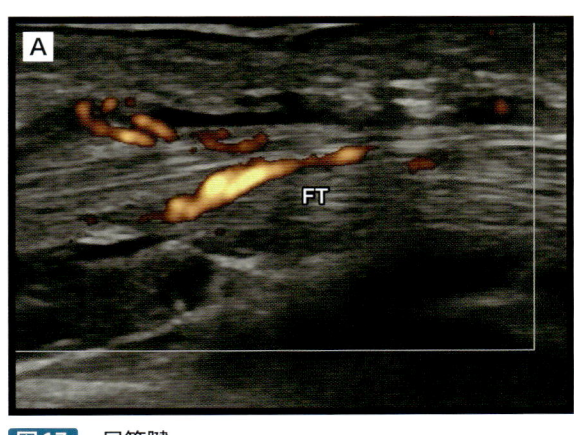

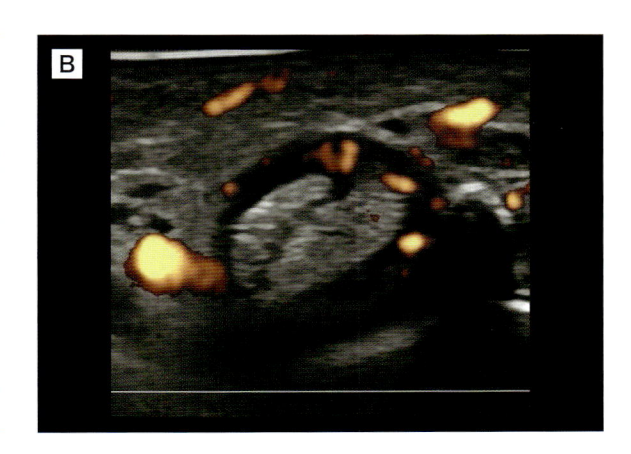

図17 屈筋腱
A）縦断像．B）横断像．図6のパワードプラ
FT：屈筋腱

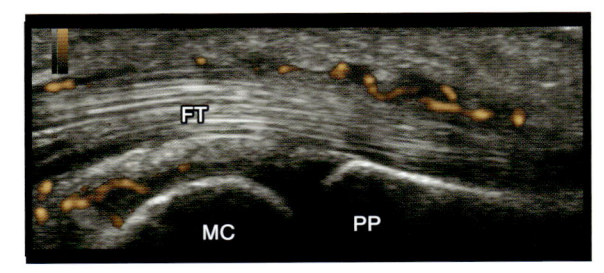

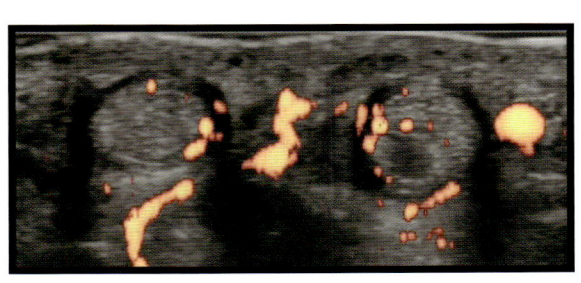

図18 屈筋腱／縦断像
FT：屈筋腱，MC：中手骨，PP：基節骨

図19 屈筋腱／横断像

（パワードプラ 中等度つづき）

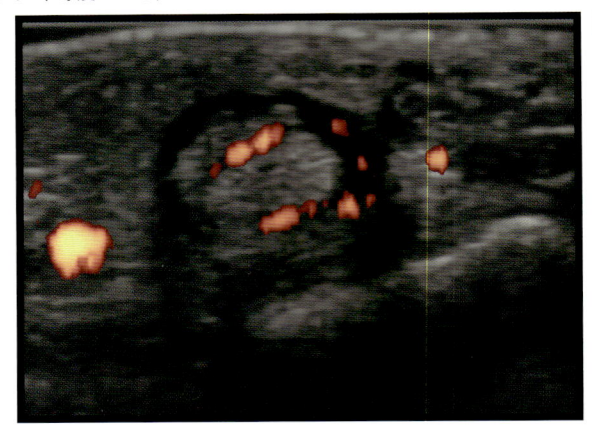

図20 屈筋腱／横断像

高度

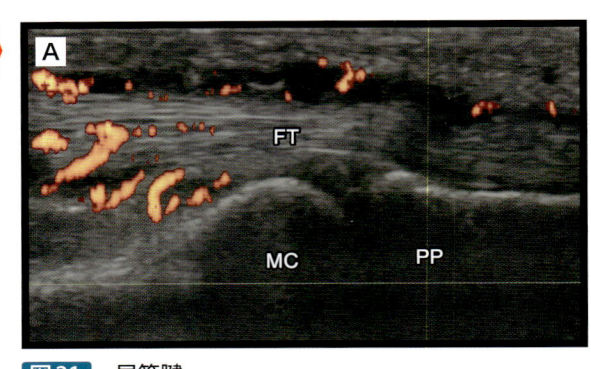

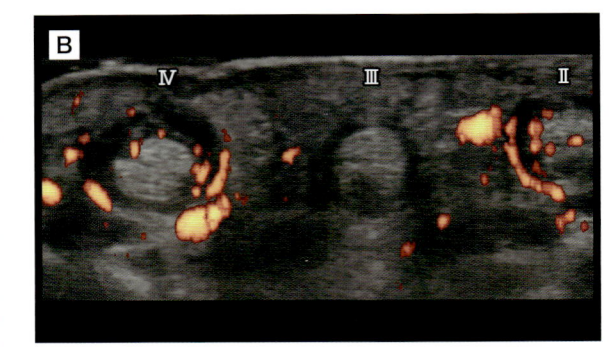

図21 屈筋腱
A）縦断像．図9のパワードプラ．B）横断像
FT：屈筋腱，MC：中手骨，PP：基節骨

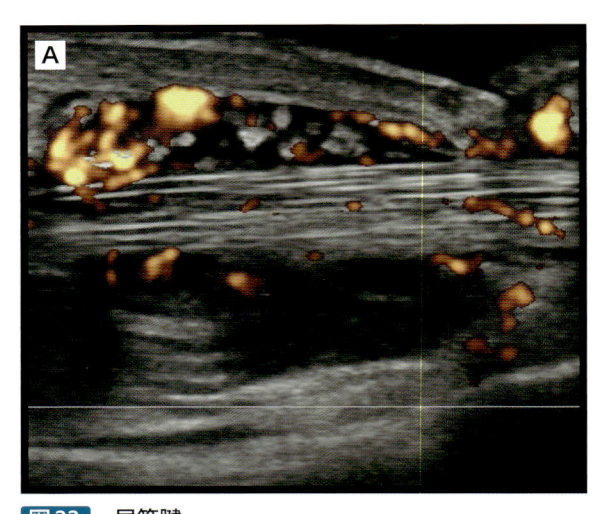

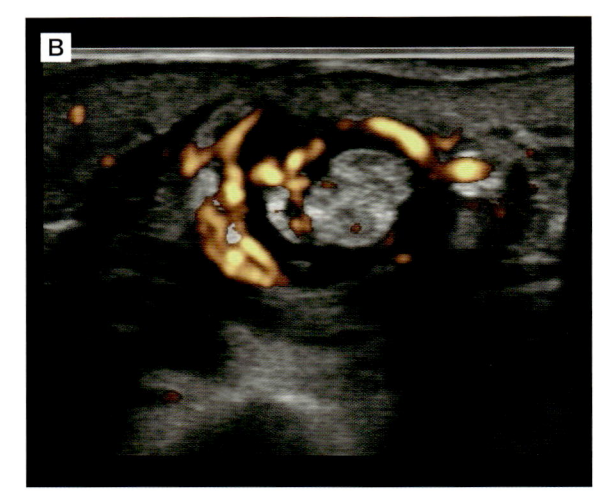

図22 屈筋腱
A）縦断像．B）横断像．図8のパワードプラ

（パワードプラ 高度つづき）

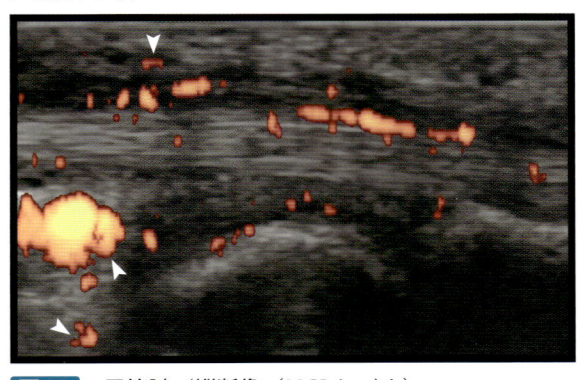

図23 屈筋腱／縦断像（MCP レベル）
腱鞘滑膜外のシグナルは正常血管内の血流シグナルおよびアーチファクト（▷）

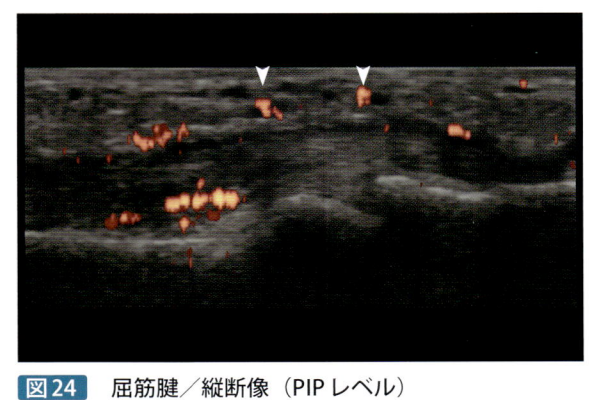

図24 屈筋腱／縦断像（PIP レベル）
腱鞘滑膜外のシグナルは正常血管内の血流シグナルおよびアーチファクト（▷）

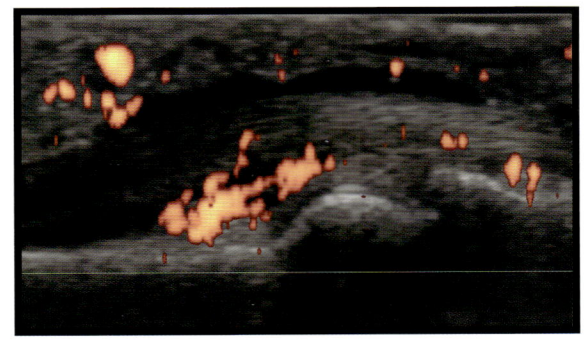

図25 屈筋腱／縦断像（PIP レベル）

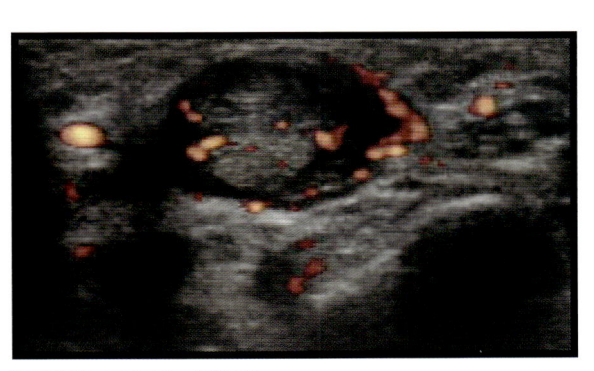

図26 屈筋腱／横断像

> **memo**
> 腱鞘滑膜のパワードプラの重症度分類については14頁を参照．

2 手関節

観察部位

1. 橈骨手根関節（背側）
2. 手根間関節（背側）
3. 尺骨遠位端（背側）
4. 遠位橈尺関節（背側）
5. 伸筋腱
6. 屈筋腱

[1] 橈骨手根関節（背側）

橈骨手根関節／背側／縦断像

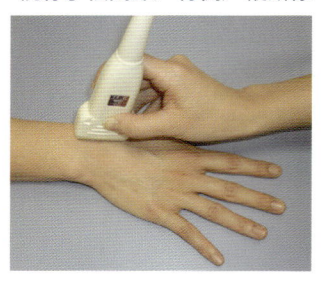

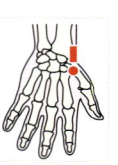

- 健常者においても少量の滑液および軟骨が無エコー域として観察されうる
- 橈骨，舟状骨，月状骨が観察時のよいランドマークとなる
- 橈側側面から尺側側面まで網羅的に観察するように心掛ける

Bモード

正常像

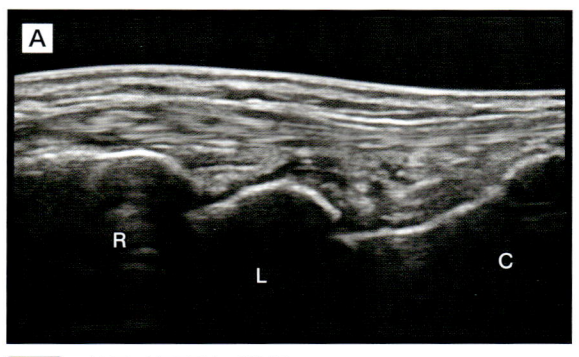

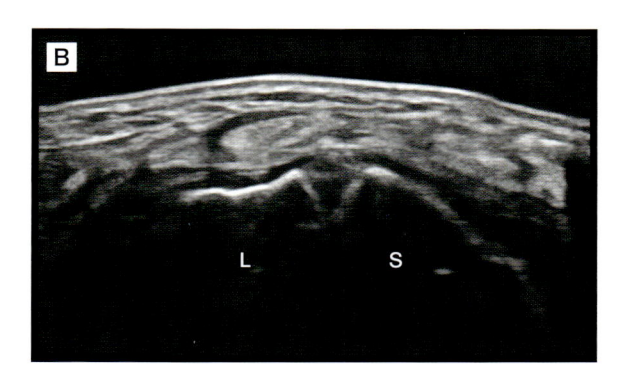

図1 橈骨手根関節／背側
A）縦断像．明らかな滑膜の肥厚や滑液増加は認められない．B）横断像．明らかな滑膜の肥厚や滑液貯留は認められない
R：橈骨，L：月状骨，C：有頭骨，S：舟状骨

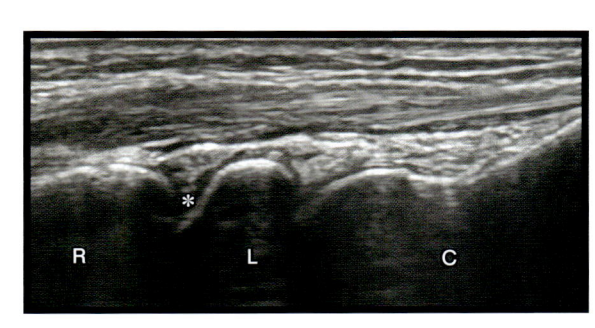

図2 橈骨手根関節／背側／縦断像
橈骨手根関節に正常な滑膜または軟骨（＊）が描出される
R：橈骨，L：月状骨，C：有頭骨

軽度

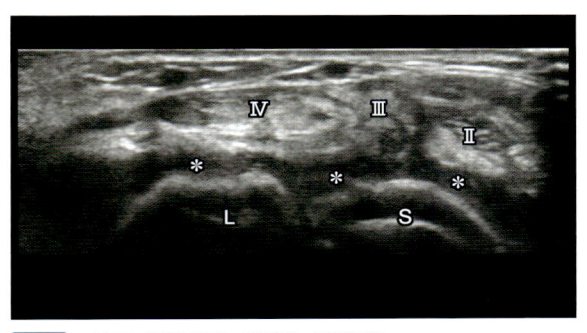

図3 橈骨手根関節／背側／横断像
図22のパワードプラを参考にすると滑膜肥厚の範囲が把握しやすい．軽度の滑膜肥厚および滑液貯留を認める（＊）
Ⅳ：第Ⅳ腱区画，Ⅲ：第Ⅲ腱区画，Ⅱ：第Ⅱ腱区画，L：月状骨，S：舟状骨

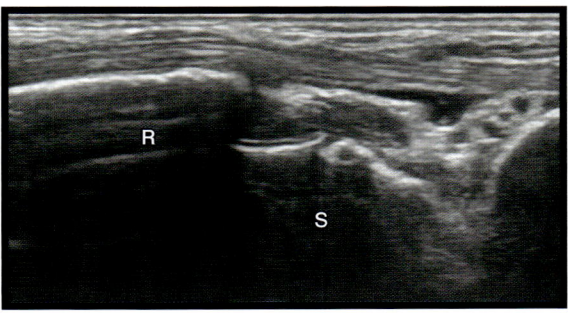

図4 橈骨手根関節／背側／縦断像
橈側寄りの断面．軽度の滑膜肥厚を認める．図19のパワードプラを参照すると滑膜肥厚の範囲が把握しやすい
R：橈骨，S：舟状骨

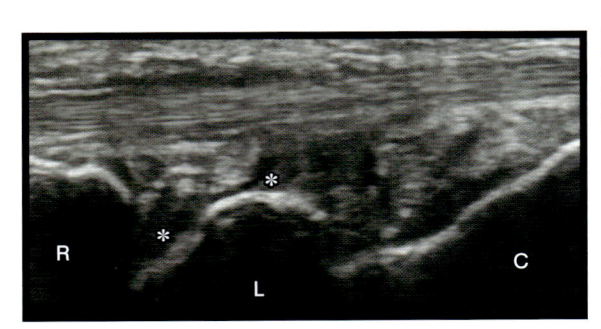

図5 橈骨手根関節／背側／縦断像
橈骨手根関節に軽度（＊），隣接する手根間関節に中等度の滑膜肥厚を認める．図18のBモード
R：橈骨，L：月状骨，C：有頭骨

中等度

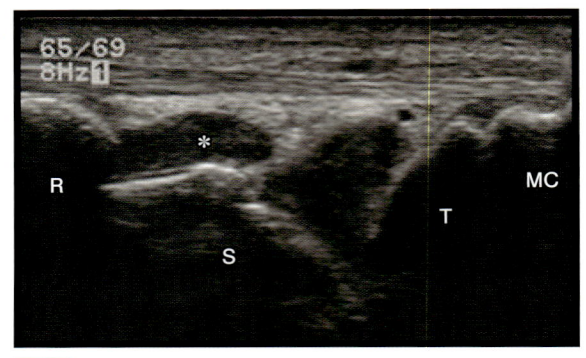

図6 橈骨手根関節／背側／縦断像
滑膜肥厚および滑液貯留を認める（＊）．手根間関節にも同様の所見を認める
R：橈骨，S：舟状骨，T：小菱形骨，MC：中手骨

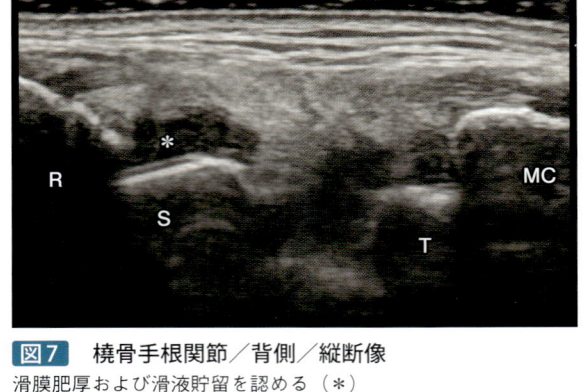

図7 橈骨手根関節／背側／縦断像
滑膜肥厚および滑液貯留を認める（＊）
R：橈骨，S：舟状骨，T：小菱形骨，MC：中手骨

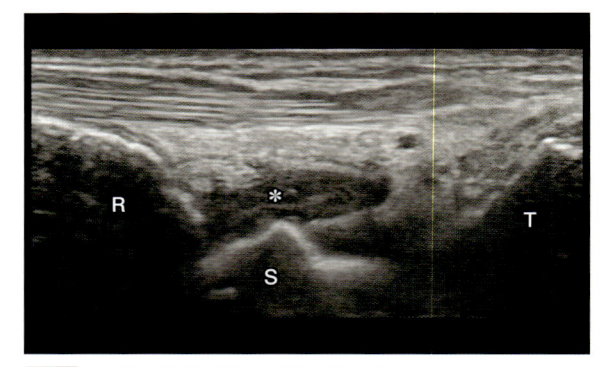

図8 橈骨手根関節／背側／縦断像
滑膜肥厚および滑液貯留を認める（＊）
R：橈骨，S：舟状骨，T：小菱形骨

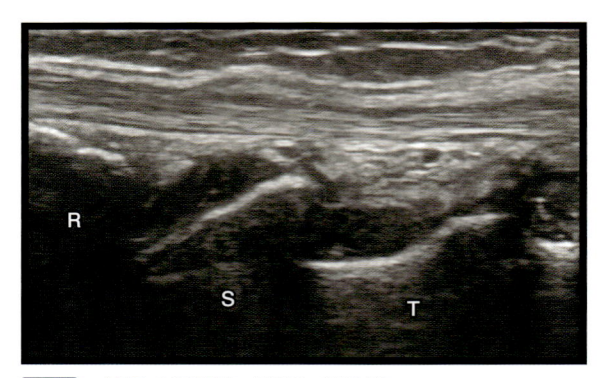

図9 橈骨手根関節／背側／縦断像
やや橈側の断面．橈骨手根，手根間関節に中等度の滑膜肥厚および滑液貯留を認める
R：橈骨，S：舟状骨，T：小菱形骨

高度

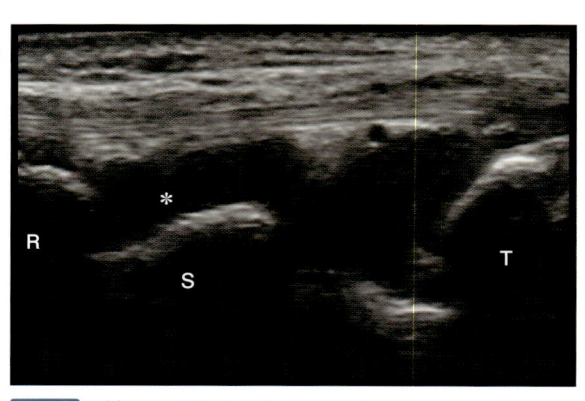

図10 橈骨手根関節／背側／縦断像
滑膜肥厚および滑液貯留を認める（＊）．手根間関節にも同様の所見がみられる．図28のBモード
R：橈骨，S：舟状骨，T：小菱形骨

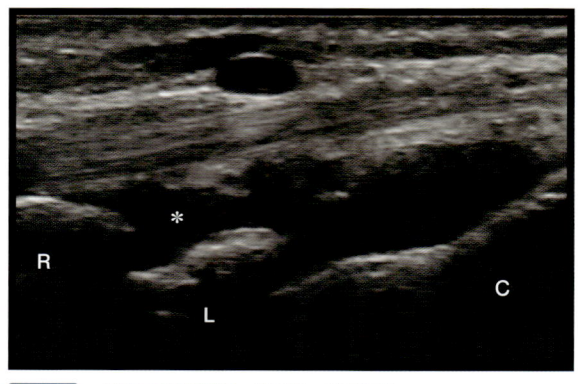

図11 橈骨手根関節／背側／縦断像
滑膜肥厚および滑液貯留を認め（＊），手根間関節にも同様の所見を認める
R：橈骨，L：月状骨，C：有頭骨

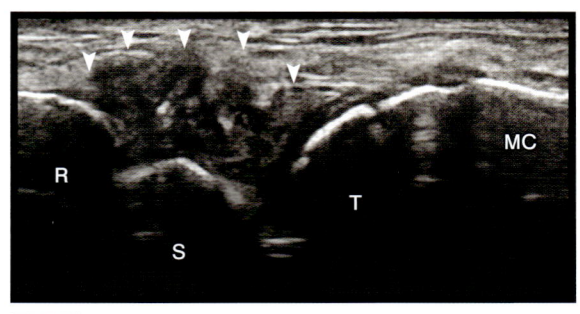

(Bモード 高度つづき)

図12 橈骨手根関節／背側／縦断像
図30のパワードプラを参照すると滑膜肥厚の範囲が把握しやすい
▷：エコー輝度の高さから滑液貯留よりも滑膜増生が主体と考えられる
R：橈骨，S：舟状骨，T：小菱形骨，MC：中手骨

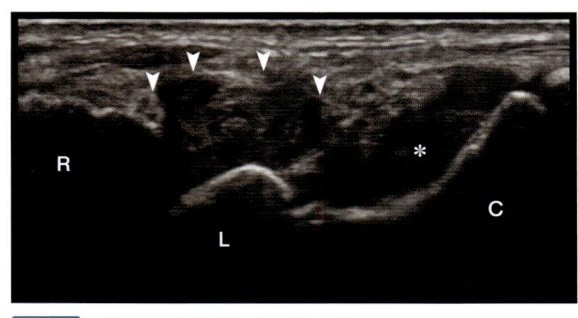

図13 橈骨手根関節／背側／縦断像
滑膜肥厚および滑液貯留（▷）を認め，手根間関節（＊）にも同様の所見を認める
R：橈骨，L：月状骨，C：有頭骨

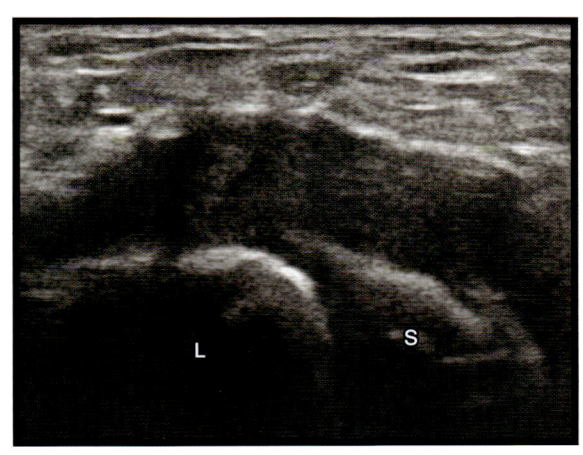

図14 手根間関節／横断像
高度の滑膜肥厚および滑液貯留を認める
L：月状骨，S：舟状骨

パワードプラ

正常像

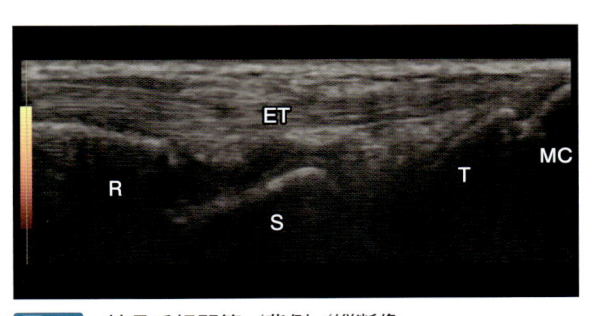

図15 橈骨手根関節／背側／縦断像
ごくわずかな滑膜肥厚および滑液貯留が認められるが，ドプラシグナルは認めない
ET：伸筋腱，R：橈骨，S：舟状骨，T：小菱形骨，MC：中手骨

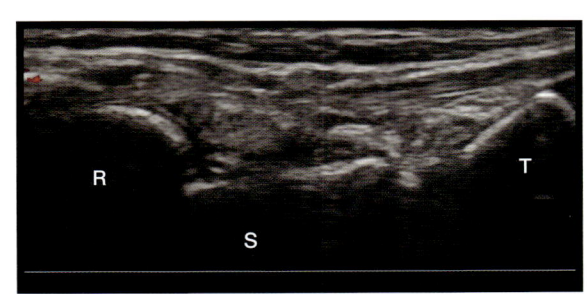

図16 橈骨手根関節／背側／縦断像
R：橈骨，S：舟状骨，T：小菱形骨

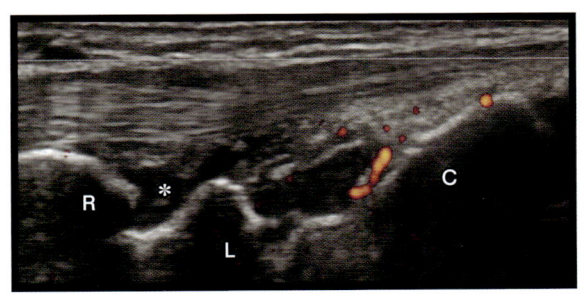

図17 橈骨手根関節／背側／縦断像
滑膜肥厚および滑液貯留をわずかに認めるが，血流シグナルは伴わない（＊）．手根間関節に血流シグナルを伴う滑膜肥厚および滑液貯留を認める
R：橈骨，L：月状骨，C：有頭骨

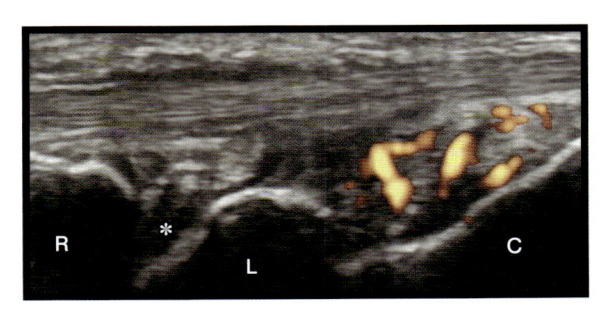

図18 橈骨手根関節／背側／縦断像
橈骨手根関節に血流シグナルを認めず（＊），隣接する手根間関節に中等度の血流シグナルを認める．図5のパワードプラ
R：橈骨，L：月状骨，C：有頭骨

軽度

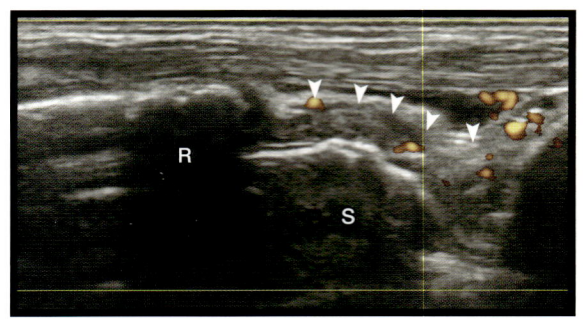

図19 橈骨手根関節／背側／縦断像
血流シグナルを伴う滑膜肥厚を認める（▷）．図4のパワードプラ
R：橈骨，S：舟状骨

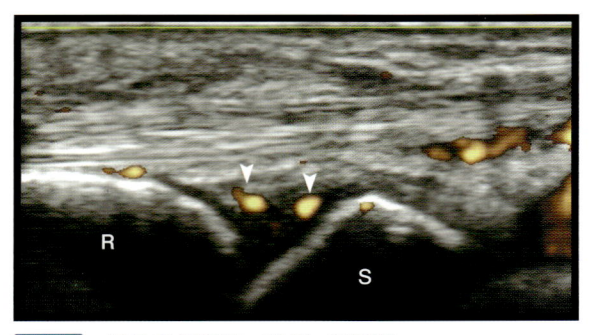

図20 橈骨手根関節／背側／縦断像
滑膜肥厚部位に一致する，点状の血流シグナルを認める（▷）
R：橈骨，S：舟状骨

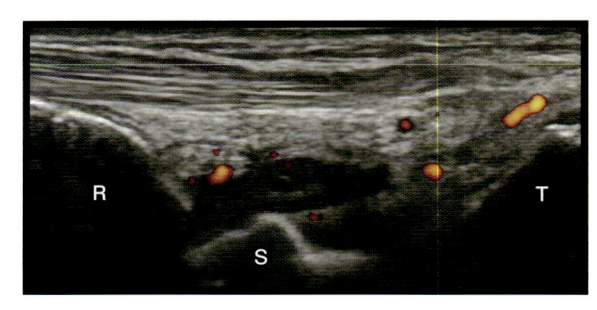

図21 橈骨手根関節／背側／縦断像
滑膜肥厚部位に一致する，点状の血流シグナルを認める
R：橈骨，S：舟状骨，T：小菱形骨

中等度

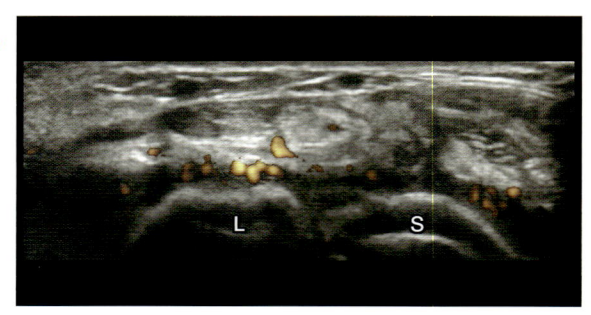

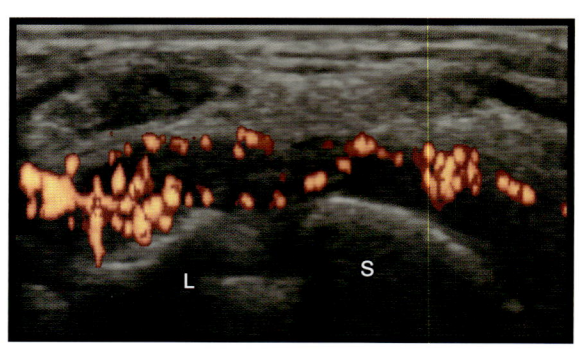

図22 橈骨手根関節／背側／横断像
滑膜肥厚および滑液貯留部位に一致する血流シグナルを認める．
図3のパワードプラ
L：月状骨，S：舟状骨

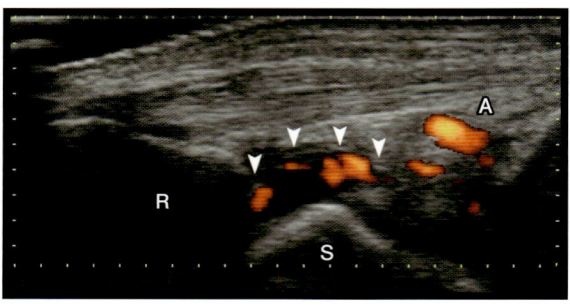

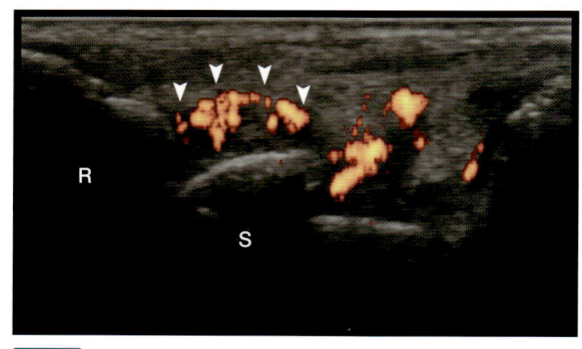

図23 橈骨手根関節／背側／縦断像
滑膜肥厚部位に一致する，点状の血流シグナル（▷）を認める．
結合織内に位置する血流シグナル（A）は正常血管と考えられる
R：橈骨，S：舟状骨

高度

図24 橈骨手根関節／背側／横断像
滑膜肥厚部位に一致した血流シグナルを認める
L：月状骨，S：舟状骨

図25 橈骨手根関節／背側／縦断像
滑膜肥厚部位に一致した血流シグナル（▷）を認める．手根間関節にも同様の所見を認める
R：橈骨，S：舟状骨

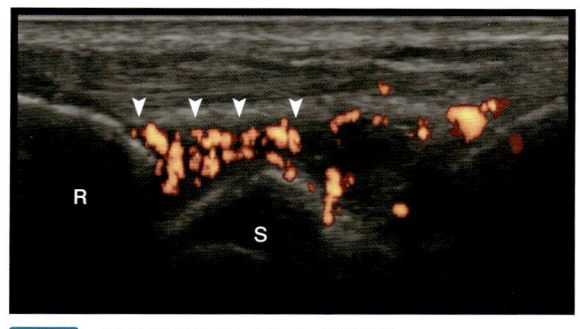

(パワードプラ 高度つづき)

図26 橈骨手根関節／背側／縦断像
滑膜肥厚部位に一致した血流シグナル（▷）を認める
R：橈骨，S：舟状骨

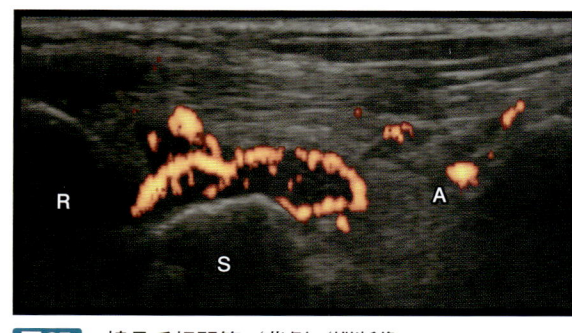

図27 橈骨手根関節／背側／縦断像
滑膜肥厚部位に一致した血流シグナルを認める．結合織内に位置する血流シグナル（A）は正常血管と考えられる
R：橈骨，S：舟状骨

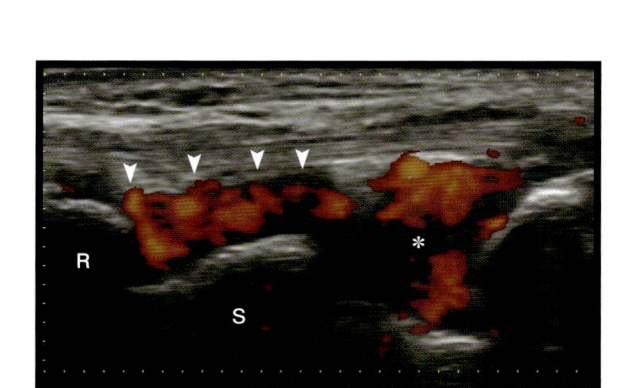

図28 橈骨手根関節／背側／縦断像
滑膜肥厚部位に一致した血流シグナル（▷）を認め，手根間関節（＊）にも同様の所見を認める．図10のパワードプラ
R：橈骨，S：舟状骨

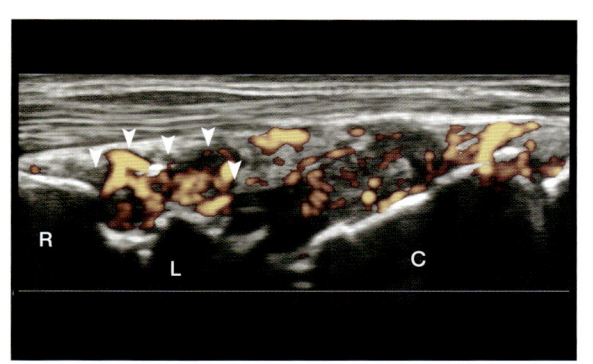

図29 橈骨手根関節／背側／縦断像
滑膜肥厚部位に一致した血流シグナル（▷）を認め，手根間関節にも同様の所見を認める
R：橈骨，L：月状骨，C：有頭骨

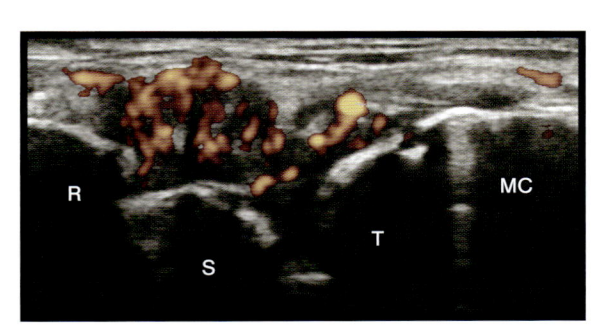

図30 橈骨手根関節／背側／縦断像
滑膜肥厚部位に一致した血流シグナルを認める．図12のパワードプラ
R：橈骨，S：舟状骨，T：小菱形骨，MC：中手骨

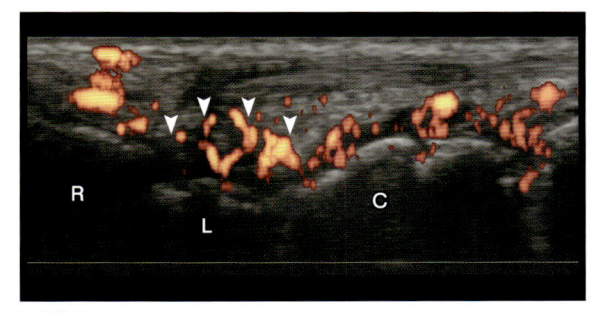

図31 橈骨手根関節／背側／縦断像
橈骨手根関節の滑膜肥厚部位に血流シグナル（▷）を認め，さらに有頭骨背側にも同様の滑膜炎所見を認める
R：橈骨，L：月状骨，C：有頭骨

[2] 手根間関節（背側）

手根間関節／背側／縦断像

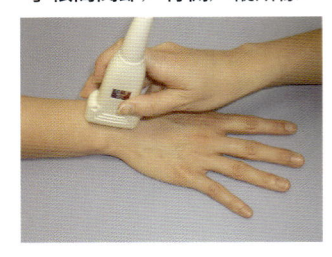

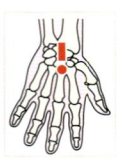

- 橈側から尺側にかけて網羅的に観察することを心掛ける
- 橈骨手根関節の観察と平行して行うことが多い
- 橈骨動脈の分枝・背側枝を異常血流シグナルと見誤らないようにする

Bモード

正常像

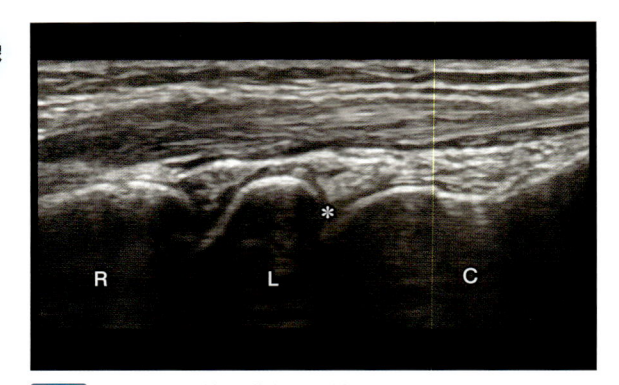

図1　手根間関節／背側／縦断像
手根間関節に滑膜または軟骨（＊）が描出される
R：橈骨，L：月状骨，C：有頭骨

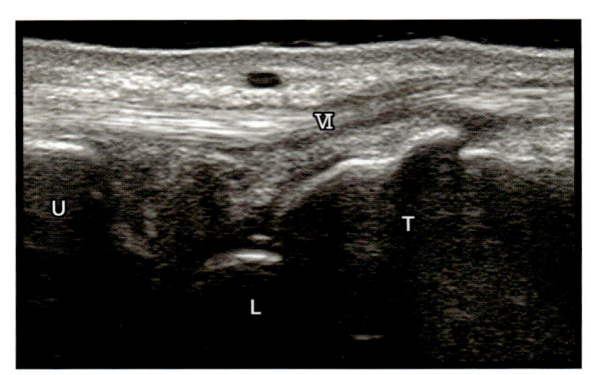

図2　手根間関節／背側／縦断像
尺側から尺側手根伸筋を介して手根骨を観察した図．明らかな滑膜肥厚および滑液貯留は認めない．図15のBモード
Ⅵ：第Ⅵ腱区画，U：尺骨，T：三角骨，L：月状骨

軽度

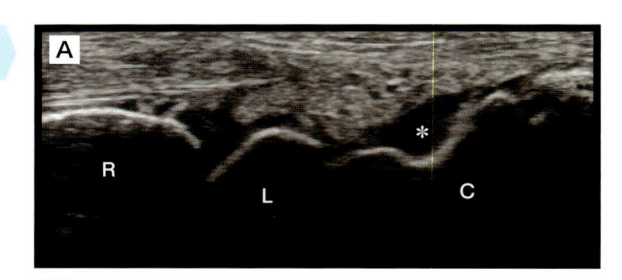

図3　手根間関節／背側
A）縦断像．手根間関節，有頭骨背側に滑膜肥厚および滑液貯留（＊）を認める．B）横断像．A図中の手根骨遠位部の横断像．図18のパワードプラを参照することで滑膜の肥厚範囲（▷）を把握できる
R：橈骨，L：月状骨，C：有頭骨，H：有鉤骨，T：小菱形骨

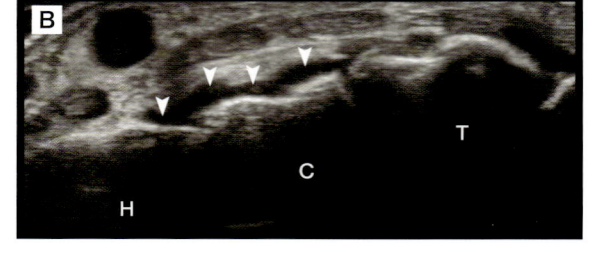

図4　手根間関節／背側／縦断像
滑膜肥厚および滑液貯留を認める（＊）．図19の縦断像
R：橈骨，L：月状骨，C：有頭骨

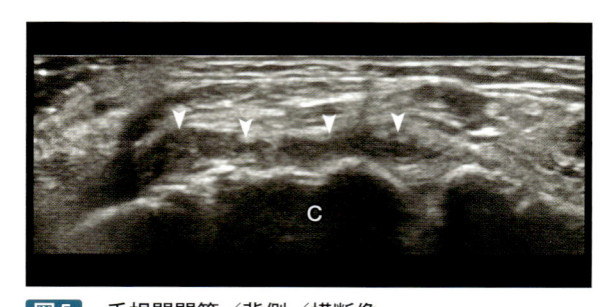

図5　手根間関節／背側／横断像
手根骨背側に滑膜肥厚および滑液貯留を認める（▷）．図22のパワードプラを参照することで滑膜の肥厚範囲を把握できる
C：有頭骨

中等度

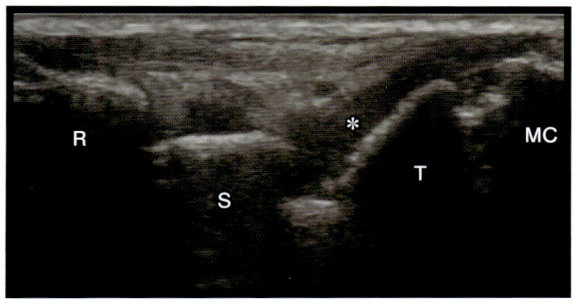

図6 手根間関節／背側／縦断像
滑膜肥厚および滑液貯留（＊）を認める．図24のBモード
R：橈骨，S：舟状骨，T：小菱形骨，MC：中手骨

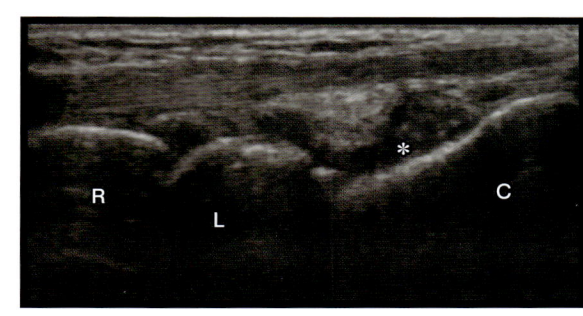

図7 手根間関節／背側／縦断像
滑膜肥厚および滑液貯留（＊）を認める．図25のBモード
R：橈骨，L：月状骨，C：有頭骨

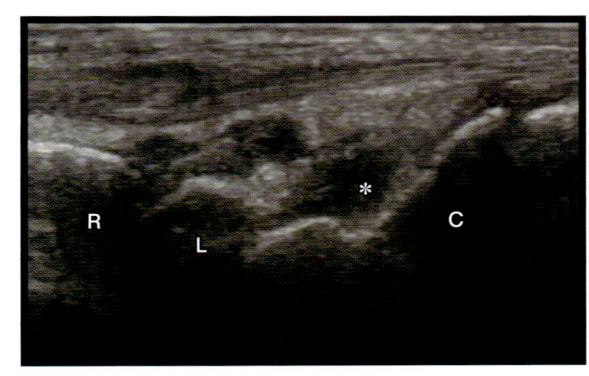

図8 手根間関節／背側／縦断像
滑膜肥厚および滑液貯留（＊）を認める．図26のBモード
R：橈骨，L：月状骨，C：有頭骨

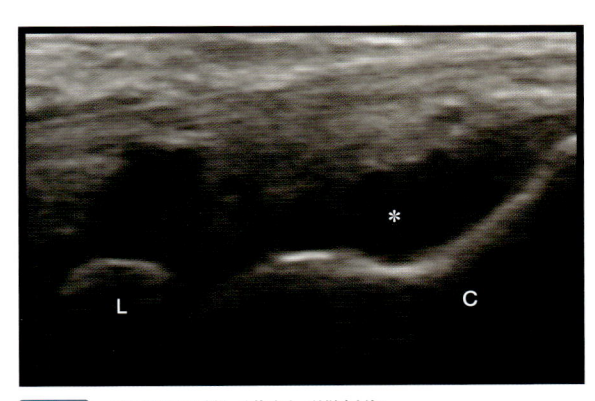

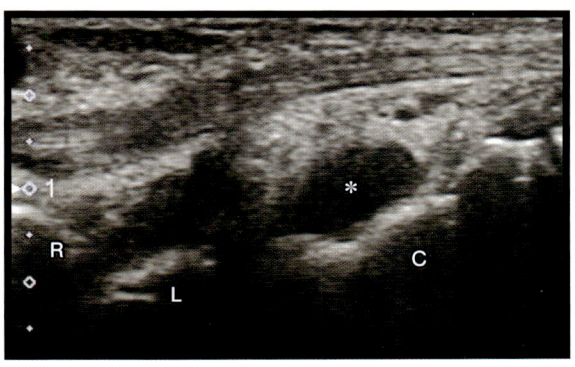

図9 手根間関節／背側／縦断像
滑膜肥厚および滑液貯留（＊）を認める
R：橈骨，L：月状骨，C：有頭骨

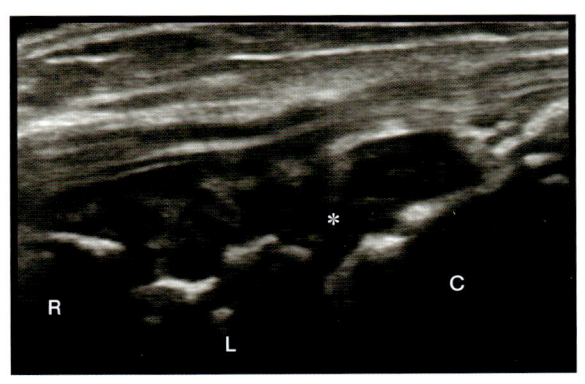

図10 手根間関節／背側／縦断像
滑膜肥厚および滑液貯留（＊）を認める
L：月状骨，C：有頭骨

図11 手根間関節／背側／縦断像
滑膜肥厚および滑液貯留（＊）を認める．骨表面の不整が目立つ．図29のBモード
R：橈骨，L：月状骨，C：有頭骨

高度

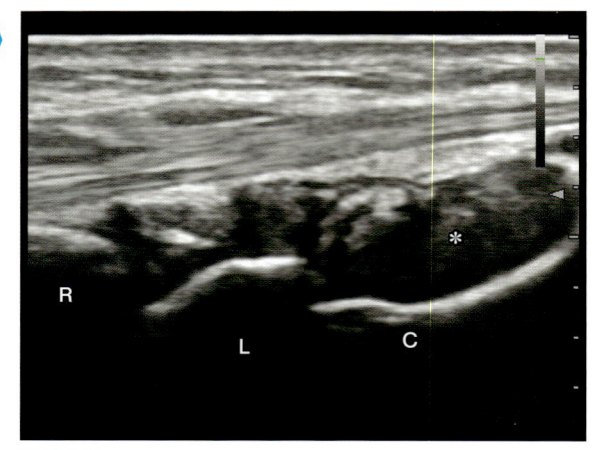

図12 手根間関節／縦断像
手根間関節に高度の滑膜肥厚および滑液貯留を認める（＊）
R：橈骨，L：月状骨，C：有頭骨

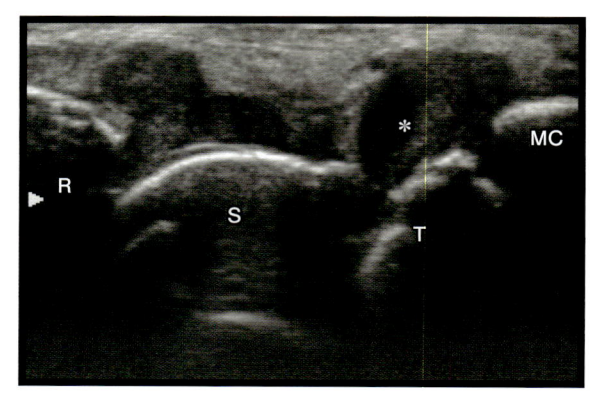

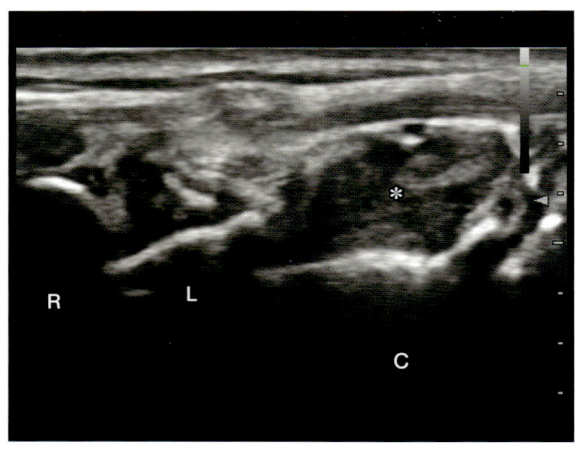

図13 手根間関節／縦断像
手根間関節に高度の滑膜肥厚および滑液貯留を認める（＊）
R：橈骨，L：月状骨，C：有頭骨

図14 手根間関節／縦断像
高度の滑膜肥厚および滑液貯留を認める（＊）
R：橈骨，S：舟状骨，T：小菱形骨，MC：中手骨

パワードプラ

正常像

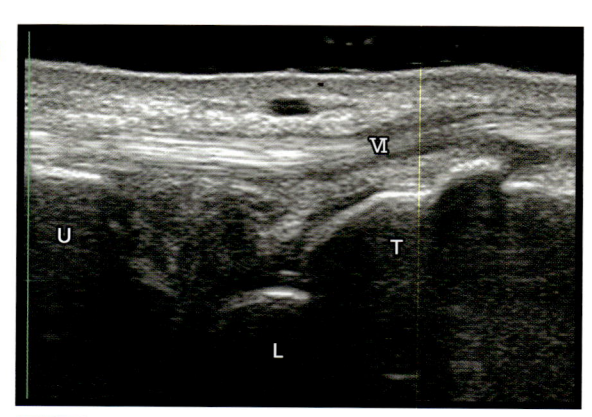

図15 手根間関節／背側・尺側／縦断像
図2のパワードプラ
Ⅵ：第Ⅵ腱区画，U：尺骨，T：三角骨，L：月状骨

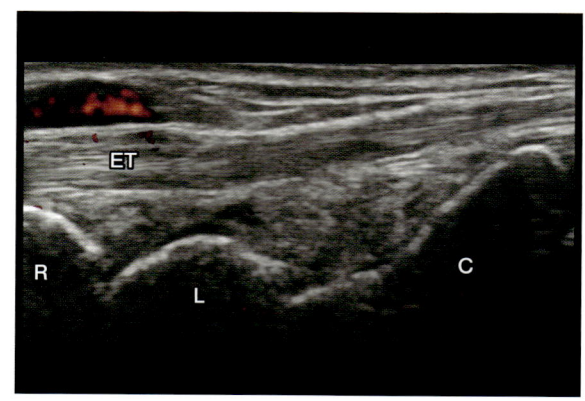

図16 手根間関節／縦断像
ET：伸筋腱，R：橈骨，L：月状骨，C：有頭骨

軽度

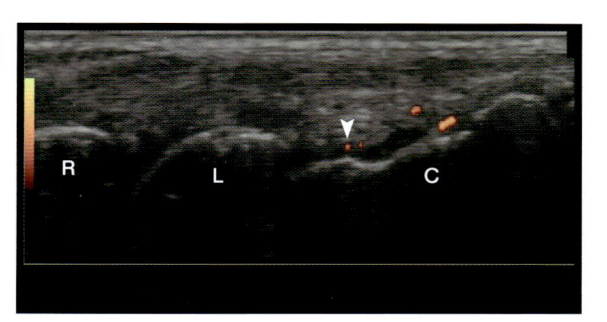

図17 手根間関節／背側／縦断像
滑膜部位に一致した血流シグナルをわずかに認める（▷）
R：橈骨，L：月状骨，C：有頭骨

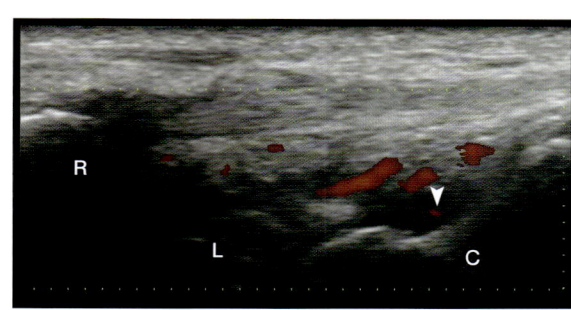

図18 手根間関節／背側／縦断像
滑膜肥厚部位に一致した血流シグナルを認める（▷）．周囲に正常血管がみられる
R：橈骨，L：月状骨，C：有頭骨

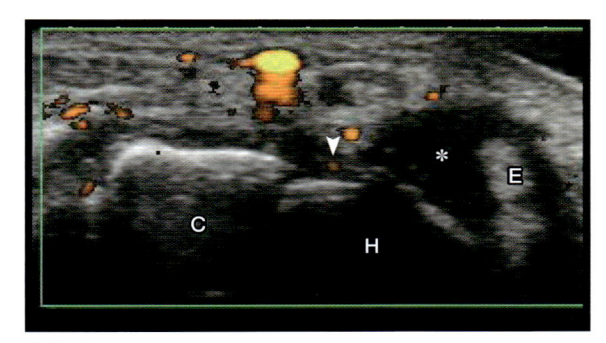

図19 手根間関節／背側／横断像
軽度の滑膜の肥厚と同部の血流シグナル（▷）が観察される．尺側手根伸筋の腱鞘滑膜肥厚もみられる（＊）．図4の横断像
C：有頭骨，H：有鈎骨，E：尺側手根伸筋

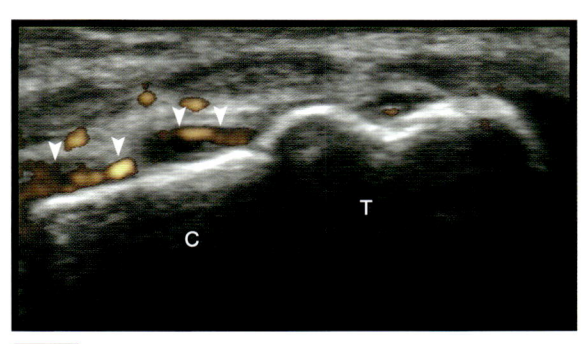

図20 手根間関節／背側／横断像
滑膜肥厚部位に一致した血流シグナルを認める（▷）．図3Bのパワードプラ
C：有頭骨，T：小菱形骨

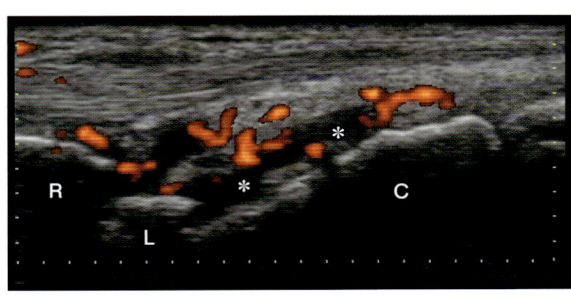

中等度

図21 手根間関節／背側／縦断像
血流シグナルを伴う滑膜肥厚を認める（＊）
R：橈骨，L：月状骨，C：有頭骨

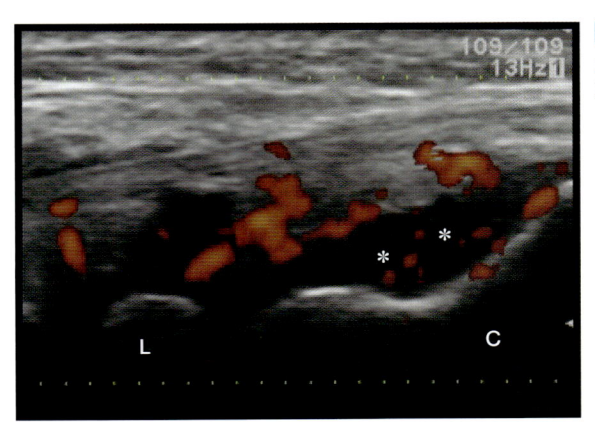

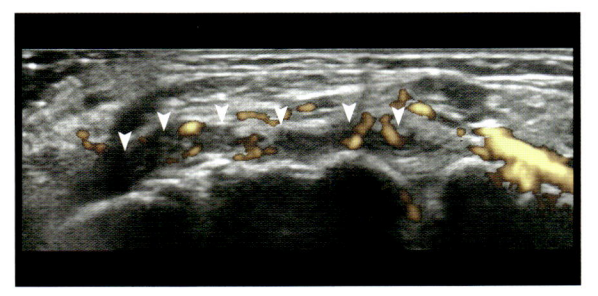

図22 手根間関節／背側／横断像
滑膜肥厚部位（▷）に一致した血流シグナルを認める．図5のパワードプラ

図23 手根間関節／背側／縦断像
血流シグナルを伴う滑膜肥厚を認める（＊）
L：月状骨，C：有頭骨

高度

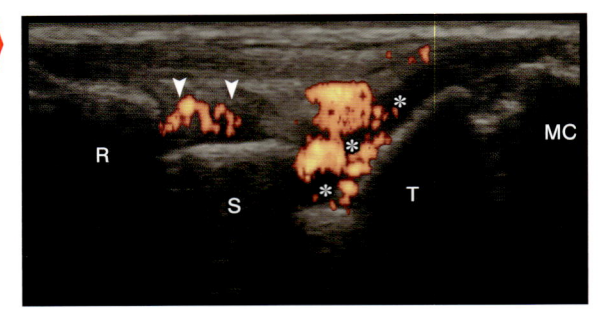

図24 手根間関節／背側／縦断像
血流シグナルを伴う滑膜肥厚を認める（＊）．橈骨手根関節にも同様の所見を認める（▷）．図6のパワードプラ
R：橈骨，S：舟状骨，T：小菱形骨，MC：中手骨

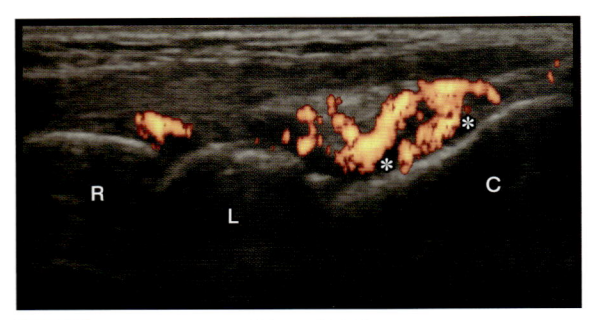

図25 手根間関節／背側／縦断像
血流シグナルを伴う滑膜肥厚を認める（＊）．図7のパワードプラ
R：橈骨，L：月状骨，C：有頭骨

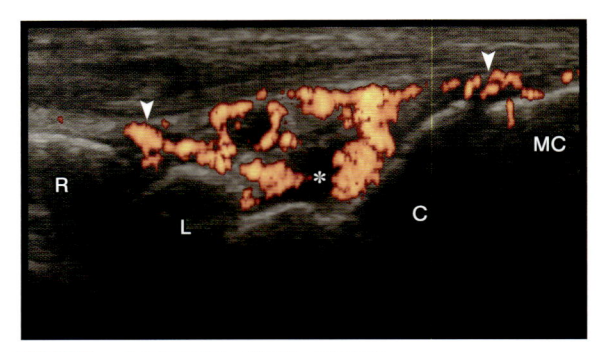

図26 手根間関節／背側／縦断像
血流シグナルを伴う滑膜肥厚を認める（＊）．橈骨手根関節や手根中手関節にも血流シグナルも認める（▷）．図8のパワードプラ
R：橈骨，L：月状骨，C：有頭骨，MC：中手骨

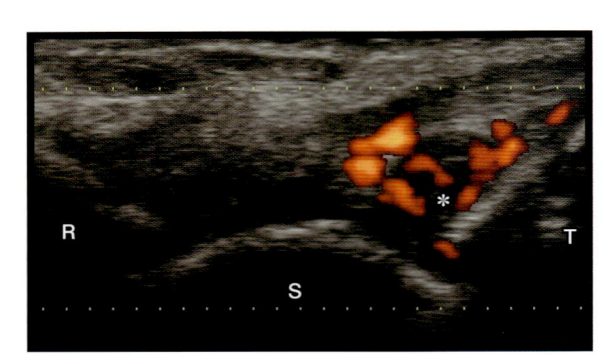

図27 手根間関節／背側／縦断像
血流シグナルを伴う滑膜肥厚を認める（＊）
R：橈骨，S：舟状骨，T：大菱形骨

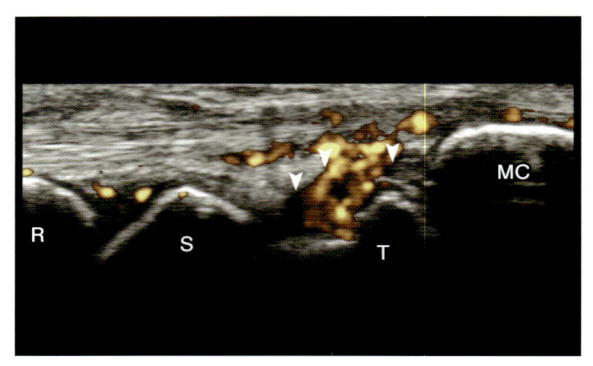

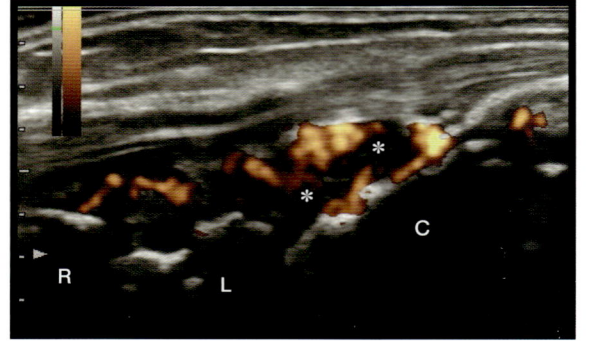

図28 手根間関節／背側／縦断像
血流シグナルを伴う滑膜肥厚を認める（▷）
R：橈骨，S：舟状骨，T：小菱形骨，MC：中手骨

図29 手根間関節／背側／縦断像
血流シグナルを伴う滑膜肥厚（＊）を認める．骨表面の不整がみられる．図11のパワードプラ
R：橈骨，L：月状骨，C：有頭骨

[3] 尺骨遠位端（背側）

尺骨遠位端／背側／縦断像

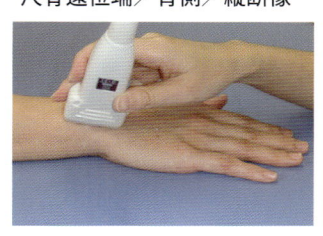

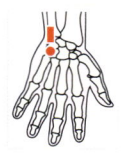

- 通常の回内位の観察では，尺骨頭周囲に軟骨が無エコー域として描出される
- 尺骨と三角骨が観察時のよいランドマークになる
- 尺骨遠位端に三角線維軟骨複合体があり，炎症を認める頻度が高い

Bモード

正常像

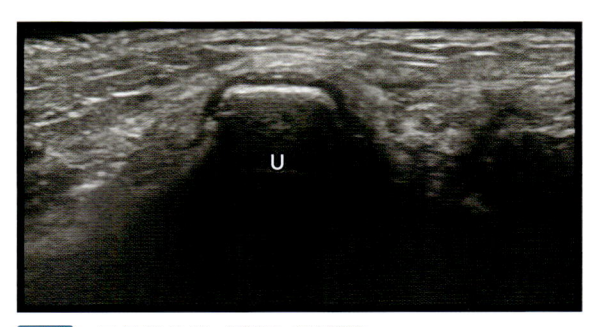

図1 尺骨遠位端／背側／縦断像
尺骨頭の軟骨が無エコー域として描出されている
U：尺骨

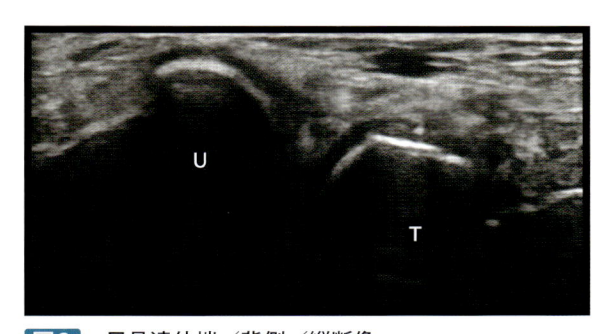

図2 尺骨遠位端／背側／縦断像
尺骨頭のやや橈側の縦断像．尺骨頭と三角骨の軟骨が無エコー域として描出されている．滑膜肥厚や滑液貯留は認めない
U：尺骨，T：三角骨

軽度

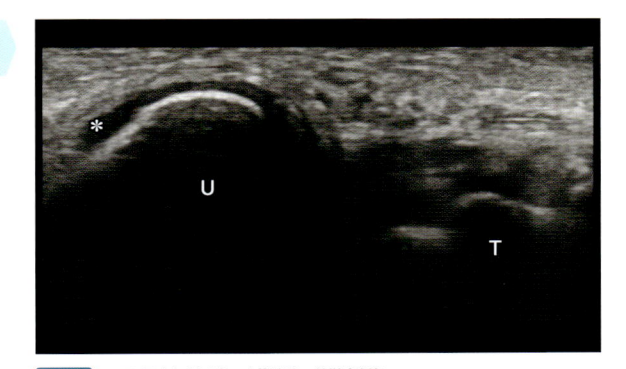

図3 尺骨遠位端／背側／縦断像
尺骨頭周囲に滑膜肥厚および滑液貯留をわずかに認める（＊）
U：尺骨，T：三角骨

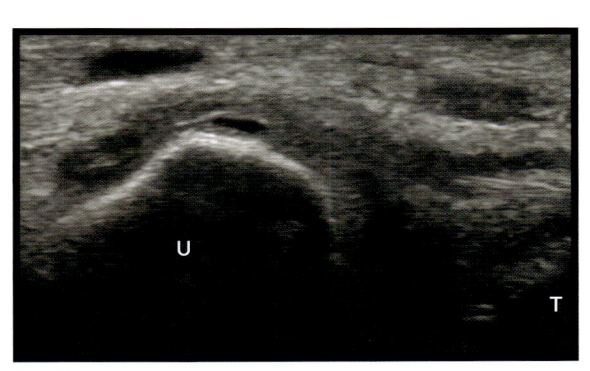

図4 尺骨遠位端／背側／縦断像
尺骨頭周囲に軽度の滑膜肥厚およびわずかな滑液貯留を認める
U：尺骨，T：三角骨

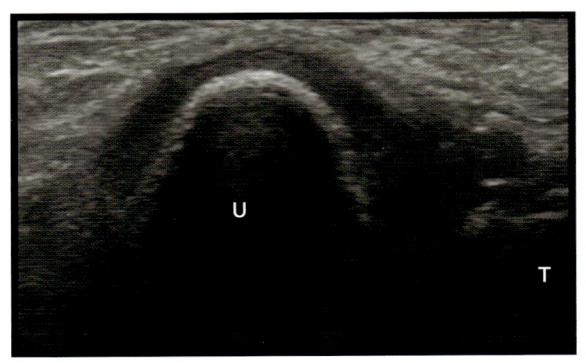

図5 尺骨遠位端／背側／縦断像
尺骨頭周囲に軽度の滑膜肥厚を認める
U：尺骨，T：三角骨

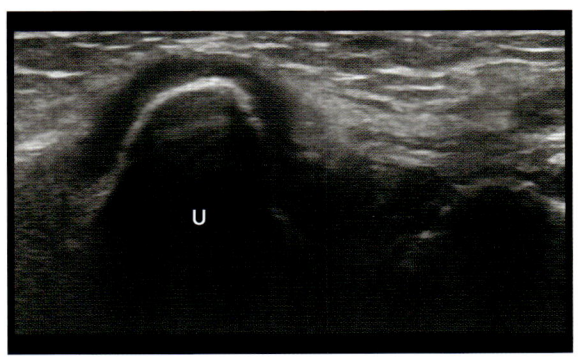

図6 尺骨遠位端／背側／縦断像
尺骨頭周囲に中等度の滑膜肥厚を認める
U：尺骨

中等度

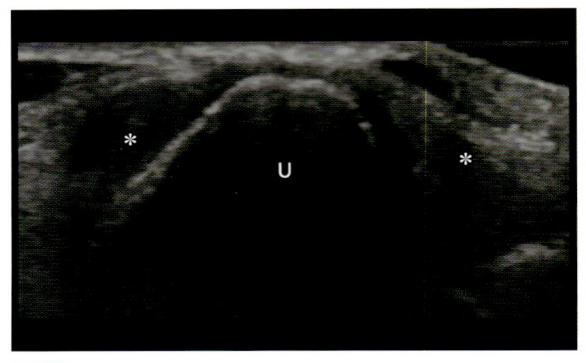

図7 尺骨遠位端／背側／縦断像
尺骨頭の近位から遠位にかけて，滑膜肥厚および滑液貯留を認める（＊）．図20のBモード
U：尺骨

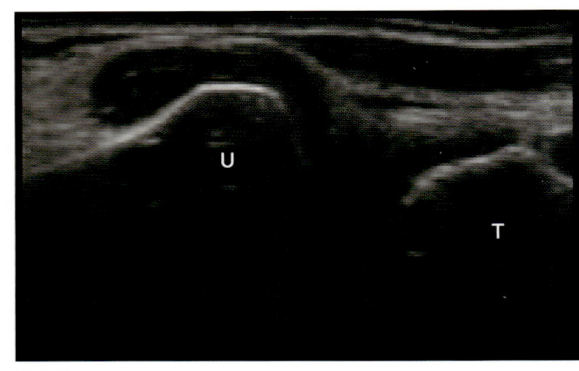

図8 尺骨遠位端／背側／縦断像
尺骨頭周囲に滑膜肥厚および滑液貯留を認める
U：尺骨，T：月状骨

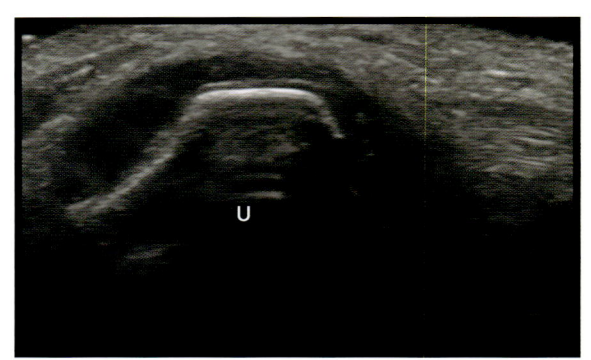

図9 尺骨遠位端／背側／縦断像
尺骨頭を超えて，滑膜肥厚および滑液貯留を認める
U：尺骨

高度

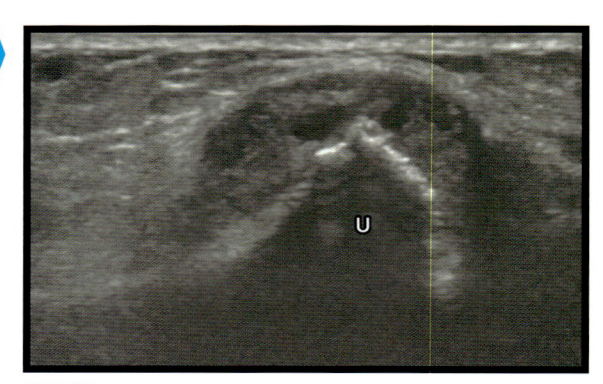

図10 尺骨遠位端／背側／縦断像
尺骨頭周囲に滑膜肥厚を認める．尺骨頭に皮質不整を認める．図22のBモード
U：尺骨

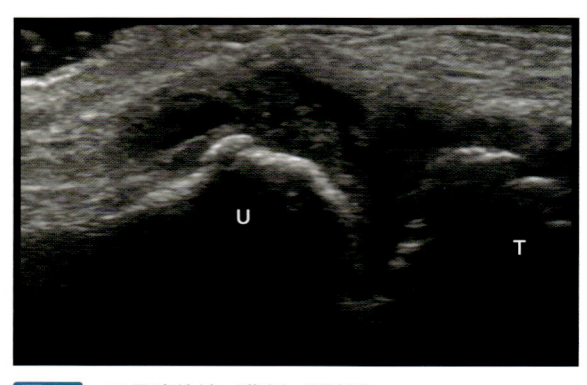

図11 尺骨遠位端／背側／縦断像
尺骨頭周囲にやや厚みのある滑膜肥厚および高度の滑液貯留を認める
U：尺骨，T：三角骨

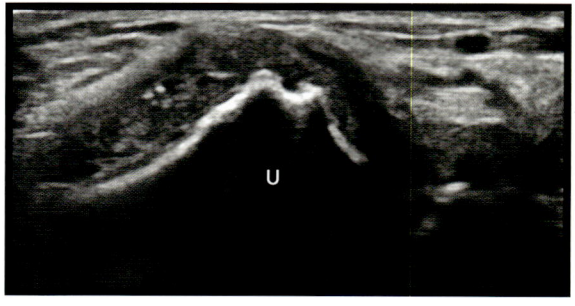

図12 尺骨遠位端／背側／縦断像
尺骨頭周囲に滑膜肥厚および滑液貯留を認める．尺骨頭に皮質不整を認める
U：尺骨

パワードプラ

正常像

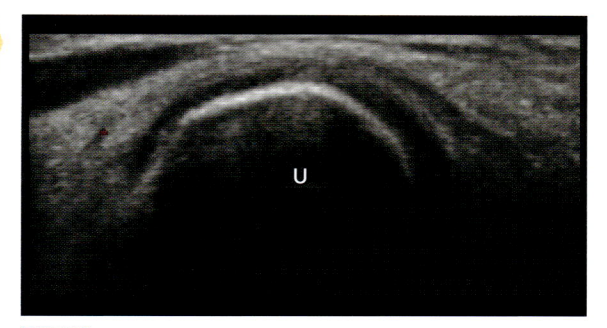

図13 尺骨遠位端／縦断像
U：尺骨

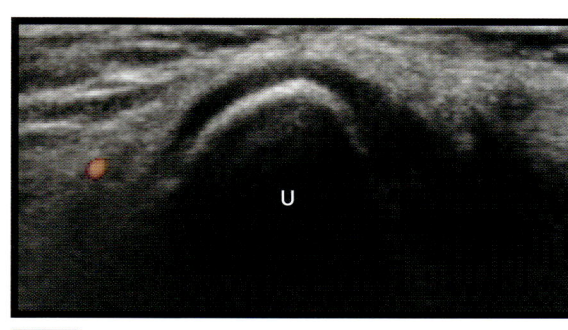

図14 尺骨遠位端／縦断像
尺骨頭近位の結合織内に正常血管血流を認める
U：尺骨

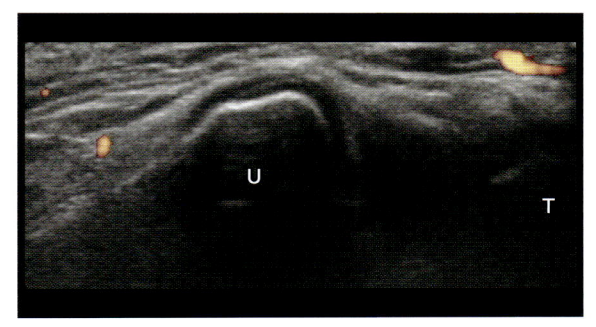

図15 尺骨遠位端／縦断像
U：尺骨，T：三角骨

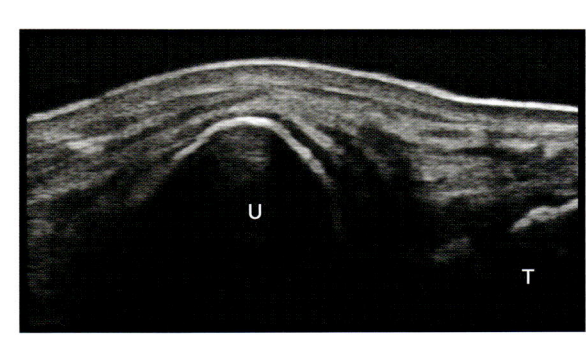

図16 尺骨遠位端／縦断像
U：尺骨，T：三角骨

軽度

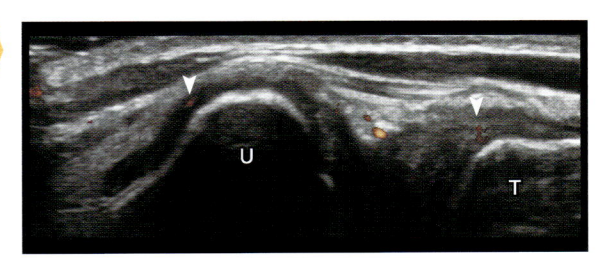

図17 尺骨遠位端／背側／縦断像
尺骨と三角骨の周囲に，わずかに血流シグナルを伴う滑膜の肥厚を認める（▷）
U：尺骨，T：三角骨

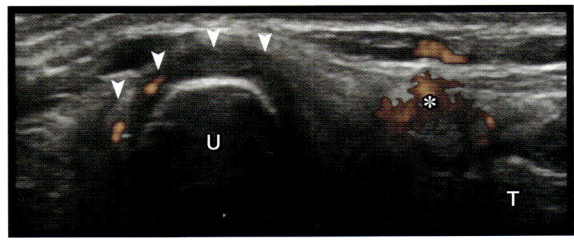

図18 尺骨遠位端／背側／縦断像
尺骨頭周囲に血流シグナルを伴う滑膜肥厚（▷）を認める．三角骨周辺は上部に位置する正常血管のアーチファクト（＊）のために，血流シグナルの評価は困難である
U：尺骨，T：三角骨

中等度

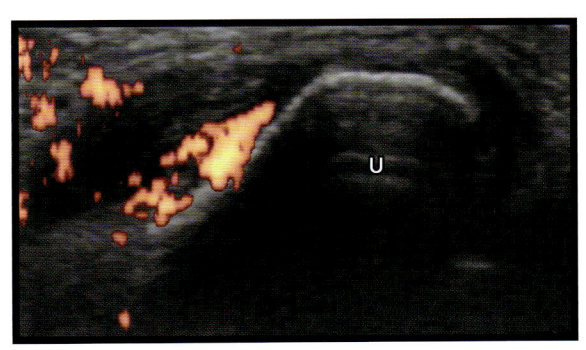

図19 尺骨遠位端／背側／縦断像
滑膜肥厚に一致した血流シグナルを認める
U：尺骨

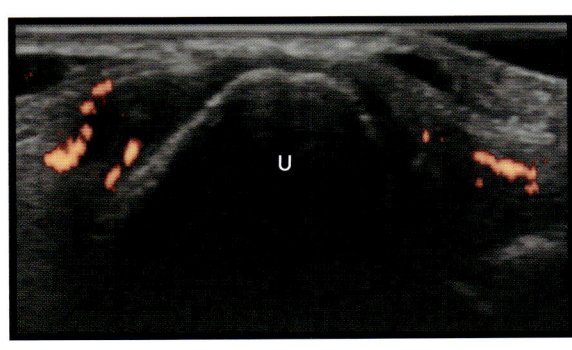

図20 尺骨遠位端／背側／縦断像
滑膜肥厚に一致した血流シグナルを認める．図7のパワードプラ
U：尺骨

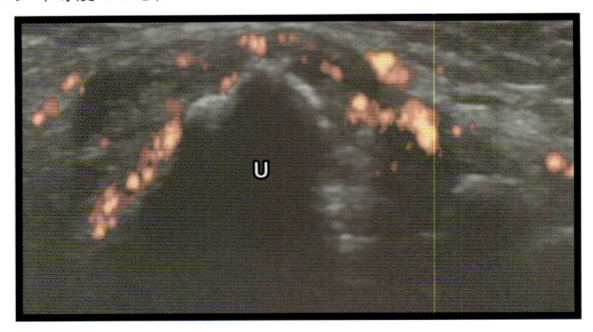

（パワードプラ 中等度つづき）

図21 尺骨遠位端／背側／縦断像
尺骨周囲の肥厚した滑膜の内部に血流シグナル認める．尺骨頭に骨皮質不整を認める
U：尺骨

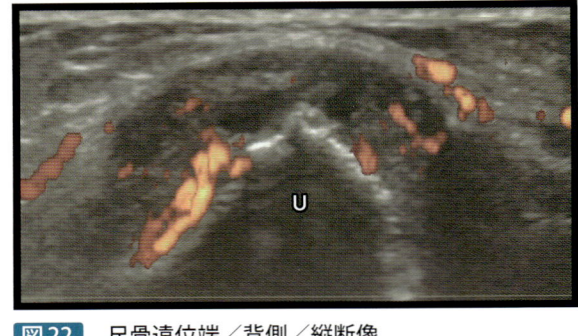

図22 尺骨遠位端／背側／縦断像
尺骨周囲に血流シグナル伴う滑膜肥厚を認める．尺骨頭に骨皮質不整を認める．図10のパワードプラ
U：尺骨

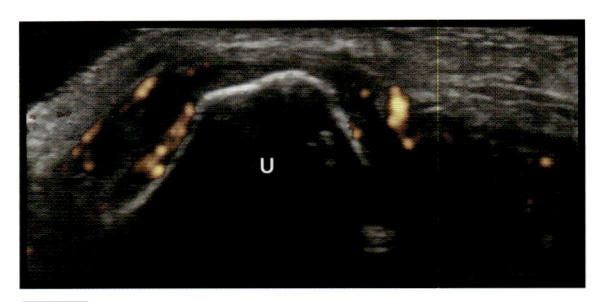

図23 尺骨遠位端／背側／縦断像
尺骨頭周囲に血流シグナル伴う滑膜肥厚を認める
U：尺骨

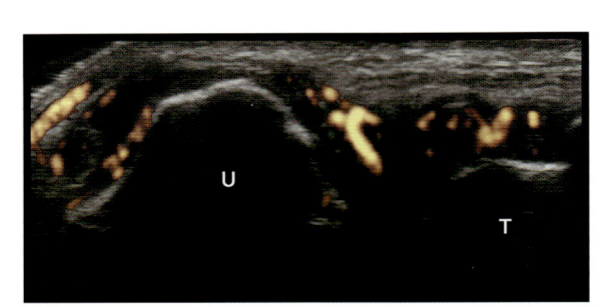

図24 尺骨遠位端／背側／縦断像
尺骨頭近位から三角骨背側にかけて血流シグナル伴う滑膜肥厚を認める
U：尺骨，T：三角骨

高度

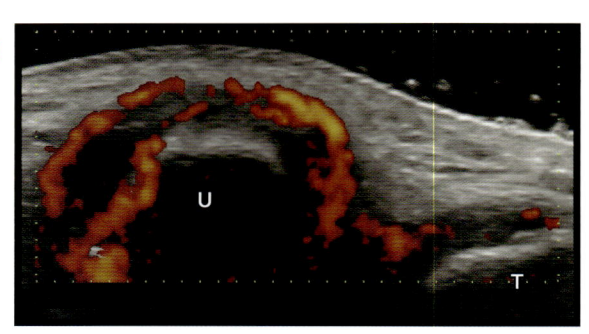

図25 尺骨遠位端／背側／縦断像
尺骨頭の近位部から遠位部にかけて血流シグナルを伴う滑膜肥厚を認める
U：尺骨，T：三角骨

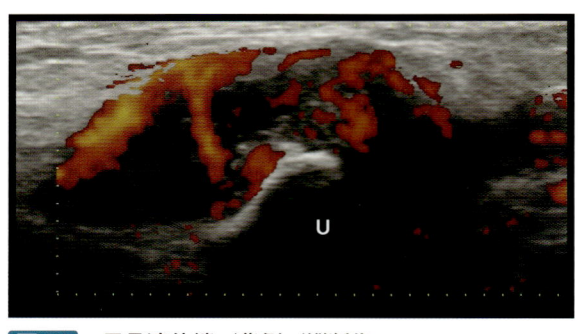

図26 尺骨遠位端／背側／縦断像
尺骨頭近位部から遠位にかけて高度の滑膜肥厚および滑液貯留を認め，血流シグナルを伴う
U：尺骨

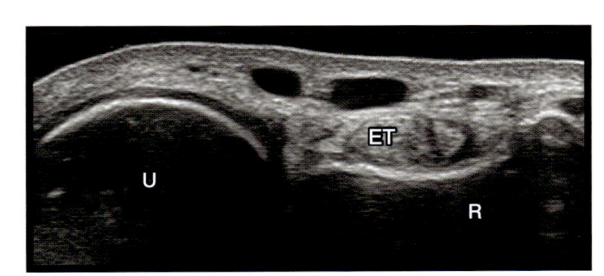

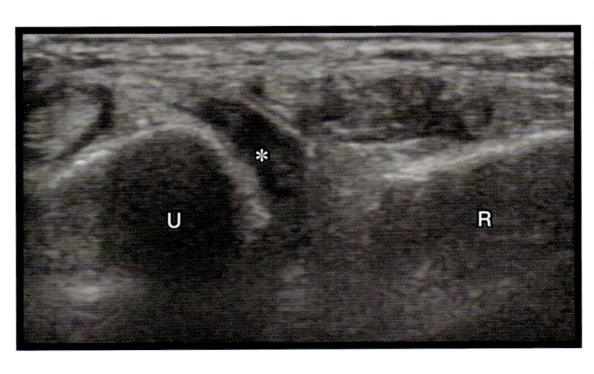

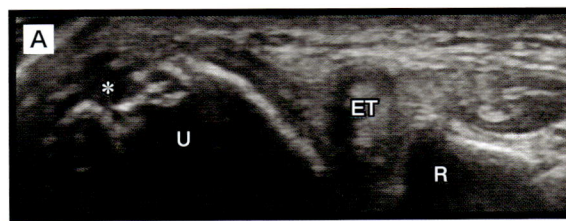

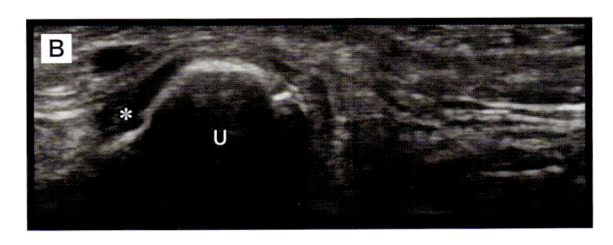

[4] 遠位橈尺関節（背側）

遠位橈尺関節／背側／横断像

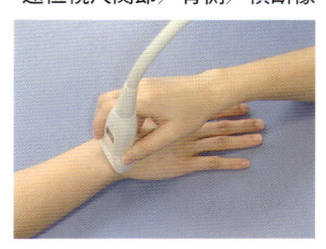

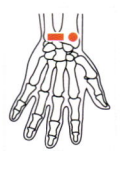

- 尺骨と橈骨の遠位部横断像が観察時のよいランドマークとなる
- 尺骨頭関節面には軟骨が無エコー域として描出される

Bモード

正常像

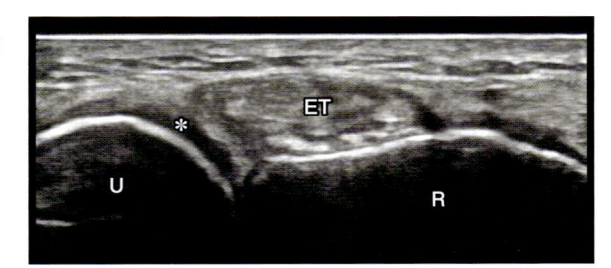

図1 遠位橈尺関節／背側／横断像
尺骨頭関節面に軟骨の無エコー域を認める（＊）
ET：伸筋腱群，U：尺骨，R：橈骨

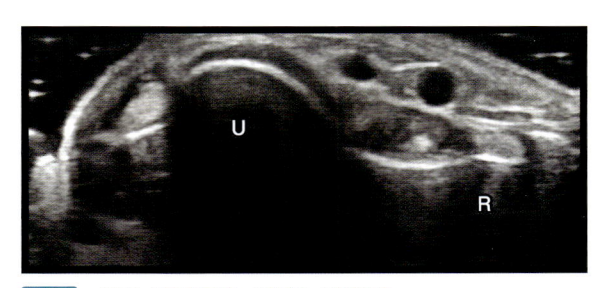

図2 遠位橈尺関節／背側／横断像
尺骨頭関節面に軟骨の無エコー域を認める．明らかな滑膜肥厚および滑液貯留は認めない
U：尺骨，R：橈骨

図3 遠位橈尺関節／背側／横断像
明らかな滑膜肥厚および滑液貯留は認めない．図12のBモード
U：尺骨，ET：伸筋腱群，R：橈骨

軽度

図4 遠位橈尺関節／背側／横断像
軽度の滑膜肥厚および滑液貯留を認める（＊）
U：尺骨，R：橈骨

図5 遠位橈尺関節／背側
A）横断像．遠位橈尺関節に軽度の滑膜肥厚および滑液貯留を認める．尺骨頭には骨びらんが認められる（＊）．B）縦断像．滑膜肥厚および滑液貯留を認める（＊）図14のBモード
U：尺骨，ET：伸筋腱群，R：橈骨

中等度

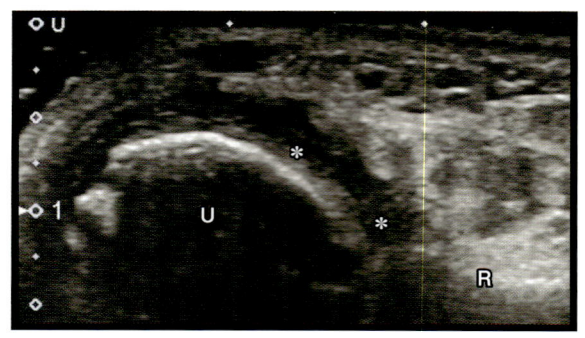

図6 遠位橈尺関節／背側／横断像
滑膜肥厚および滑液貯留を認める（＊）．図16のBモード
U：尺骨，R：橈骨

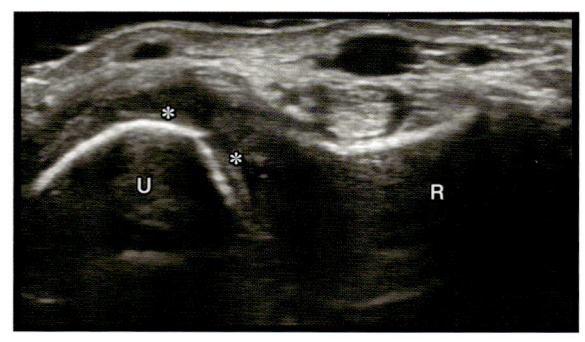

図7 遠位橈尺関節／背側／横断像
滑膜肥厚および滑液貯留を認める（＊）．図20のBモード
U：尺骨，R：橈骨

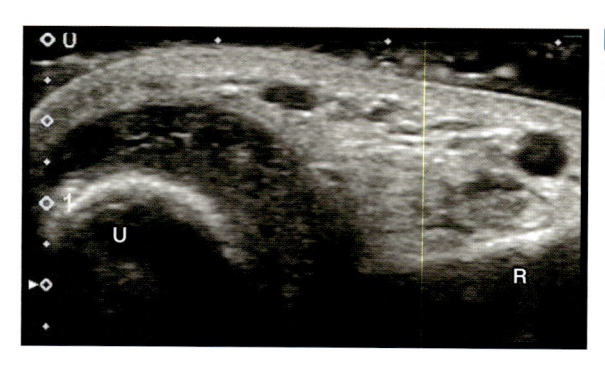

図8 遠位橈尺関節／背側／横断像
滑膜肥厚および滑液貯留を認める（＊）
U：尺骨，R：橈骨

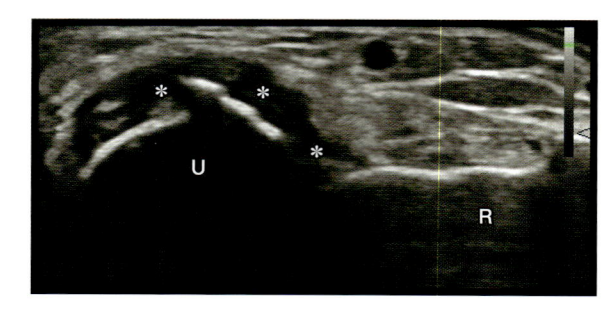

高度

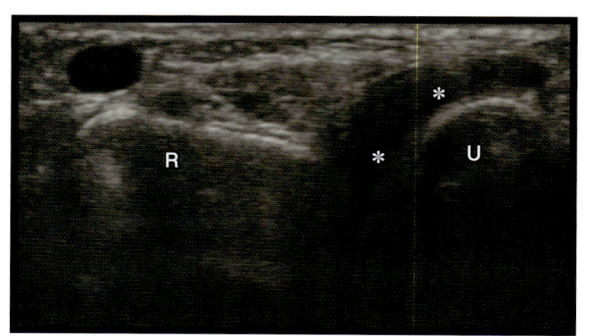

図9 遠位橈尺関節／背側／横断像
滑膜肥厚および滑液貯留を認める（＊）．図15のBモード
R：橈骨，U：尺骨

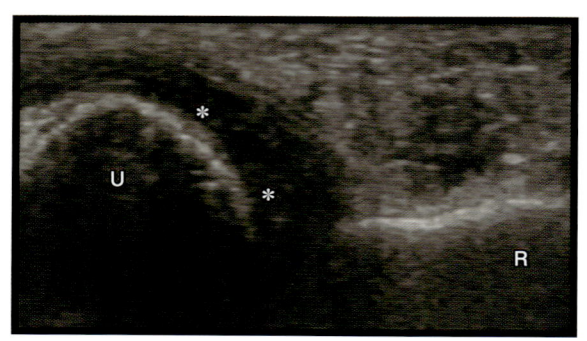

図10 遠位橈尺関節／背側／横断像
滑膜肥厚および滑液貯留を認める（＊）．図22のBモード
U：尺骨，R：橈骨

図11 遠位橈尺関節／背側／横断像
高度の滑膜肥厚および滑液貯留を認める．図23のBモード
U：尺骨，R：橈骨

パワードプラ

正常像

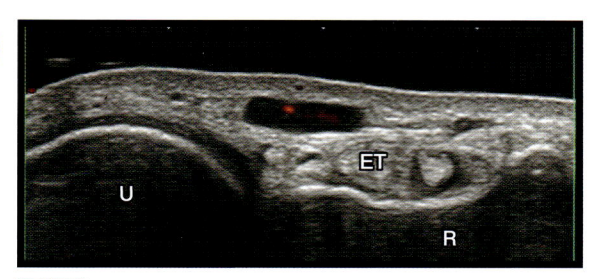

図12 遠位橈尺関節／背側／横断像
図3のパワードプラ
U：尺骨，ET：伸筋腱群，R：橈骨

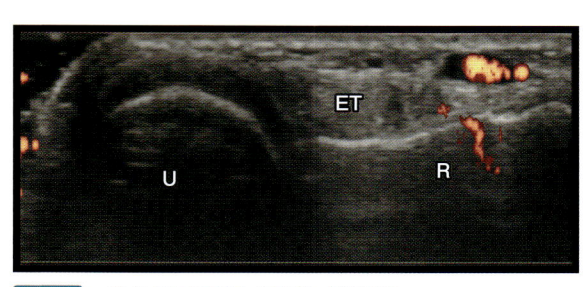

図13 遠位橈尺関節／背側／横断像
U：尺骨，ET：伸筋腱群，R：橈骨

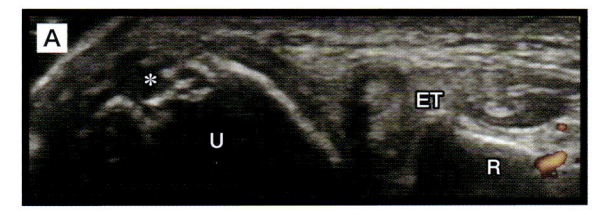

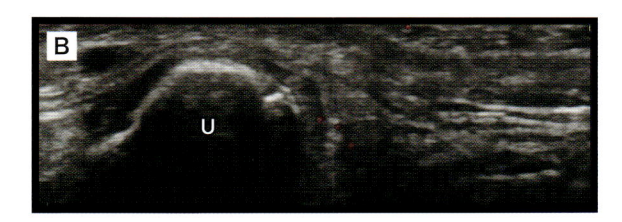

図14 遠位橈尺関節／背側
A）横断像．滑膜肥厚および滑液貯留を認めるが，血流シグナルを伴わない．B）縦断像．滑膜肥厚および滑液貯留を認めるが，血流シグナルを伴わない．図5のパワードプラ
U：尺骨，ET：伸筋腱群，R：橈骨

軽度

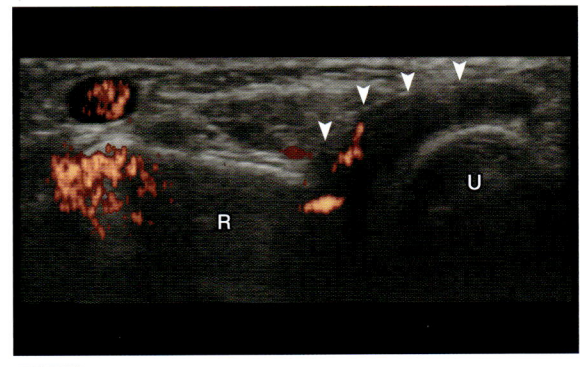

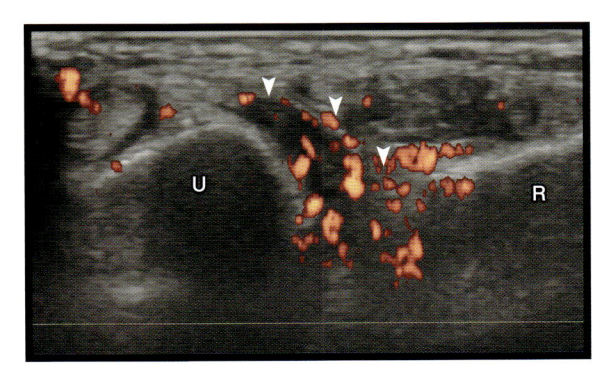

図15 遠位橈尺関節／背側／横断像
血流シグナルを伴う滑膜肥厚を認める（▷）．図左の橈骨内部に血管血流のアーチファクトがみられる．図9のパワードプラ
R：橈骨，U：尺骨

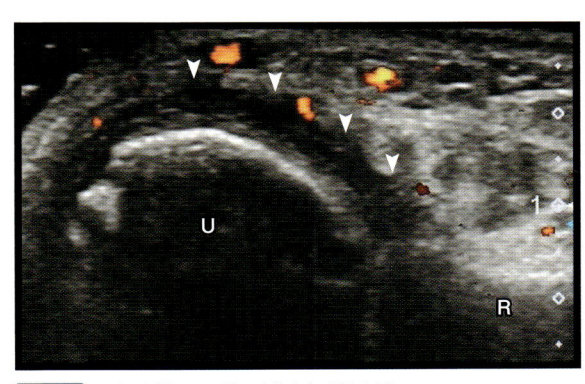

図16 遠位橈尺関節／背側／横断像
血流シグナルを伴う滑膜肥厚を認める（▷）．図6のパワードプラ
U：尺骨，R：橈骨

中等度

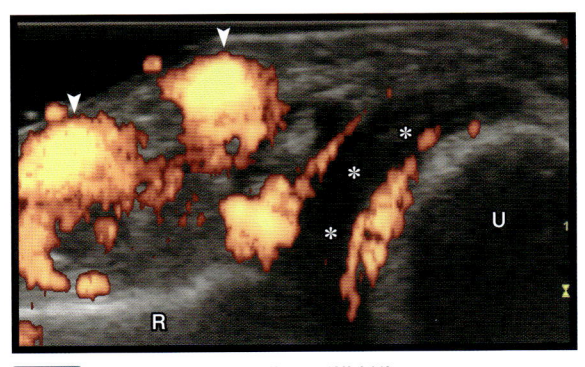

図17 遠位橈尺関節／背側／横断像
血流シグナルを伴う滑膜肥厚を認める．図左には血管血流（▷）が描出され，ブルーミングアーチファクトを伴う
R：橈骨，U：尺骨

図18 遠位橈尺関節／背側／横断像
血流シグナルを伴う滑膜肥厚を認める（▷）
U：尺骨，R：橈骨

（パワードプラ 中等度つづき）

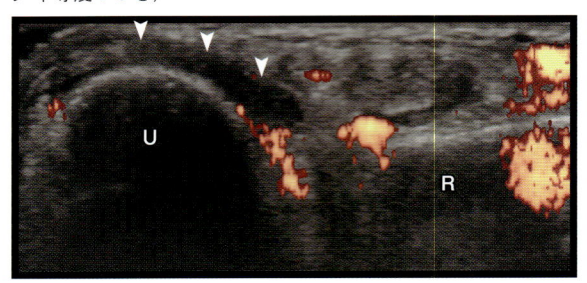

図19 遠位橈尺関節／背側／横断像
血流シグナルを伴う滑膜肥厚を認める（▷）
U：尺骨，R：橈骨

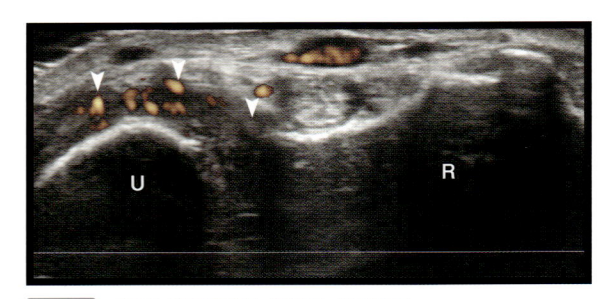

図20 遠位橈尺関節／背側／横断像
血流シグナルを伴う滑膜肥厚を認める（▷）．図7のパワードプラ
U：尺骨，R：橈骨

高度

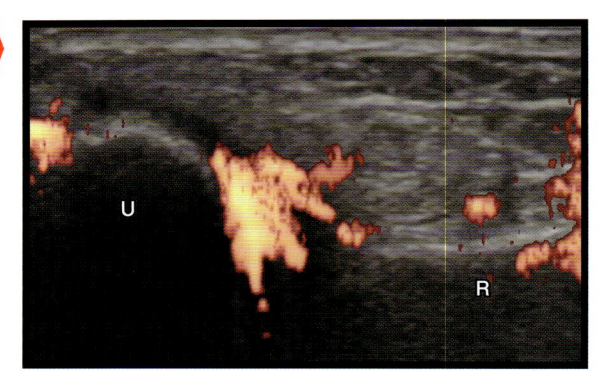

図21 遠位橈尺関節／背側／横断像
滑膜肥厚の程度は軽度だが，高度の血流シグナルが認められる
U：尺骨，R：橈骨

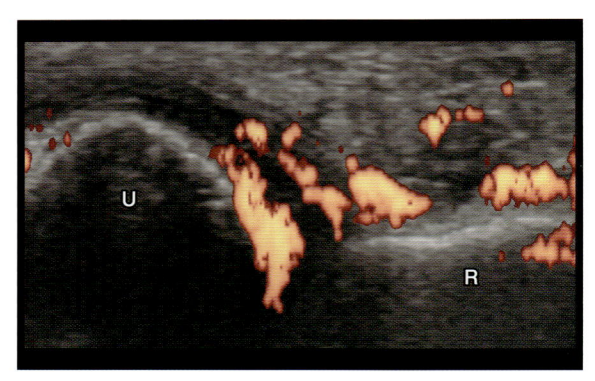

図22 遠位橈尺関節／背側／横断像
血流シグナルを伴う滑膜肥厚を認める．図10のパワードプラ
U：尺骨，R：橈骨

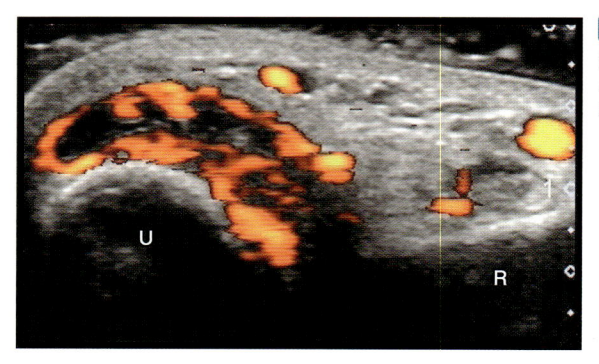

図23 遠位橈尺関節／背側／横断像
滑膜肥厚，血流シグナル，いずれも高度の所見を認める．図11のパワードプラ
U：尺骨，R：橈骨

[5] 伸筋腱

手関節伸筋腱／横断像

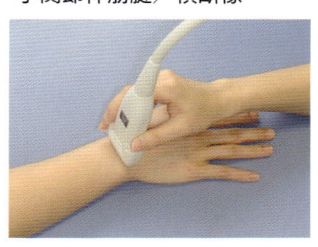

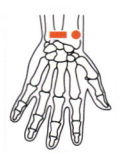

- リスター結節が観察時のよいランドマークになる
- アニソトロピーに注意して観察する
- 重症度の判断は縦断と横断の2断面から総合評価することが必要である

Bモード

正常像

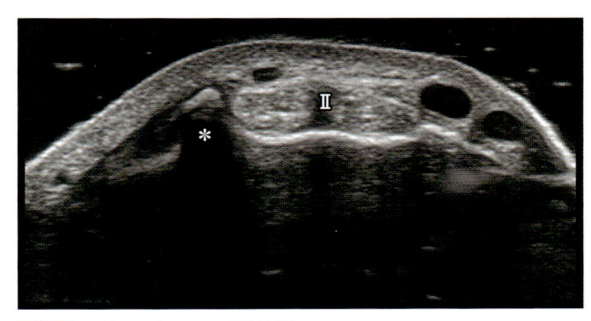

図1 第Ⅱ腱区画／横断像
図27のBモード
Ⅱ：第Ⅱ腱区画，＊：リスター結節

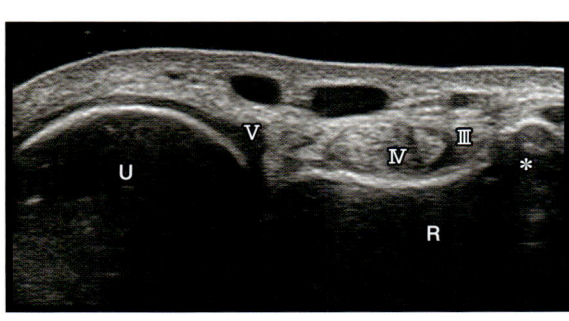

図2 第Ⅳ腱区画／横断像
図28のBモード
U：尺骨，Ⅴ：第Ⅴ腱区画，Ⅳ：第Ⅳ腱区画，Ⅲ：第Ⅲ腱区画
R：橈骨，＊：リスター結節

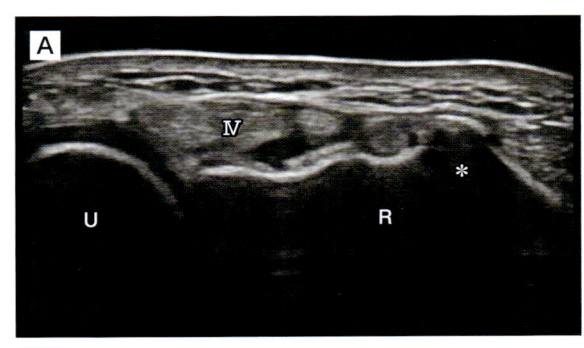

図3 第Ⅳ腱区画
A）横断像．B）縦断像
Ⅳ：第Ⅳ腱区画，U：尺骨，R：橈骨，＊：リスター結節，L：月状骨，C：有頭骨

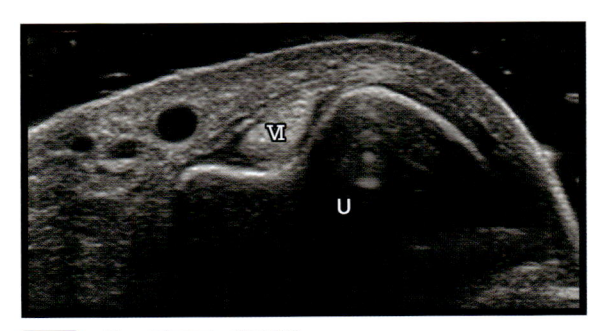

図4 第Ⅵ腱区画／横断像
図29のBモード
Ⅵ：第Ⅵ腱区画，尺側手根伸筋腱，U：尺骨

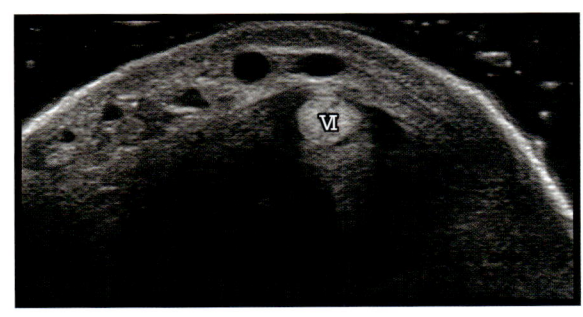

図5 第Ⅵ腱区画／横断像
尺骨頭よりやや遠位部の横断像．図30のBモード
Ⅵ：第Ⅵ腱区画，尺側手根伸筋腱

69

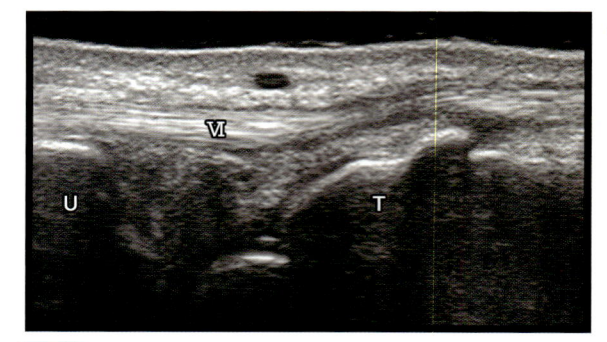

（Bモード 正常像つづき）

図6 第Ⅵ腱区画／縦断像
尺側の側方から尺側手根伸筋下方に手根骨を観察した図．腱周囲に明らかな滑膜肥厚および滑液貯留は認めない．図31のBモード
Ⅵ：第Ⅵ腱区画，尺側手根伸筋腱，U：尺骨，T：三角骨

ピットフォール

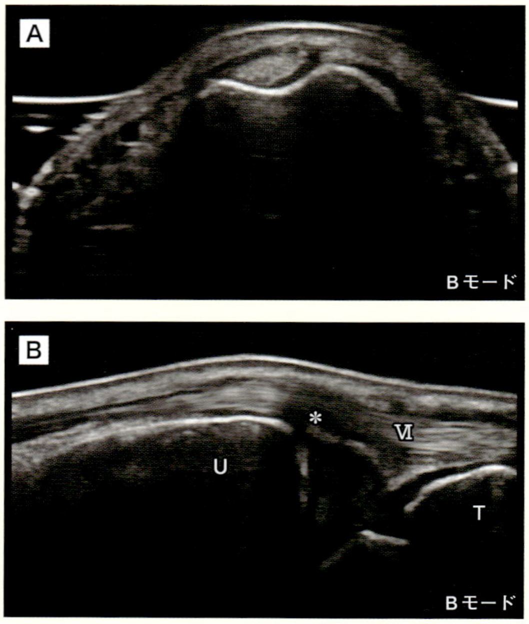

第Ⅵ腱区画（正常）
A）横断像．第Ⅵ腱区画，尺側手根伸筋腱．B）縦断像．腱の一部はアニソトロピー（＊）のために描出不良となっている
U：尺骨，Ⅵ：第Ⅵ腱区画，T：三角骨

軽度

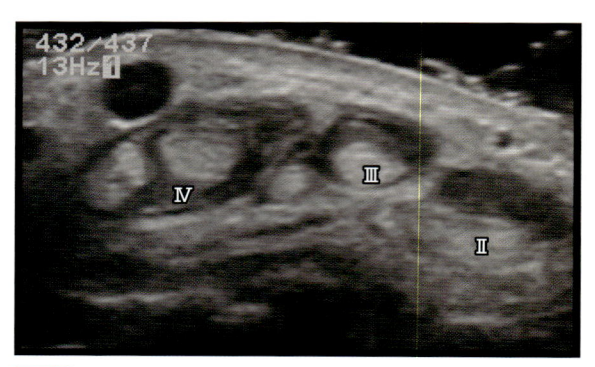

図7 伸筋腱／横断像
リスター結節の遠位部・橈骨手根関節部の横断像．腱周囲に滑膜肥厚および滑液貯留が認められる．図34のBモード
Ⅳ：第Ⅳ腱区画，Ⅲ：第Ⅲ腱区画，Ⅱ：第Ⅱ腱区画

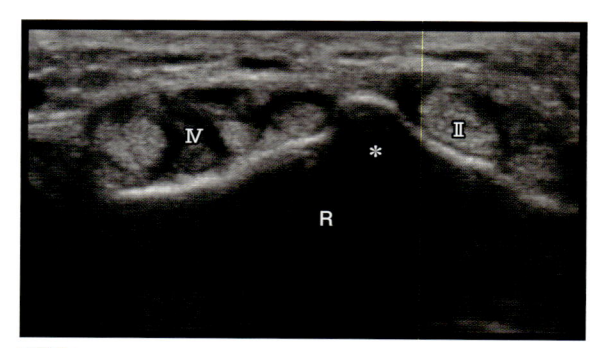

図8 第Ⅱ，Ⅲ，Ⅳ腱区画／横断像
腱周囲に滑膜肥厚および滑液貯留が認められる．図36のBモード
Ⅳ：第Ⅳ腱区画，＊：リスター結節，Ⅱ：第Ⅱ腱区画，R：橈骨

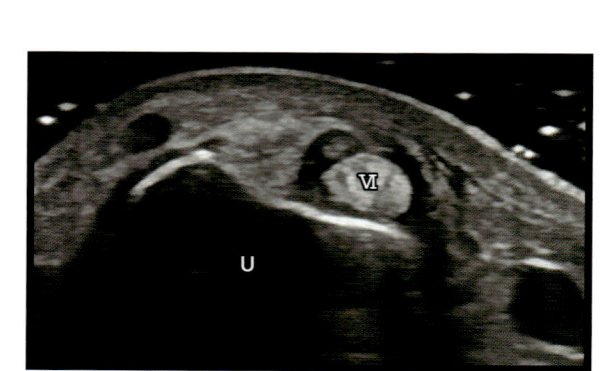

図9 第Ⅵ腱区画／横断像
腱周囲に滑膜肥厚および滑液貯留を認める．図41のBモード
Ⅵ：第Ⅵ腱区画，U：尺骨

中等度

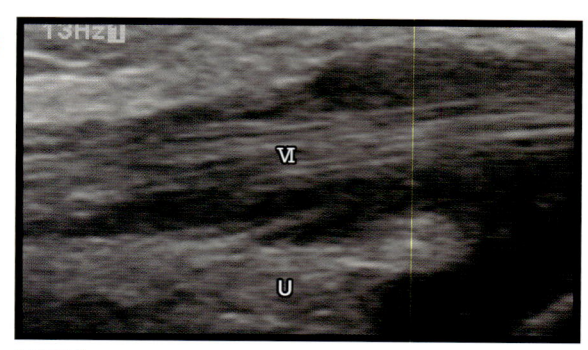

図10 第Ⅵ腱区画／縦断像
腱周囲に滑膜肥厚および滑液貯留が認められる
Ⅵ：第Ⅵ腱区画，U：尺骨

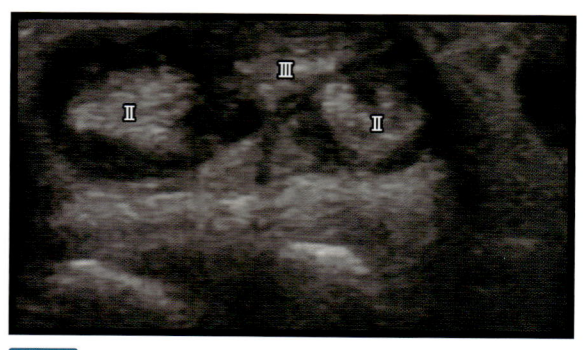

図11 第Ⅱ，Ⅲ腱区画／横断像
腱周囲に滑膜肥厚および滑液貯留が認められる．図48のBモード
Ⅲ：第Ⅲ腱区画，Ⅱ：第Ⅱ腱区画

（Bモード 中等度つづき）

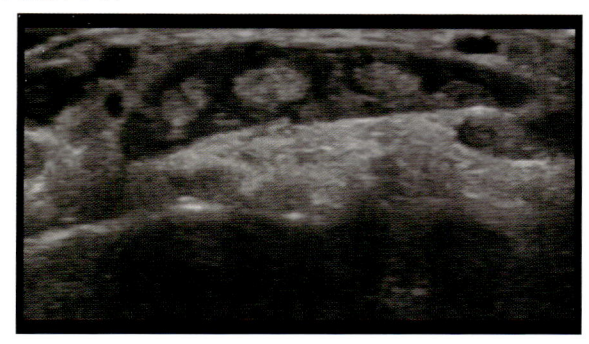

図12 第Ⅳ腱区画／横断像
腱周囲に滑膜肥厚および滑液貯留が認められる

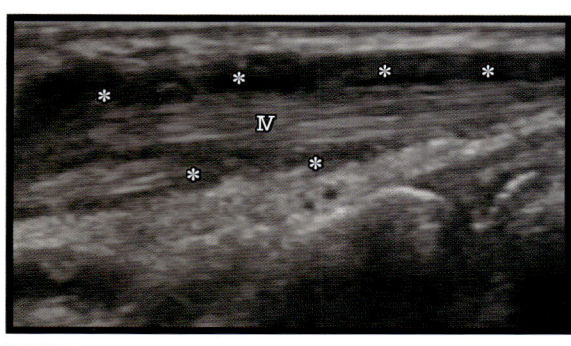

図13 第Ⅳ腱区画／縦断像
滑膜肥厚および滑液貯留が認められる（＊）
Ⅳ：第Ⅳ腱区画

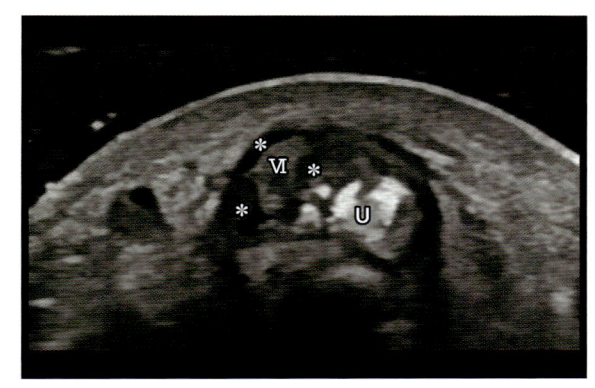

図14 第Ⅵ腱区画／横断像
腱周囲に滑膜肥厚および滑液貯留が認められる（＊）．尺骨頭に骨破壊がみられる．図40のBモード
Ⅵ：第Ⅵ腱区画，U：尺骨

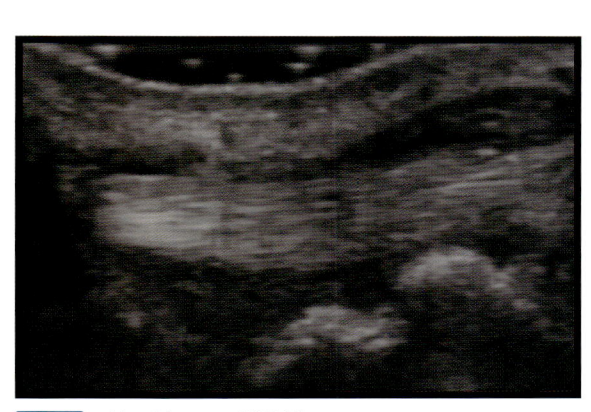

図15 第Ⅵ腱区画／縦断像
腱周囲に滑膜肥厚および滑液貯留を認める．図53のBモード

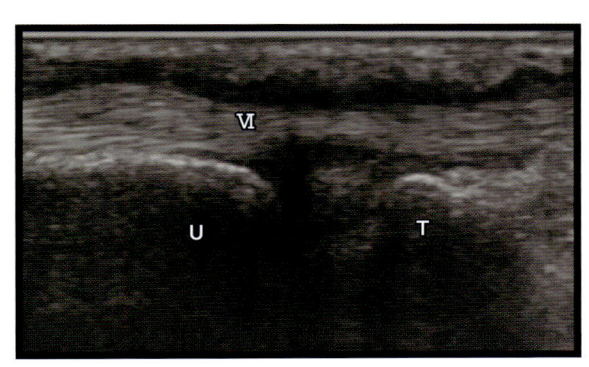

図16 第Ⅵ腱区画／縦断像
腱周囲に滑膜肥厚および滑液貯留を認める．図42のBモード
Ⅵ：第Ⅵ腱区画，U：尺骨，T：三角骨

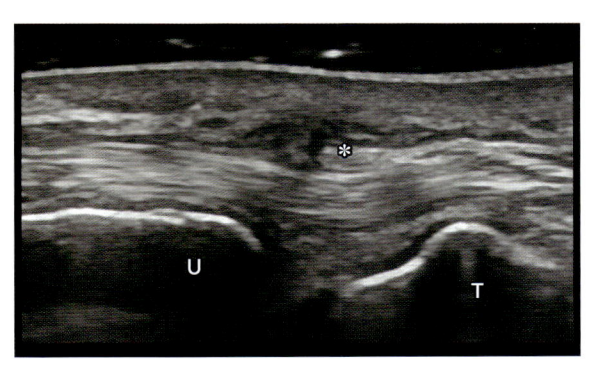

図17 第Ⅵ腱区画／縦断像
腱周囲に滑膜肥厚および滑液貯留を認める（＊）．図43のBモード
U：尺骨，T：三角骨

高度

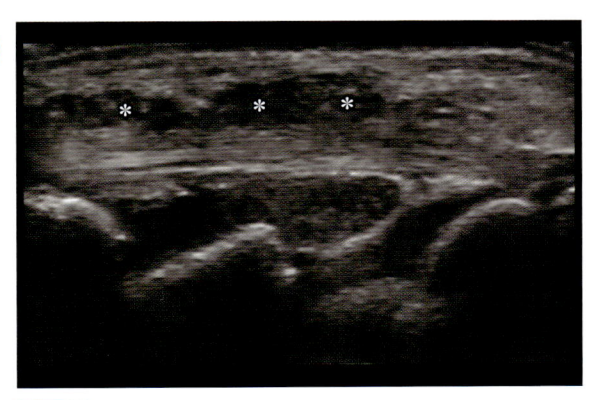

図18 伸筋腱／縦断像
腱鞘内に滑膜肥厚および滑液貯留を認める（＊）．橈骨手根関節・手根間関節にも滑膜肥厚および滑液貯留を認める．図44のBモード

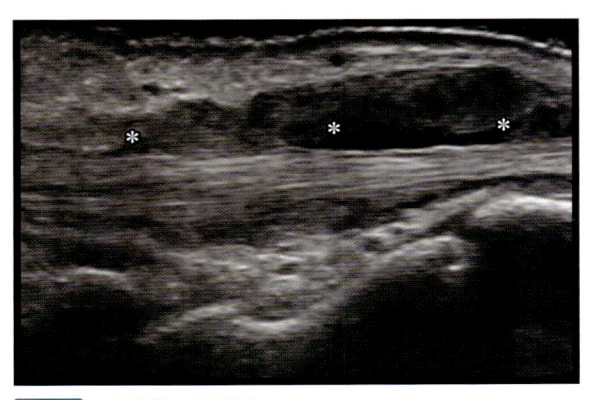

図19 伸筋腱／縦断像
腱鞘内に滑膜肥厚および滑液貯留を認める（＊）．図45のBモード

(Bモード 高度つづき)

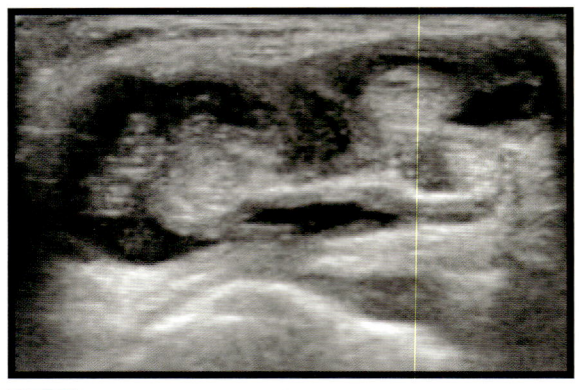

図20 第Ⅱ，Ⅲ腱区画／横断像
滑膜肥厚および滑液貯留を認める．図35のBモード

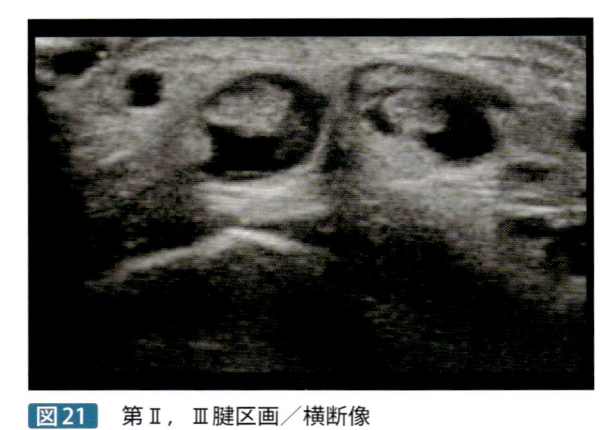

図21 第Ⅱ，Ⅲ腱区画／横断像
腱鞘内に滑膜肥厚および滑液貯留を認める．図49のBモード

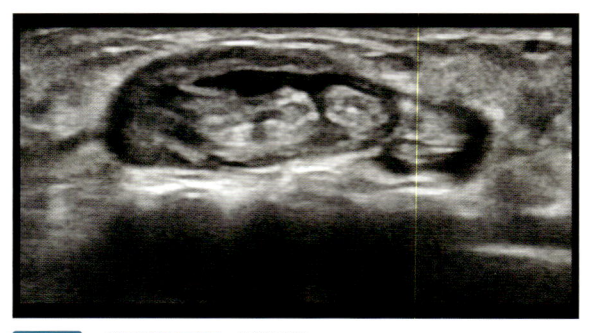

図22 第Ⅳ腱区画／横断像
腱鞘内に滑膜肥厚および滑液貯留を認める．図37AのBモード

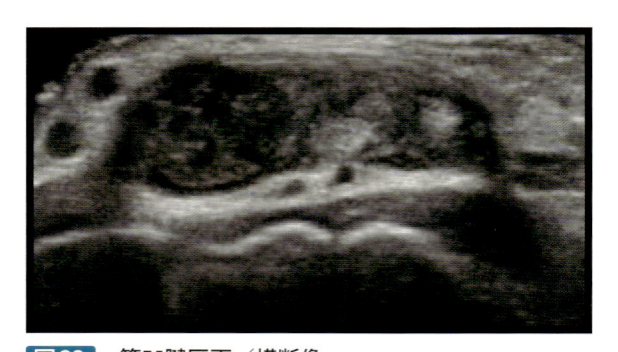

図23 第Ⅳ腱区画／横断像
腱鞘内に滑膜肥厚および滑液貯留を認める．アニソトロピーのため腱とその周囲の境界・区別が困難である．図38のBモード

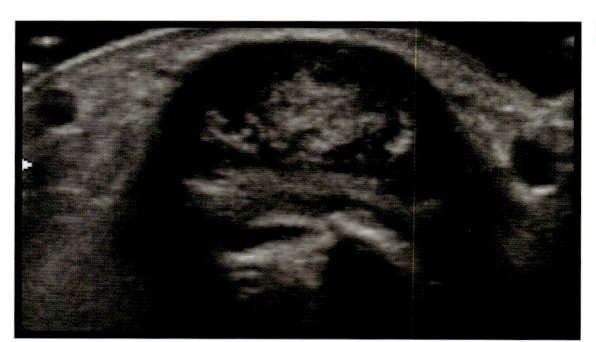

図24 第Ⅵ腱区画／横断像
滑膜肥厚および滑液貯留を認める．アニソトロピーのため，腱周囲の滑膜病変との境界・区別は困難である

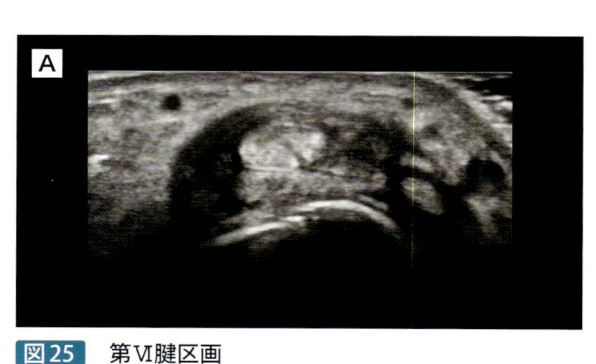

図25 第Ⅵ腱区画
A）横断像．腱鞘内に滑膜肥厚および滑液貯留を認める．B）縦断像．腱鞘内に滑膜肥厚および滑液貯留を認める．図52のBモード
U：尺骨，T：三角骨

(Bモード 高度つづき)

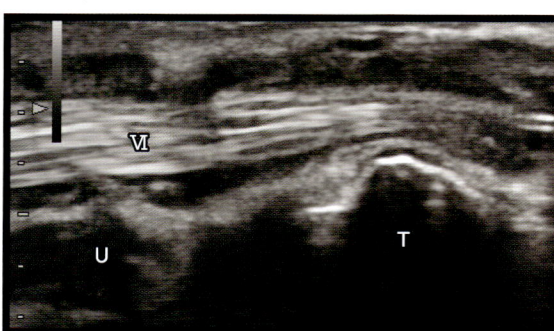

図26 第Ⅵ腱区画／縦断像
腱鞘内に高度の滑膜肥厚および滑液貯留を認める．図55のBモード
Ⅵ：第Ⅵ腱区画，U：尺骨，T：三角骨

パワードプラ

正常像

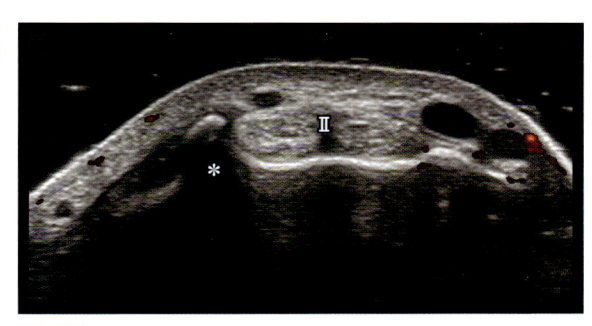

図27 第Ⅱ腱区画／横断像
図1のパワードプラ
＊：リスター結節，Ⅱ：第Ⅱ腱区画

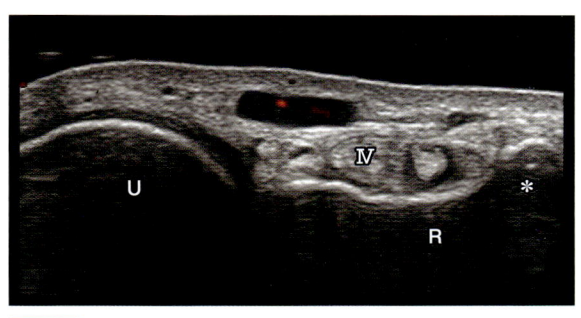

図28 第Ⅳ腱区画／横断像
図2のパワードプラ
U：尺骨，Ⅳ：第Ⅳ腱区画，R：橈骨，＊：リスター結節

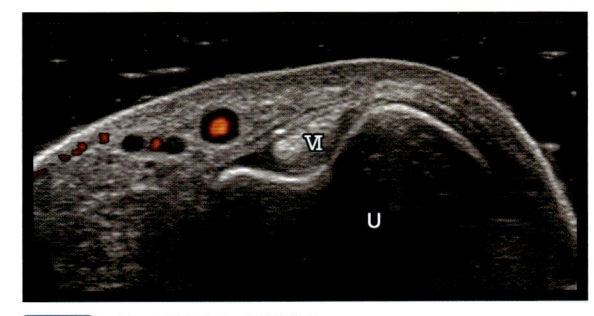

図29 第Ⅵ腱区画／横断像
図4のパワードプラ
Ⅵ：第Ⅵ腱区画，U：尺骨

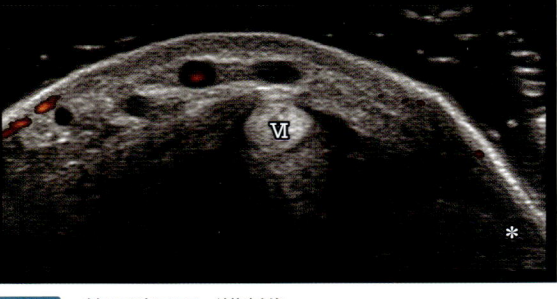

図30 第Ⅵ腱区画／横断像
図5のパワードプラ
Ⅵ：第Ⅵ腱区画，尺側手根伸筋腱

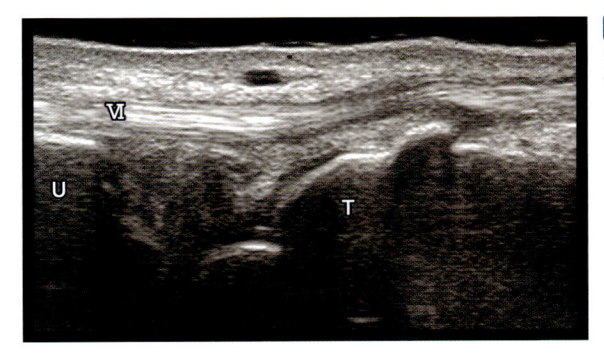

図31 第Ⅵ腱区画／縦断像
図6のパワードプラ
Ⅵ：第Ⅵ腱区画，U：尺骨，T：三角骨

軽度

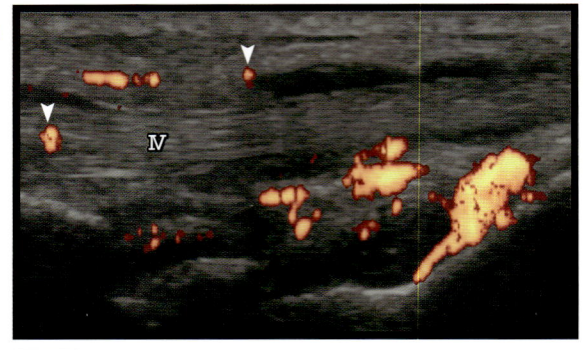

図32 第Ⅳ腱区画／縦断像
腱周囲に滑膜肥厚および滑液貯留が認められ，一部に血流シグナルを伴う（▷）
Ⅳ：第Ⅳ腱区画

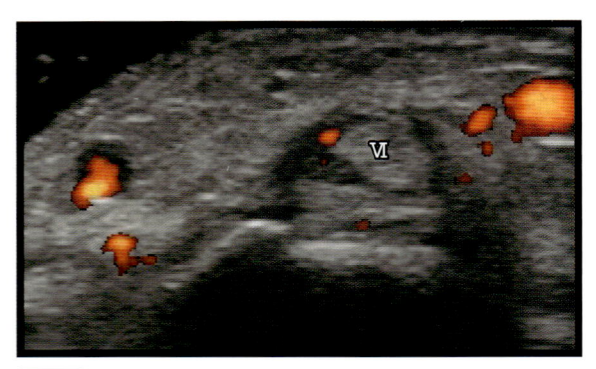

図33 第Ⅵ腱区画／横断像
血流シグナルを伴う滑膜肥厚を認める
Ⅵ：第Ⅵ腱区画

中等度

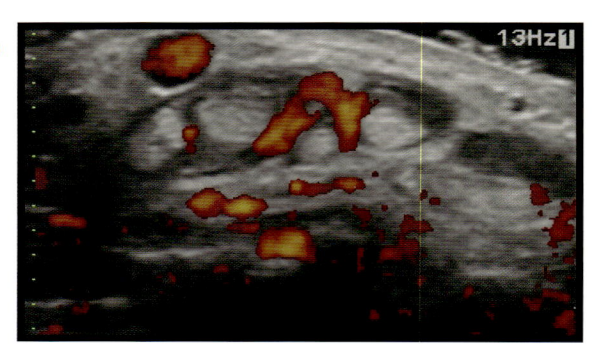

図34 伸筋腱／横断像
血流シグナルを伴う滑膜肥厚を認める．図7のパワードプラ

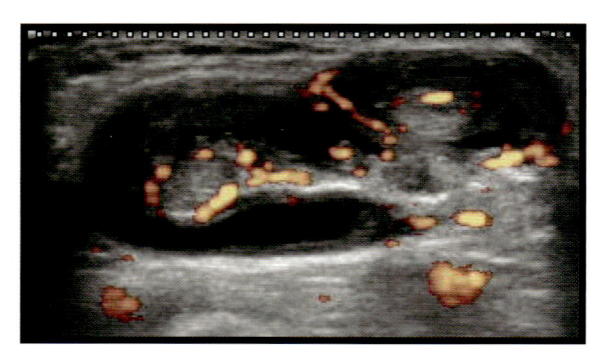

図35 第Ⅱ，Ⅲ腱区画／横断像
腱鞘に滑膜肥厚および滑液貯留を認め，血流シグナルを伴う．図20のパワードプラ

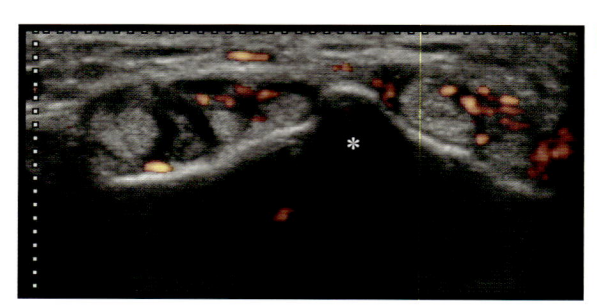

図36 第Ⅱ，Ⅲ，Ⅳ腱区画／横断像
血流シグナルを伴う滑膜肥厚および滑液貯留を認める．図8のパワードプラ
＊：リスター結節

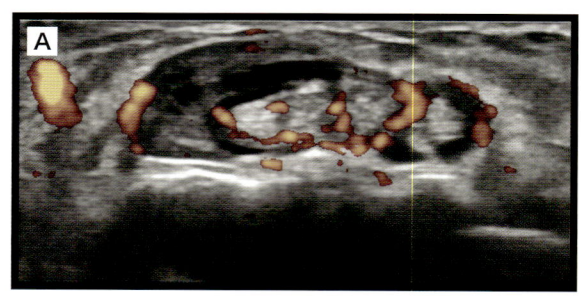

図37 第Ⅳ腱区画
A）横断像．腱鞘は滑膜肥厚と滑液貯留により腫大し，血流シグナルも認める．図22のパワードプラ．B）縦断像．血流シグナルを伴う滑膜肥厚および滑液貯留を認める

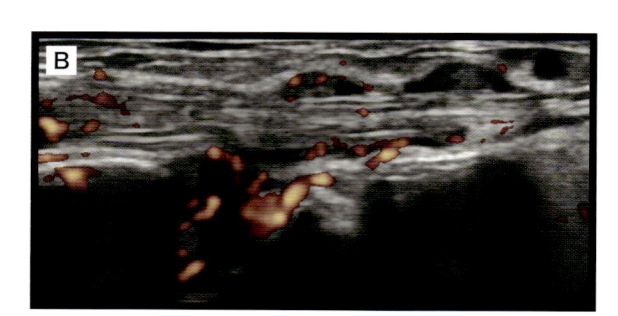

74　リウマチ診療のための関節エコー評価ガイドライン

（パワードプラ 中等度つづき）

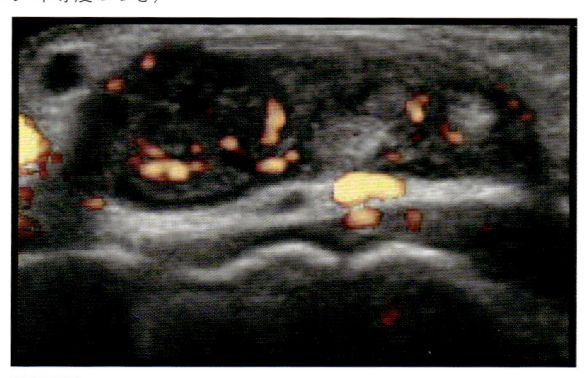

図38 第Ⅳ腱区画／横断像
血流シグナルを伴う滑膜肥厚および滑液貯留を認める．図23のパワードプラ

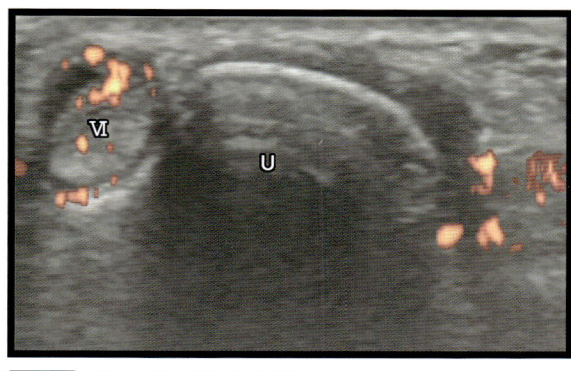

図39 第Ⅵ腱区画／横断像
腱鞘内に滑膜肥厚および血流シグナルを認める
Ⅵ：第Ⅵ腱区画，U：尺骨

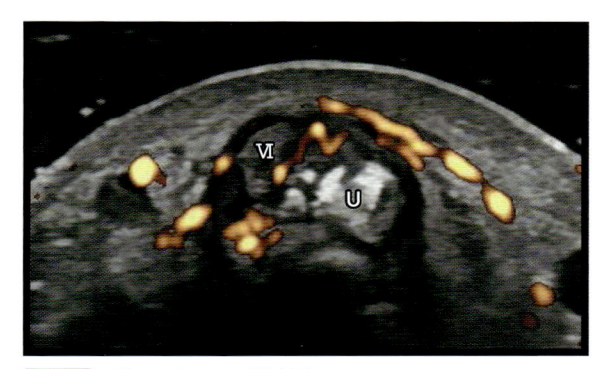

図40 第Ⅵ腱区画／横断像
腱鞘内に滑膜肥厚および血流シグナルを認める．図14のパワードプラ
Ⅵ：第Ⅵ腱区画，U：尺骨

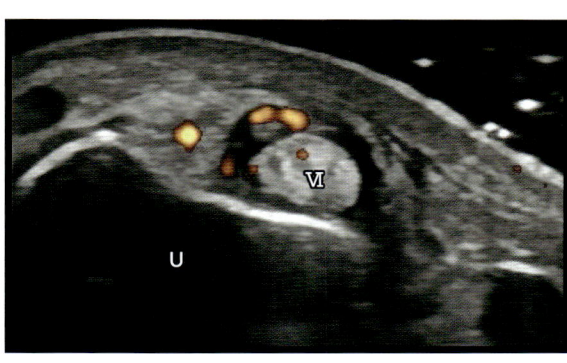

図41 第Ⅵ腱区画／横断像
腱鞘内に滑膜肥厚および血流シグナルを認める．図9のパワードプラ
U：尺骨，Ⅵ：第Ⅵ腱区画

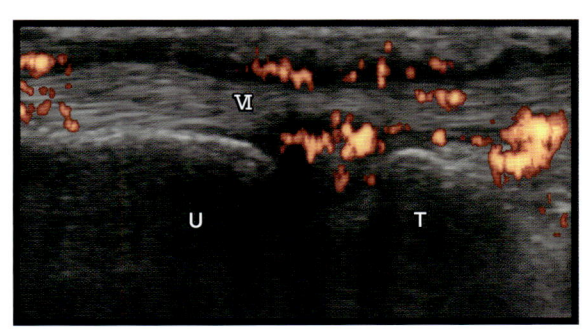

図42 第Ⅵ腱区画／縦断像
腱鞘内に血流シグナルを伴う滑膜肥厚および滑液貯留を認める．図16のパワードプラ
Ⅵ：第Ⅵ腱区画，U：尺骨，T：三角骨

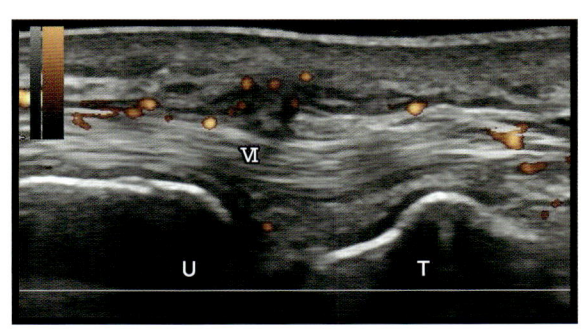

図43 第Ⅵ腱区画／縦断像
血流シグナルを伴う滑膜肥厚および滑液貯留を認める．図17のパワードプラ
Ⅵ：第Ⅵ腱区画，U：尺骨，T：三角骨

高度

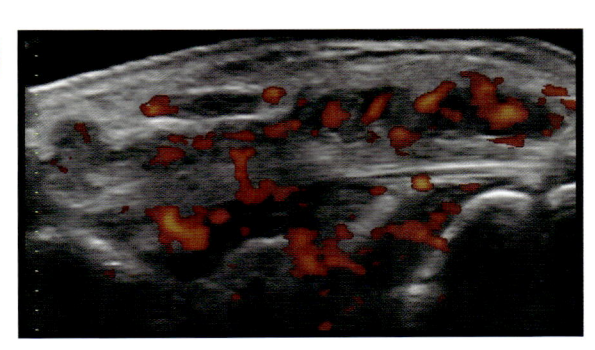

図44 伸筋腱／縦断像
腱鞘に滑膜肥厚および滑液貯留を認め，高度の血流シグナルを伴う．図18のパワードプラ

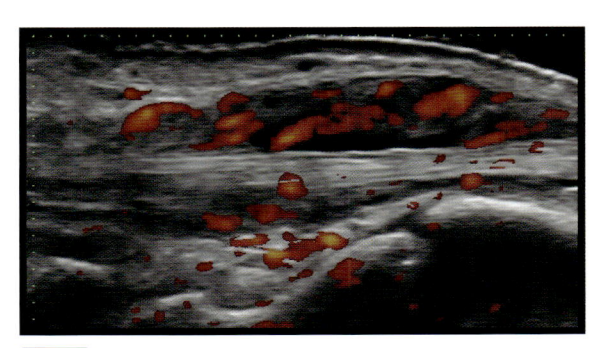

図45 伸筋腱／縦断像
高度の血流シグナルを伴う滑膜肥厚および滑液貯留を腱鞘内に認める．図19のパワードプラ

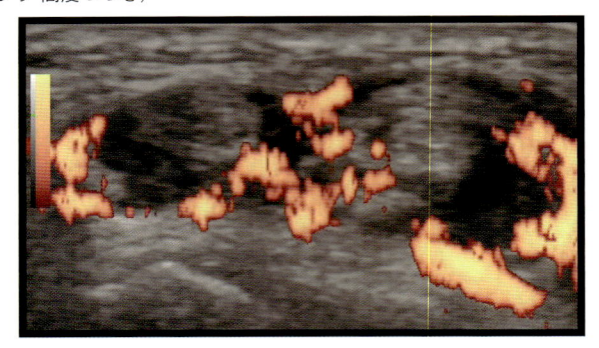

（パワードプラ 高度つづき）

図46 第Ⅱ，Ⅲ腱区画／横断像
腱周囲に血流シグナルを伴う滑膜肥厚および滑液貯留を認める

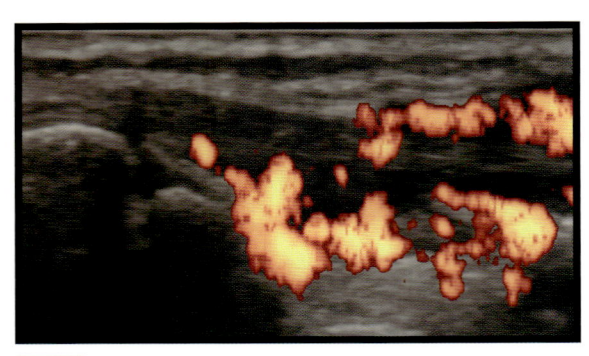

図47 第Ⅱ腱区画／縦断像
腱鞘内に滑膜肥厚および滑液貯留を認め，同部位に高度の血流シグナルを伴う

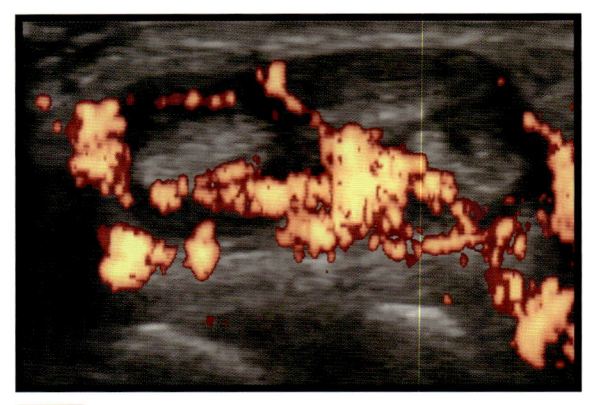

図48 第Ⅱ，Ⅲ腱区画／横断像
腱鞘内に血流シグナルを伴う滑膜肥厚および滑液貯留を認める．図11のパワードプラ

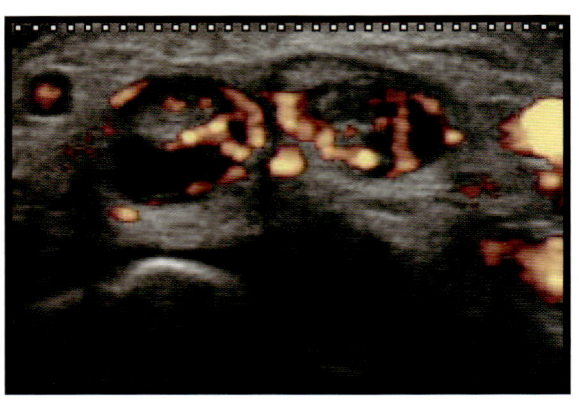

図49 第Ⅱ，Ⅲ腱区画／横断像
腱鞘内に血流シグナルを伴う滑膜肥厚および滑液貯留を認める．図21のパワードプラ

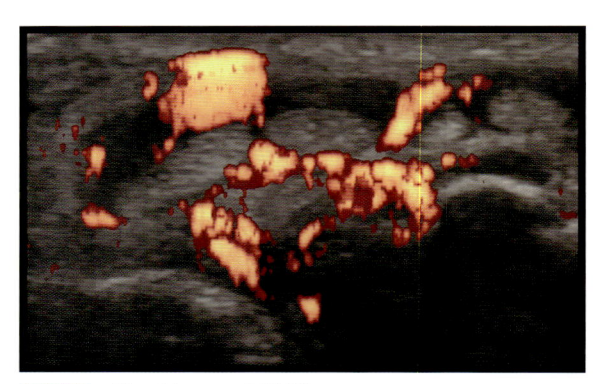

図50 第Ⅳ腱区画／横断像
腱鞘内に血流シグナルを伴う滑膜肥厚および滑液貯留を認める

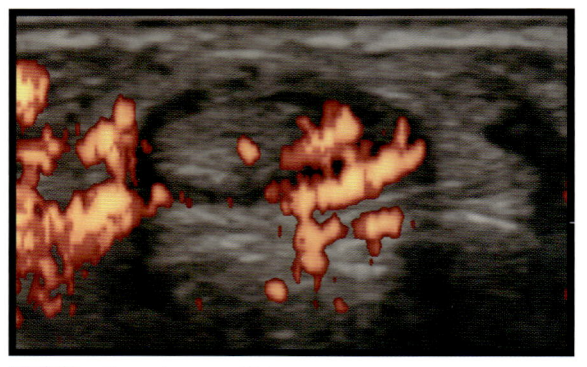

図51 第Ⅵ腱区画／横断像
腱鞘内に血流シグナルを伴う滑膜肥厚および滑液貯留を認める

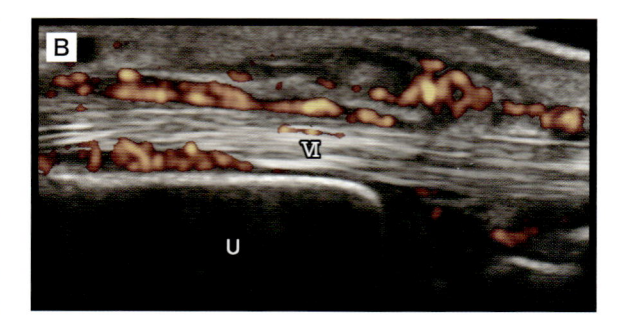

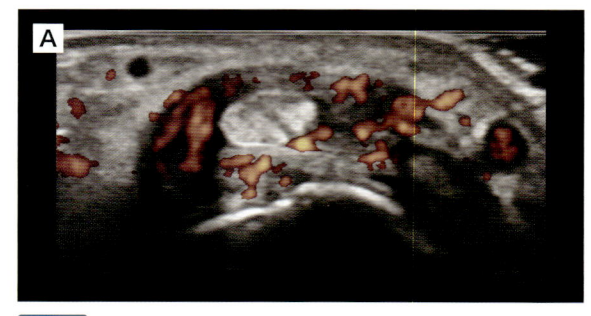

図52 第Ⅵ腱区画
A）横断像．腱鞘内に高度の血流シグナルを伴う滑膜肥厚および滑液貯留を認める．B）縦断像．腱鞘内に高度の血流シグナルを伴う滑膜肥厚および滑液貯留を認める．図25のパワードプラ
U：尺骨，Ⅵ：第Ⅵ腱区画

（パワードプラ 高度つづき）

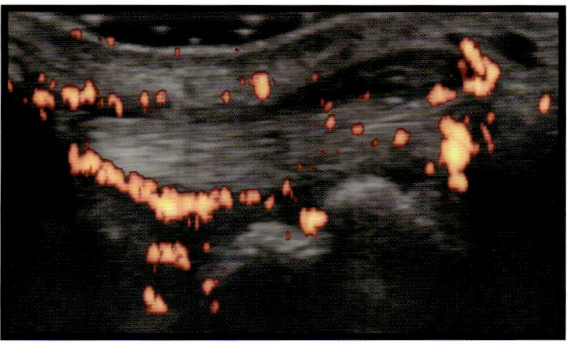

図53 第Ⅵ腱区画／縦断像
腱鞘内に血流シグナルを伴う滑膜肥厚および滑液貯留を認める．
図15のパワードプラ

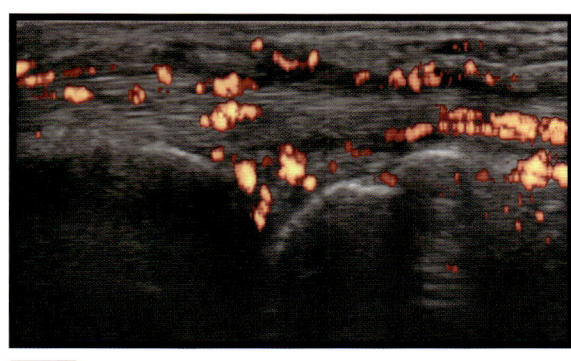

図54 第Ⅵ腱区画／縦断像
腱鞘内に血流シグナルを伴う滑膜肥厚および滑液貯留を認める

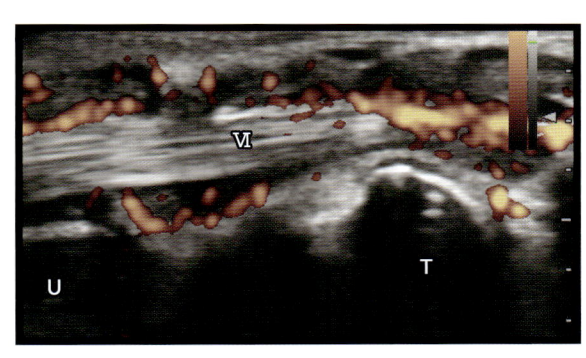

図55 第Ⅵ腱区画／縦断像
腱鞘内に血流シグナルを伴う滑膜肥厚および滑液貯留を認める．図26のパワードプラ
U：尺骨，Ⅵ：第Ⅵ腱区画，T：三角骨

[6] 屈筋腱

屈筋腱（横断像）

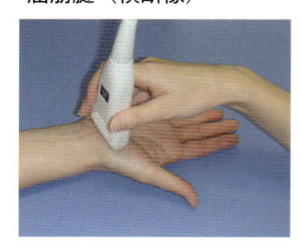

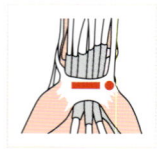

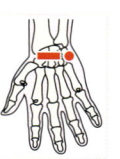

- 舟状骨と豆状骨が横断像観察時によいランドマークとなる
- アニソトロピーに注意して観察する

Bモード

正常像

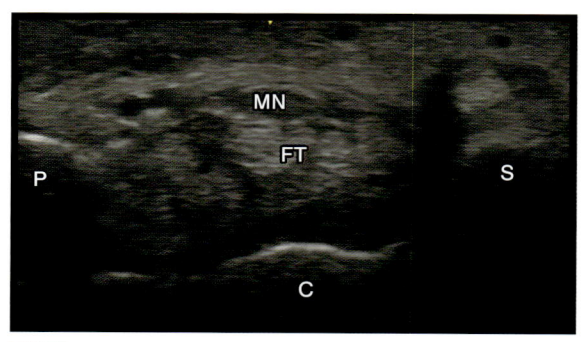

図1 屈筋腱／横断像
図13のBモード
MN：正中神経，P：豆状骨，FT：浅／深指屈筋腱群，S：舟状骨，C：有頭骨

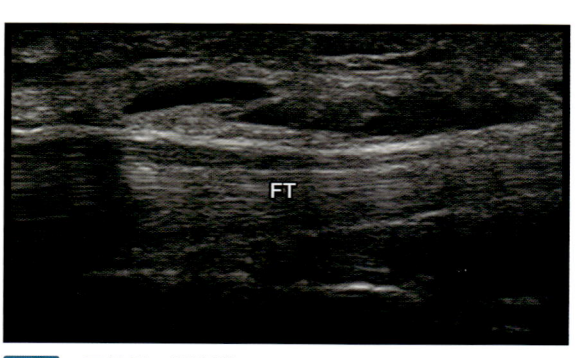

図2 屈筋腱／縦断像
FT：浅／深指屈筋腱群

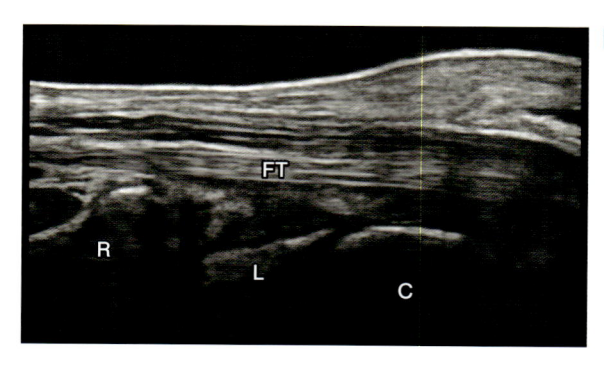

図3 屈筋腱／縦断像
FT：浅／深指屈筋腱群，R：橈骨，L：月状骨，C：有頭骨

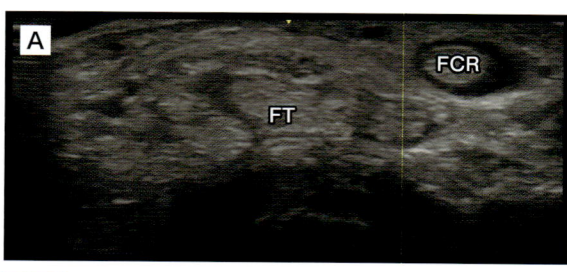

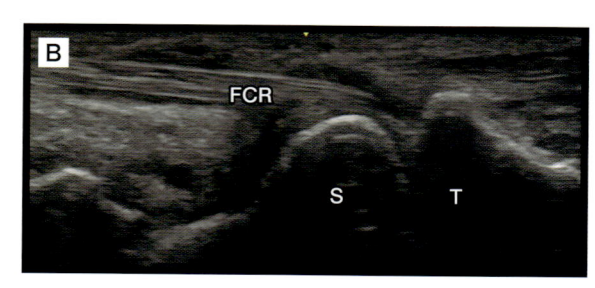

軽度

図4 屈筋腱
A）横断像．Bの縦断面を観察することで，腱鞘病変の程度と範囲の把握が容易になる．B）縦断像．腱鞘内に軽度の滑膜肥厚および滑液貯留を認める．図16のパワードプラを参考にすると滑膜肥厚の有無や程度を把握しやすい
FT：浅／深指屈筋腱群，FCR：橈側手根屈筋，S：舟状骨，T：大菱形骨

(Bモード 軽度つづき)

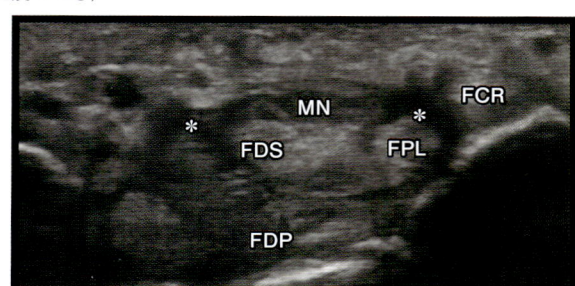

図5 屈筋腱／横断像
左手掌側．浅指屈筋腱，長母指屈筋腱周囲に軽度の腱鞘滑膜肥厚および滑液貯留を認める（＊）
MN：正中神経，FCR：橈側手根屈筋，FDS：浅指屈筋腱，FPL：長母指屈筋腱，FDP：深指屈筋腱

中等度

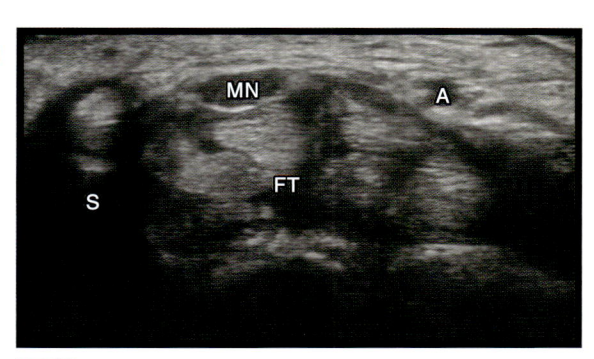

図6 屈筋腱／横断像
腱鞘内に滑膜肥厚および滑液貯留を認める．図20のパワードプラを参考にすると滑膜肥厚の有無や程度を把握しやすい
MN：正中神経，A：尺骨動脈，S：舟状骨，FT：浅／深指屈筋腱群

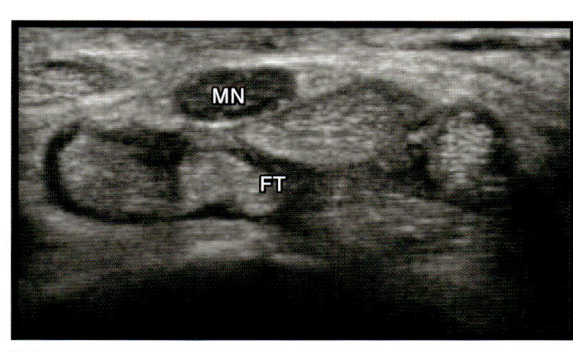

図7 屈筋腱／横断像
腱鞘内に滑膜肥厚および滑液貯留を認める．図21のBモード
MN：正中神経，FT：浅／深指屈筋腱群

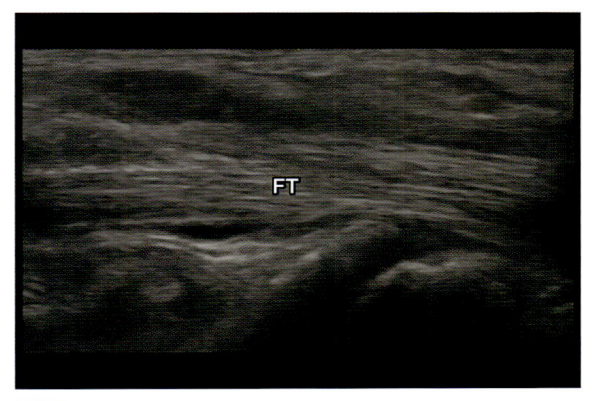

図8 屈筋腱／縦断像
滑膜肥厚および滑液貯留を認める．図22のパワードプラを参考にすると滑膜肥厚の有無や程度を把握しやすい
FT：浅／深指屈筋腱群

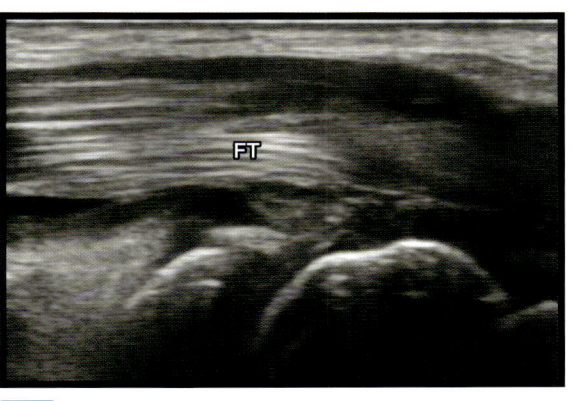

図9 屈筋腱／縦断像
腱鞘内に滑膜肥厚および滑液貯留を認める．図23のパワードプラを参考にすると滑膜肥厚の有無や程度を把握しやすい
FT：浅／深指屈筋腱群

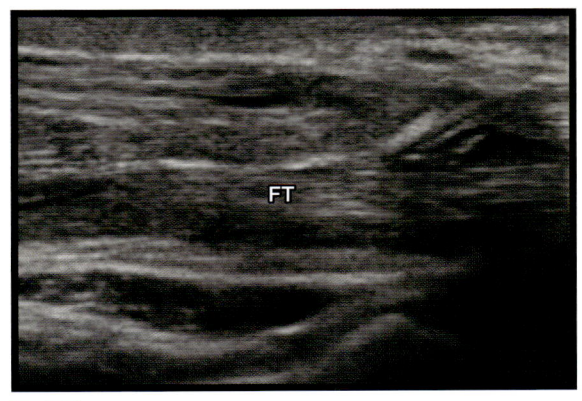

図10 屈筋腱／縦断像
図24のパワードプラを参考にすると滑膜肥厚の有無や程度を把握しやすい
FT：浅／深指屈筋腱群

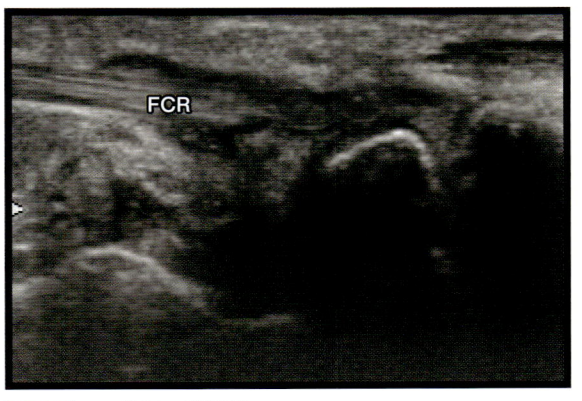

図11 屈筋腱／縦断像
腱鞘内に滑膜肥厚および滑液貯留を認める．図25のパワードプラを参考にすると滑膜肥厚の有無や程度を把握しやすい
FCR：橈側手根屈筋

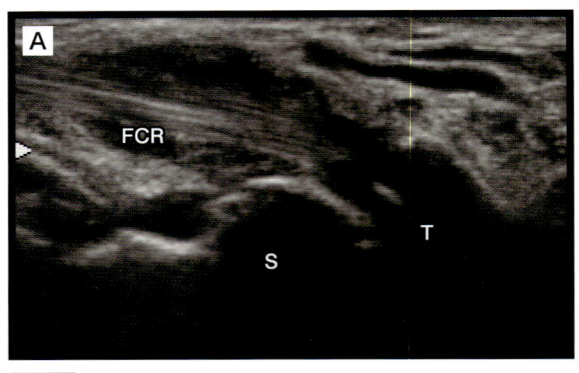

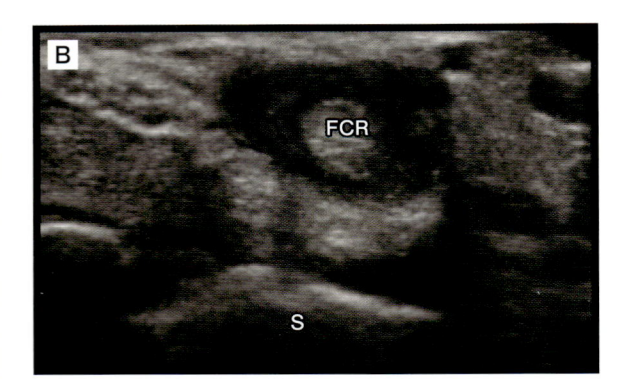

高度

図12 屈筋腱
A）縦断像．B）横断像．腱鞘内に高度の滑膜肥厚および滑液貯留を認める
FCR：橈側手根屈筋腱，S：舟状骨，T：大菱形骨

パワードプラ

正常像

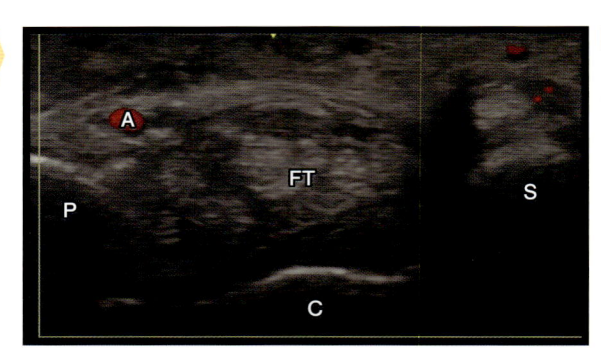

図13 屈筋腱／横断像
図1のパワードプラ
A：尺骨動脈，P：豆状骨，FT：屈筋腱群，S：舟状骨，C：有頭骨

軽度

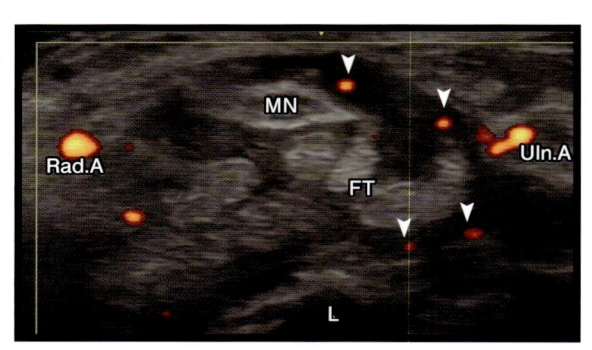

図14 屈筋腱／横断像
腱鞘内に滑膜肥厚と，同部位に一致するスポット状の血流シグナル（▷）を認める
Rad.A：橈骨動脈，MN：正中神経，FT：浅／深指屈筋腱群，Uln.A：尺骨動脈，L：月状骨

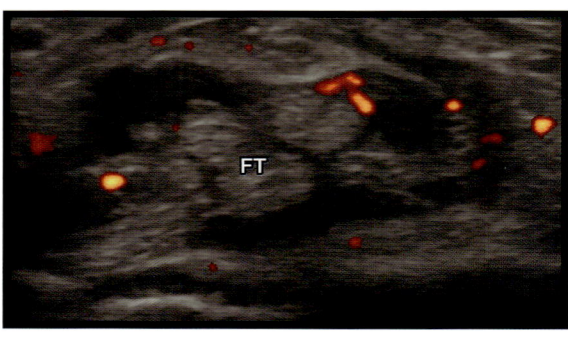

図15 屈筋腱／横断像
腱鞘内に軽度の血流シグナルを認める
FT：浅／深指屈筋腱群

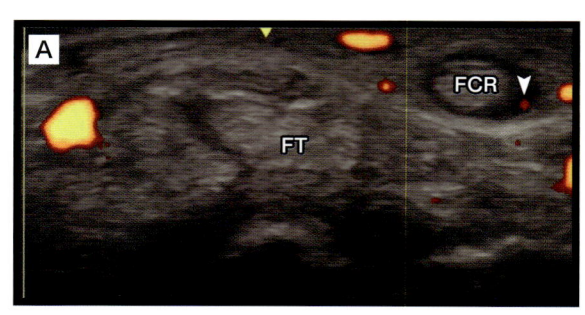

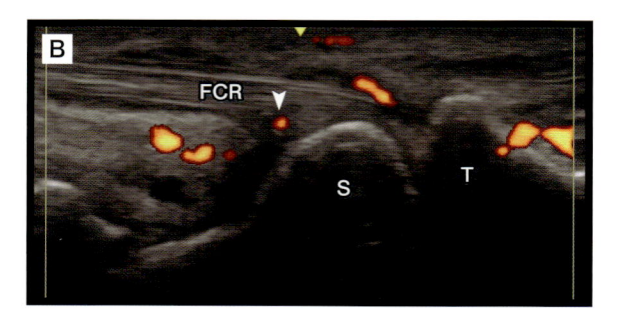

図16 屈筋腱／横断像
A）横断像．橈側手根屈筋周囲の滑膜部位に一致する血流シグナルを認める（▷）．B）縦断像．腱鞘内に軽度の血流シグナルを認める（▷）．図4のパワードプラ
FT：浅／深指屈筋腱群，FCR：橈側手根屈筋腱，S：舟状骨，T：大菱形骨

(パワードプラ 軽度つづき)

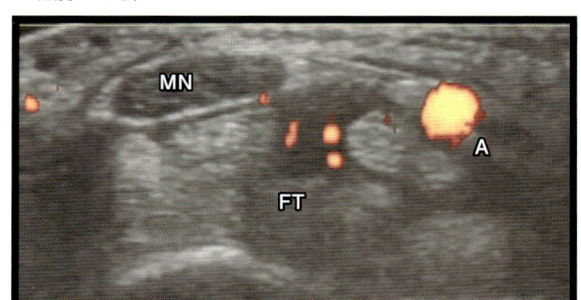

図17 屈筋腱／横断像
腱鞘内に軽度の血流シグナルを認める
MN：正中神経，A：尺骨動脈，FT：浅／深指屈筋腱群

中等度

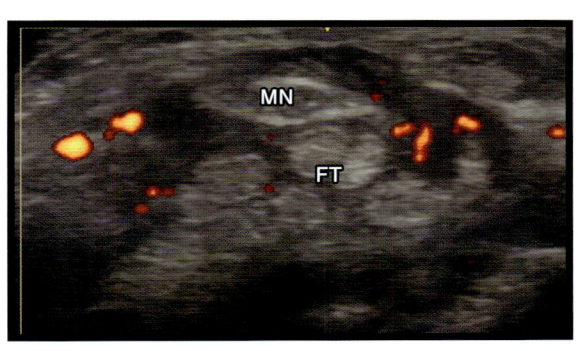

図18 屈筋腱／横断像
腱周囲に滑膜肥厚および滑液貯留を認め，同部位に血流シグナルも観察される
MN：正中神経，FT：浅／深指屈筋腱群

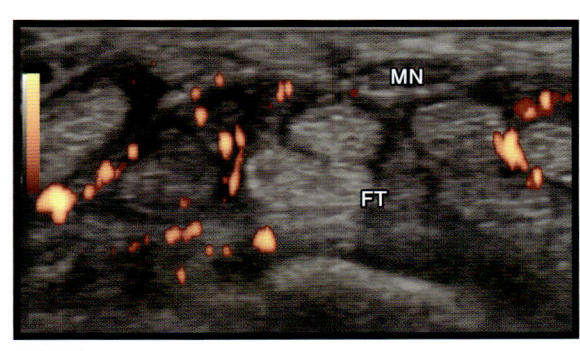

図19 屈筋腱／横断像
腱鞘内に滑膜肥厚および滑液貯留を認め，同部位に血流シグナルも観察される
MN：正中神経，FT：浅／深指屈筋腱群

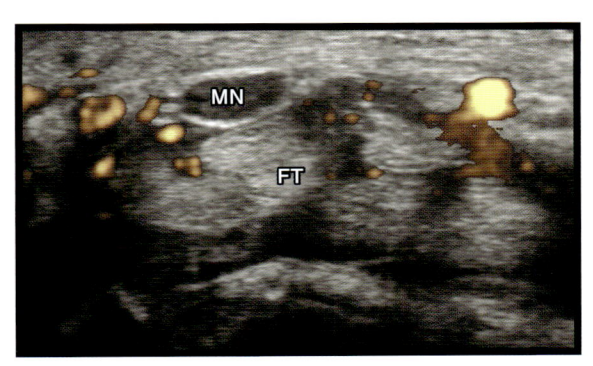

図20 屈筋腱／横断像
腱鞘内に滑膜肥厚および滑液貯留を認め，同部位に血流シグナルも観察される．図6のパワードプラ
MN：正中神経，FT：浅／深指屈筋腱群

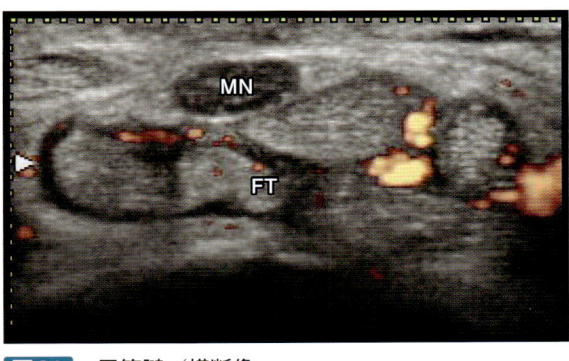

図21 屈筋腱／横断像
腱鞘内に滑膜肥厚および滑液貯留を認め，同部位に血流シグナルも観察される．図7のパワードプラ
MN：正中神経，FT：浅／深指屈筋腱群

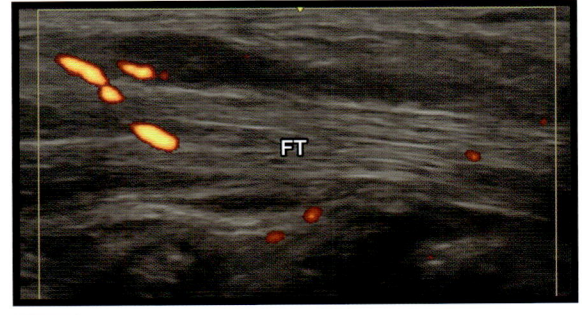

図22 屈筋腱／縦断像
腱鞘内に滑膜肥厚および滑液貯留を認め，血流シグナルも観察される．図8のパワードプラ
FT：浅／深指屈筋腱群

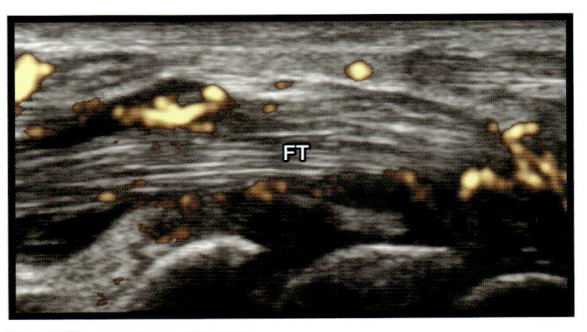

図23 屈筋腱／縦断像
腱鞘内に滑膜肥厚および滑液貯留を認め，同部位に血流シグナルも観察される．図9のパワードプラ
FT：浅／深指屈筋腱群

（パワードプラ 中等度つづき）

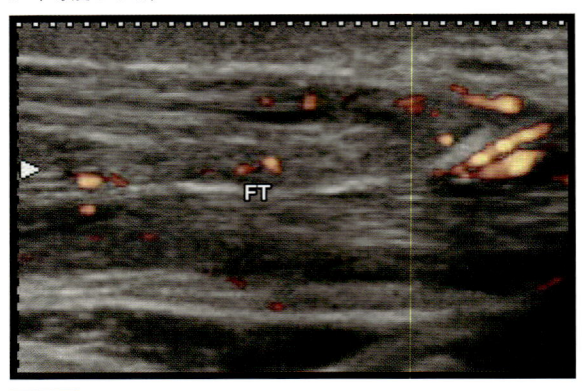

図24 屈筋腱／縦断像
腱内部・腱鞘に血流シグナルが観察される．図10のパワードプラ
FT：浅／深指屈筋腱群

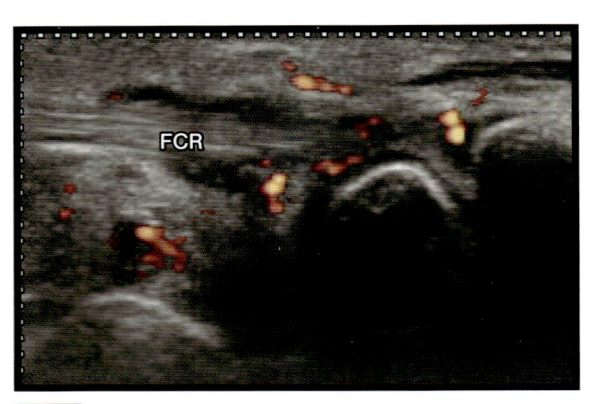

図25 屈筋腱／縦断像
腱鞘内に滑膜肥厚および滑液貯留を認め，同部位に血流シグナルも観察される．図11のパワードプラ
FCR：橈側手根屈筋腱

高度

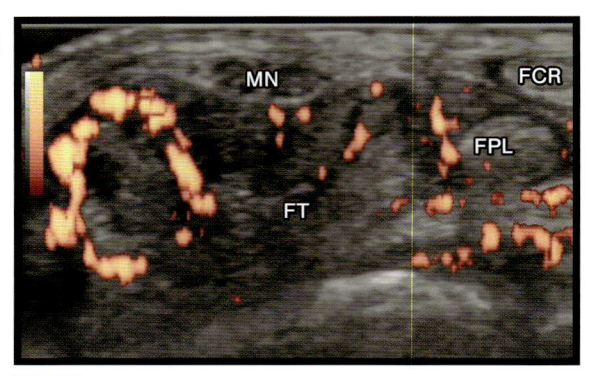

図26 屈筋腱／横断像
腱周囲に滑膜肥厚および滑液貯留を認め，同部位に血流シグナルが観察される
MN：正中神経，FCR：橈側手根屈筋，FPL：長母指屈筋，FT：浅／深指屈筋腱群

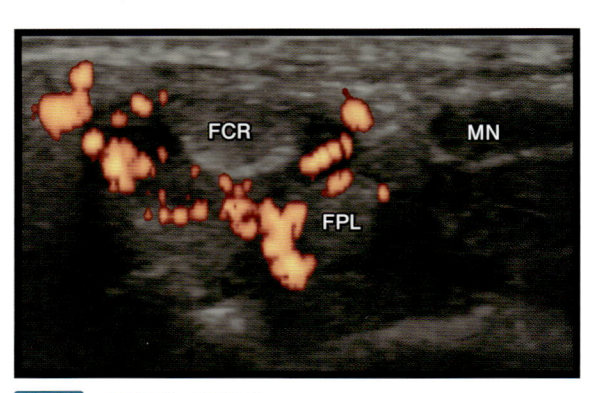

図27 屈筋腱／横断像
腱周囲に滑膜肥厚および滑液貯留を認め，同部位に血流シグナルが観察される
FCR：橈側手根屈筋腱，MN：正中神経，FPL：長母指屈筋

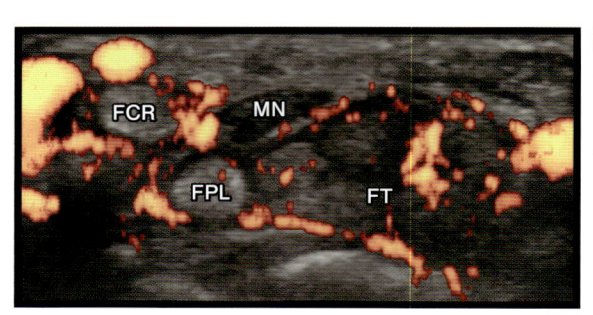

図28 屈筋腱／横断像
腱周囲に滑膜肥厚および滑液貯留を認め，同部位に高度の血流シグナルが観察される
FCR：橈側手根屈筋腱，MN：正中神経，FPL：長母指屈筋，FT：屈筋腱群

3 肘関節

観察部位

1. 腕橈関節
2. 腕尺関節（屈側）
3. 腕尺関節（伸側）

[1] 腕橈関節

腕橈関節／橈側／縦断像

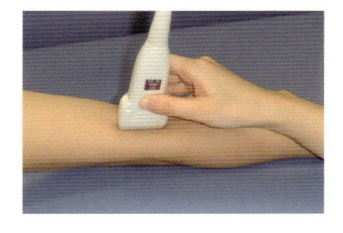

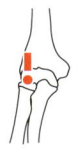

- 上腕骨小頭と橈骨頭をランドマークに屈側から観察し，外側（橈側）まで走査する．必要に応じ伸側も評価する
- 比較的深部に位置するためドプラ法の検出感度は低く，より表在の外側（橈側），伸側で検出しやすい

Bモード

正常像

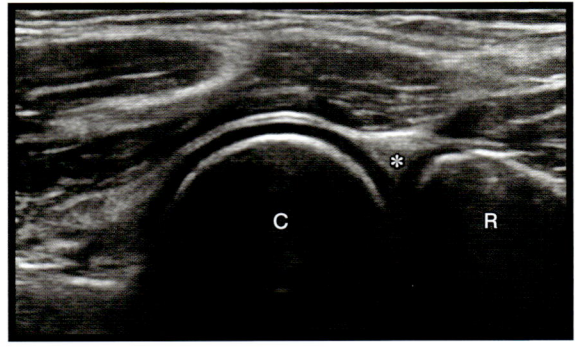

図1 腕橈関節／屈側／縦断像
関節面に関節軟骨と滑膜ヒダ（*）を認める．滑膜肥厚または滑液貯留を認めない
C：上腕骨小頭，R：橈骨頭

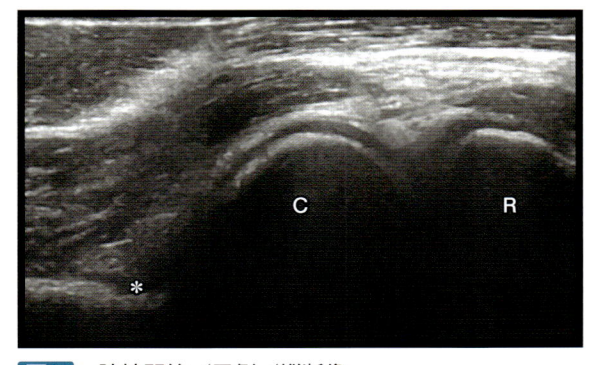

図2 腕橈関節／屈側／縦断像
橈骨窩（*）にごく少量の滑液を認める
C：上腕骨小頭，R：橈骨頭

(Bモード 正常像つづき)

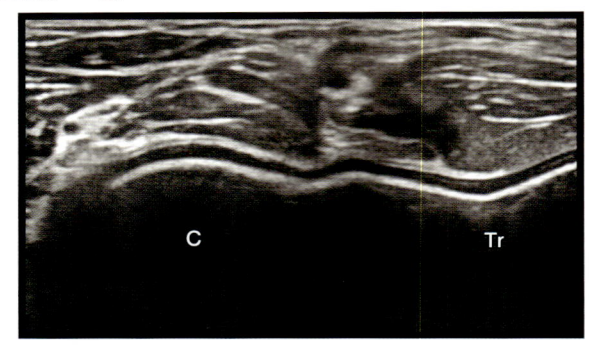

図3 上腕骨遠位部／横断像
右上腕骨小頭および滑車の表面に関節軟骨を認める．滑膜肥厚または滑液貯留を認めない
C：上腕骨小頭，Tr：上腕骨滑車

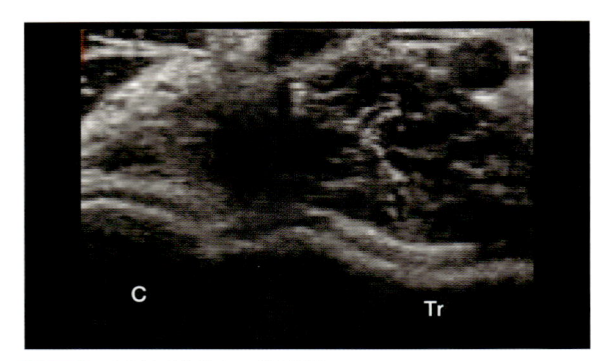

図4 上腕骨遠位部／横断像
右上腕骨小頭および滑車の表面に関節軟骨を認める．滑膜肥厚または滑液貯留を認めない
C：上腕骨小頭，Tr：上腕骨滑車

軽度

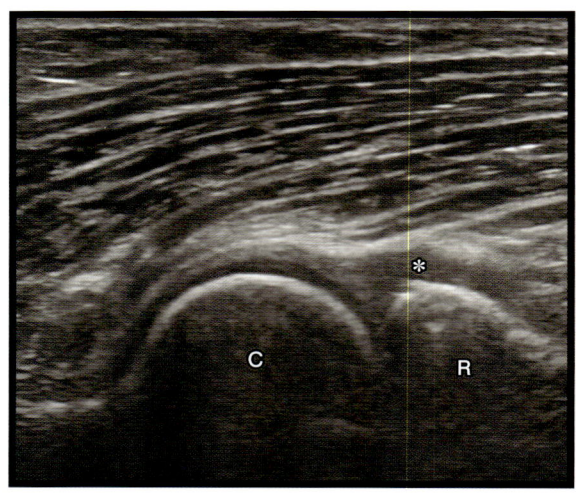

図5 腕橈関節／屈側／縦断像
関節包の遠位寄りに滑膜肥厚を認める（＊）
C：上腕骨小頭，R：橈骨頭

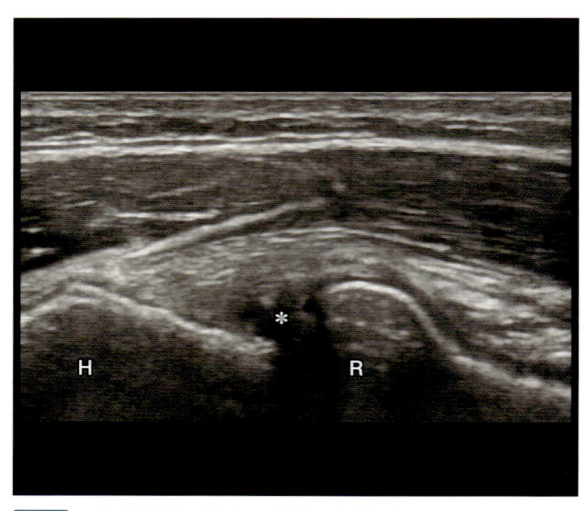

図6 腕橈関節／外側／橈側／縦断像
外側寄りの断面．軽度の滑膜肥厚または滑液貯留を認める（＊）
H：上腕骨，R：橈骨

中等度

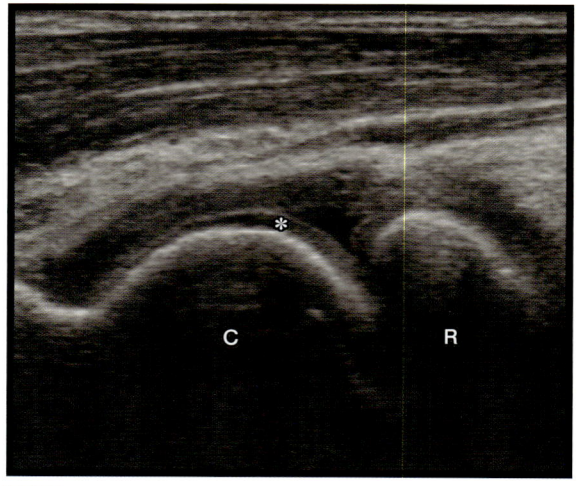

図7 腕橈関節／屈側／縦断像
上腕骨小頭近位から橈骨頭遠位にかけ滑膜肥厚および滑液貯留を認める．関節軟骨（＊）との境界面が線状の高エコーを呈する
C：上腕骨小頭，R：橈骨頭

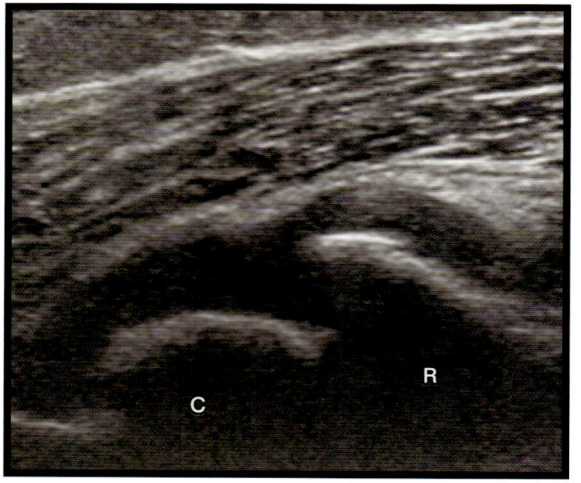

図8 腕橈関節／屈側／縦断像
上腕骨小頭近位から橈骨頭遠位にかけ滑膜肥厚または滑液貯留を認める．図21のBモード
C：上腕骨小頭，R：橈骨頭

(Bモード 中等度つづき)

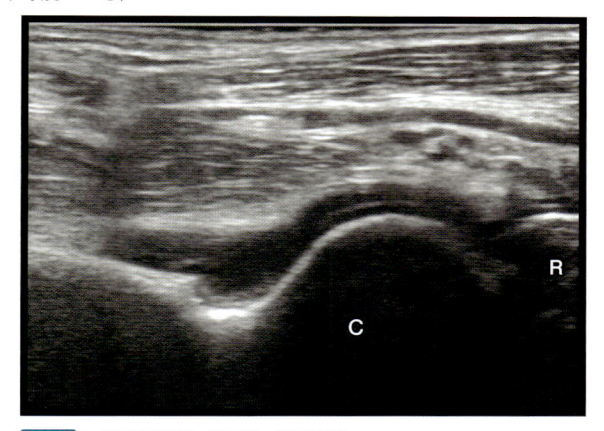

図9 腕橈関節／屈側／縦断像
上腕骨小頭遠位から橈骨頭遠位にかけ広範に滑膜肥厚および滑液貯留を認める
C：上腕骨小頭，R：橈骨頭

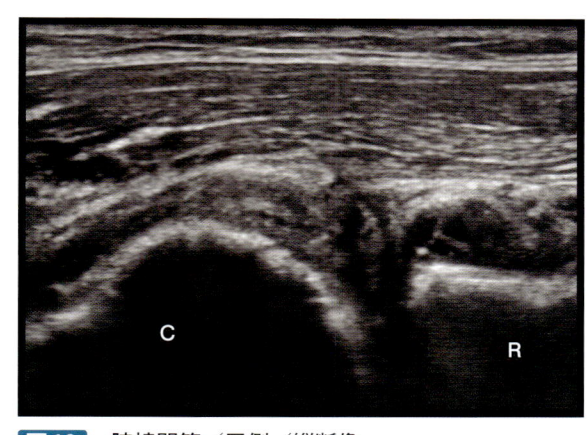

図10 腕橈関節／屈側／縦断像
滑膜肥厚を認める．図26のBモード
C：上腕骨小頭，R：橈骨頭

高度

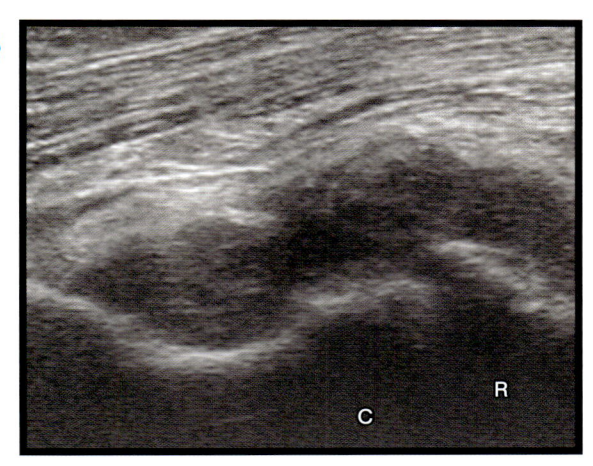

図11 腕橈関節／屈側／縦断像
上腕骨小頭近位から橈骨頭遠位にかけ滑膜肥厚および滑液貯留を認める
C：上腕骨小頭，R：橈骨頭

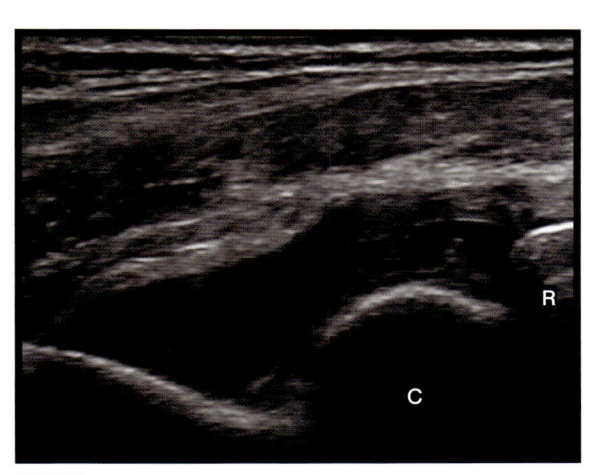

図12 腕橈関節／屈側／縦断像
上腕骨小頭近位を中心に滑膜肥厚および滑液貯留を認める．図23のBモード
C：上腕骨小頭，R：橈骨頭

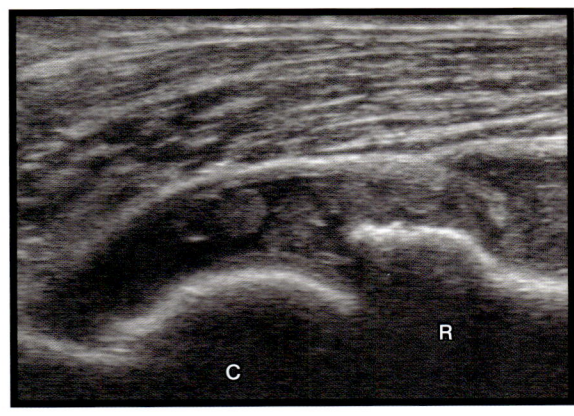

図13 腕橈関節／屈側／縦断像
上腕骨小頭近位から橈骨頭遠位にかけ滑膜肥厚および滑液貯留を認める．図24のBモード
C：上腕骨小頭，R：橈骨頭

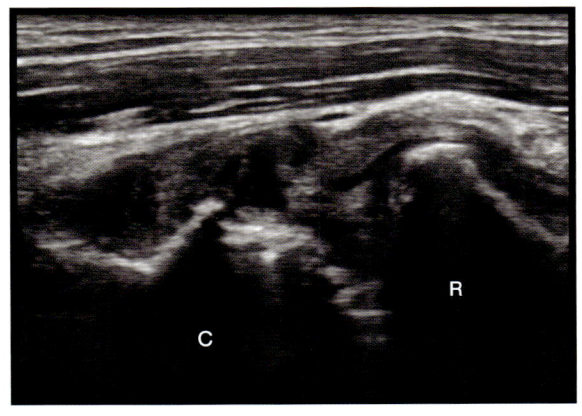

図14 腕橈関節／屈側／縦断像
やや外側（橈側）寄りの断面．上腕骨小頭近位から橈骨頭遠位にかけ滑膜肥厚を認める．図27のBモード
C：上腕骨小頭，R：橈骨頭

(Bモード 高度つづき)

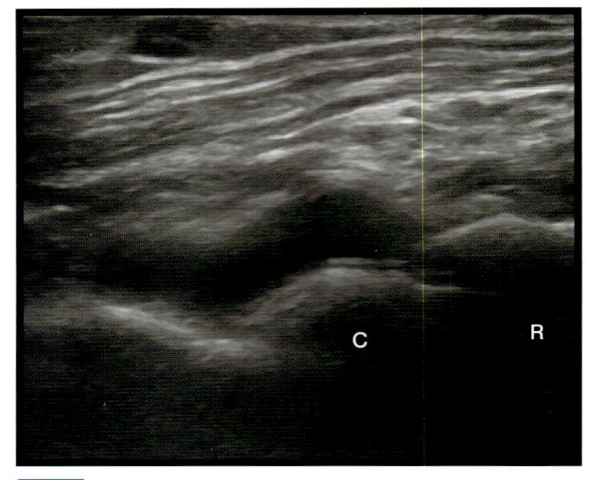

図15 腕橈関節／屈側／縦断像
上腕骨小頭近位から橈骨頭遠位にかけ滑膜肥厚および滑液貯留を認める
C：上腕骨小頭，R：橈骨頭

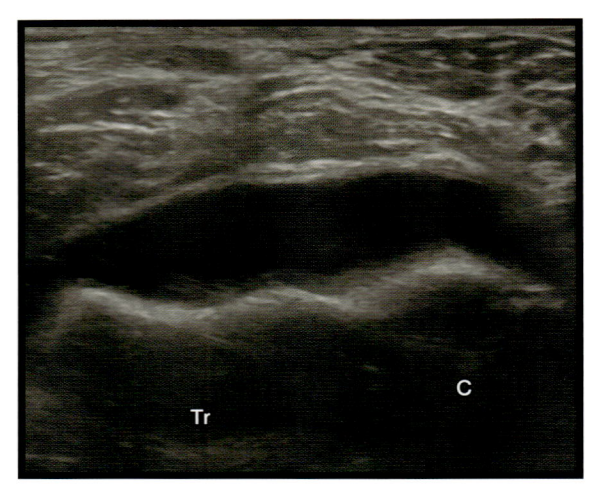

図16 上腕骨遠位部／横断像
左腕橈関節から腕尺関節にかけて滑膜肥厚および滑液貯留を認める
Tr：上腕骨滑車，C：上腕骨小頭

パワードプラ

正常像

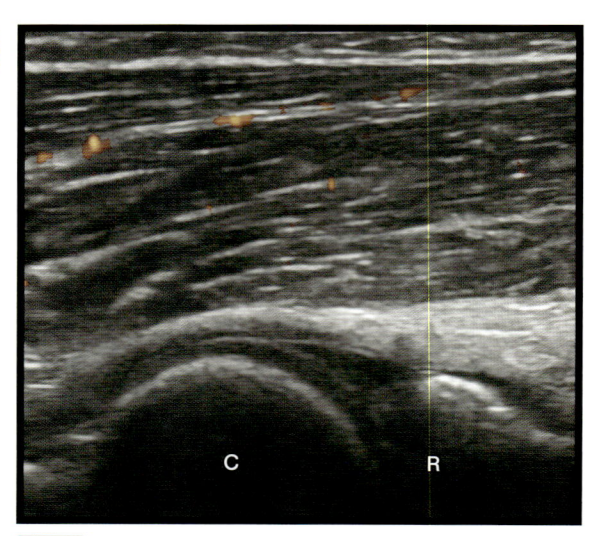

図17 腕橈関節／屈側／縦断像
上腕骨小頭近位から橈骨頭遠位に認める滑膜肥厚および滑液貯留に血流シグナルを伴わない
C：上腕骨小頭，R：橈骨頭

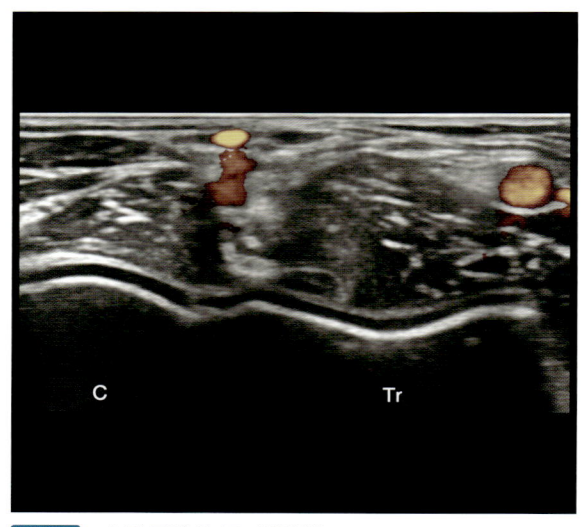

図18 上腕骨遠位部／横断像
右上腕骨遠位の横断像．表在する正常血管の血流シグナル，およびこれによるアーチファクトを認めるのみ
C：上腕骨小頭，Tr：上腕骨滑車

軽度

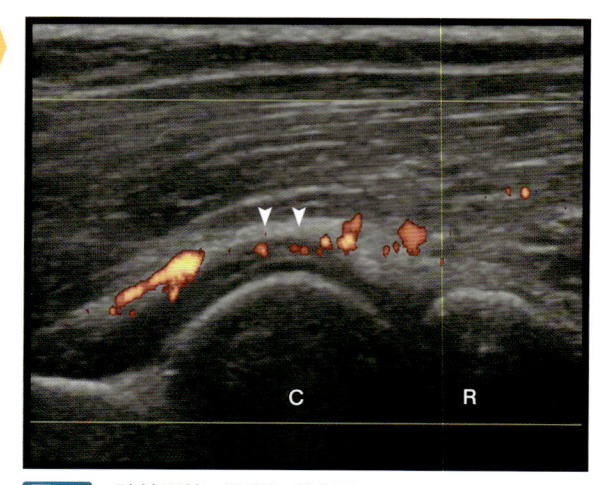

図19 腕橈関節／屈側／縦断像
滑膜肥厚の一部に一致して点状の血流シグナル（▷）を認める
C：上腕骨小頭，R：橈骨頭

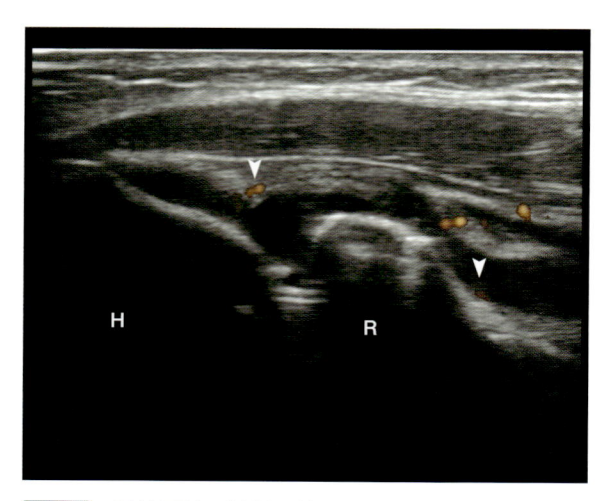

図20 腕橈関節／外側／橈側／縦断像
滑膜肥厚に一致して点状の血流シグナル（▷）を認める
H：上腕骨，R：橈骨

（パワードプラ 軽度つづき）

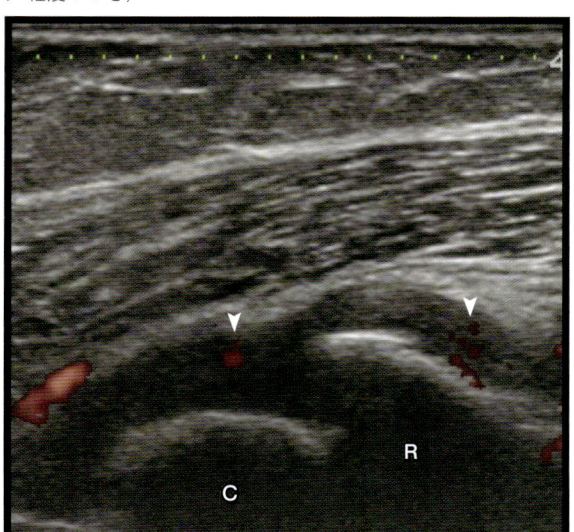

図21 腕橈関節／屈側／縦断像
滑膜肥厚の一部に一致して点状の血流シグナル（▷）を認める．図8のパワードプラ
C：上腕骨小頭，R：橈骨頭

中等度

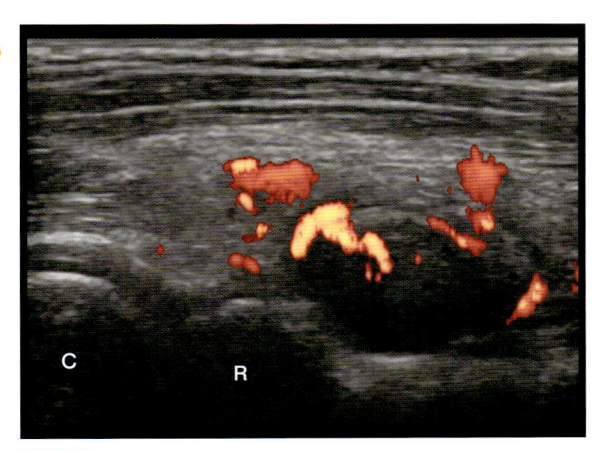

図22 腕橈関節／屈側／縦断像
橈骨頭の遠位に限局した滑膜肥厚に一致して血流シグナルを認める
C：上腕骨小頭，R：橈骨頭

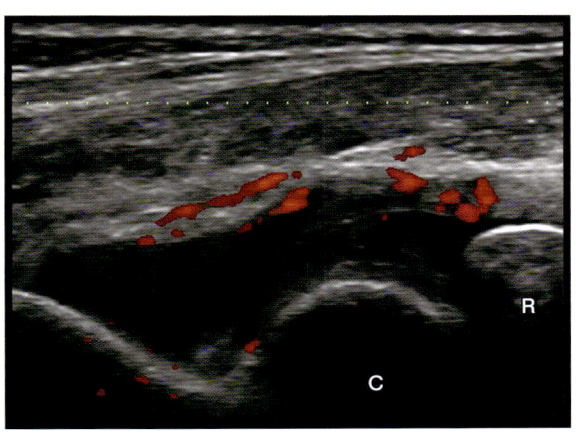

図23 腕橈関節／屈側／縦断像
滑膜肥厚に一致して血流シグナルを認める．図12のパワードプラ
C：上腕骨小頭，R：橈骨頭

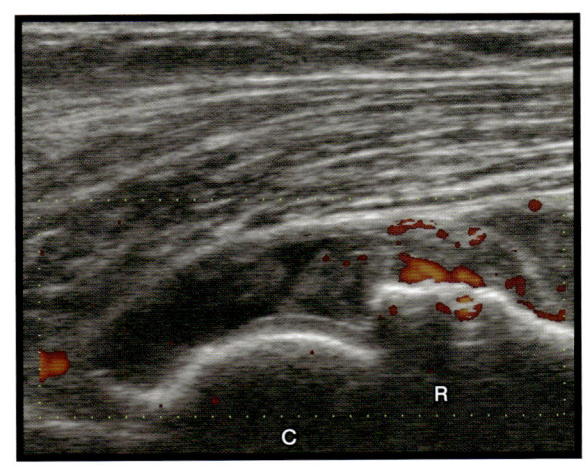

図24 腕橈関節／屈側／縦断像
滑膜肥厚に一致して血流シグナルを認める．図13のパワードプラ
C：上腕骨小頭，R：橈骨頭

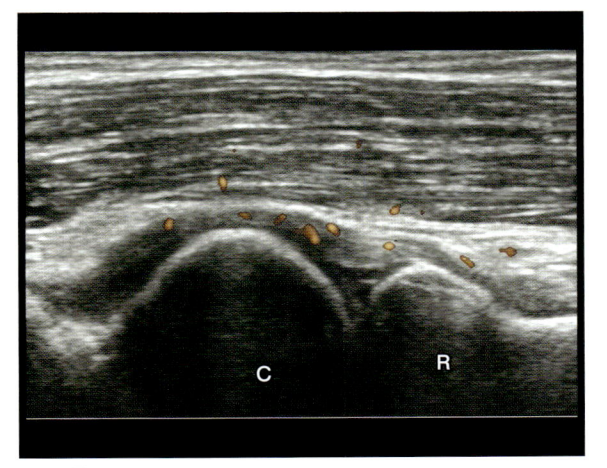

図25 腕橈関節／屈側／縦断像
滑膜肥厚に一致して血流シグナルを認める
C：上腕骨小頭，R：橈骨頭

(パワードプラ 中等度つづき)

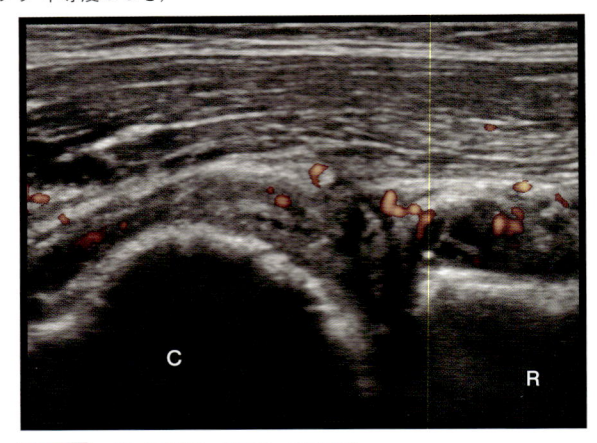

図26 腕橈関節／屈側／縦断像
滑膜肥厚に一致して血流シグナルを認める．図10のパワードプラ
C：上腕骨小頭，R：橈骨頭

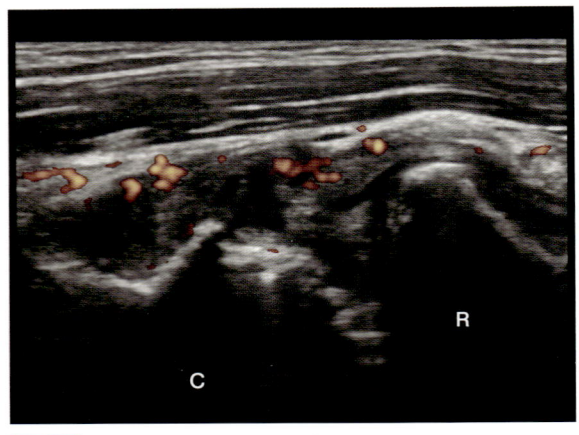

図27 腕橈関節／屈側／縦断像
滑膜肥厚に一致して血流シグナルを認める．図14のパワードプラ
C：上腕骨小頭，R：橈骨頭

高度

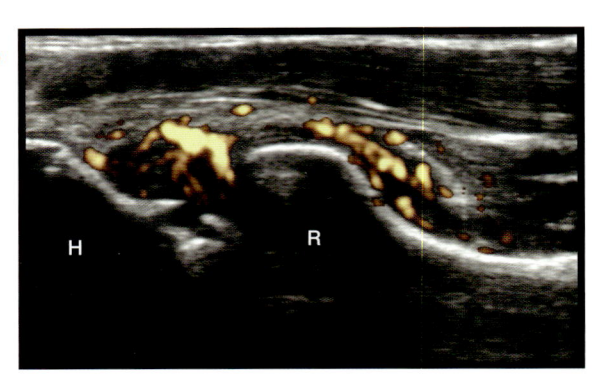

図28 腕橈関節／外側／橈側／縦断像
滑膜肥厚に一致して広範に血流シグナルを認める
H：上腕骨，R：橈骨

[2] 腕尺関節（屈側）

腕尺関節／尺側／縦断像

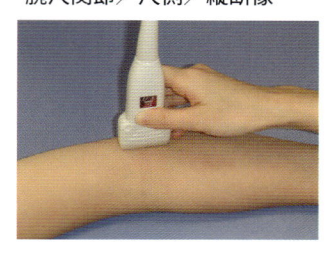

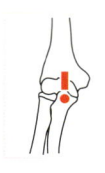

- 上腕骨滑車と鉤状突起をランドマークに屈側から観察し、内側（尺側）まで走査する
- 比較的深くに位置するためドプラ法の検出感度は低い．内側（尺側）は関節面が小さいが，より表在のため検出しやすいことがある

Bモード

正常像

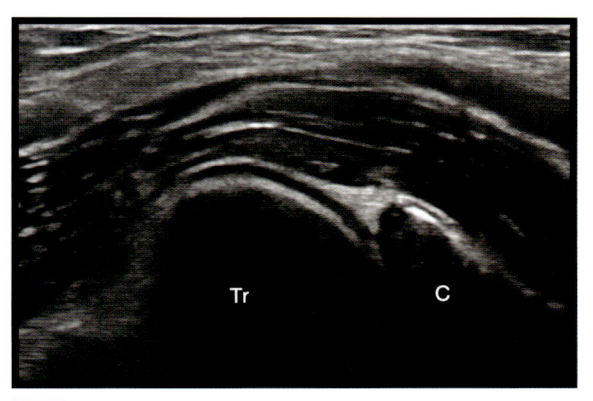

図1 腕尺関節／屈側／縦断像
関節面に低エコーの関節軟骨を認める．滑膜肥厚または滑液貯留を認めない
Tr：上腕骨滑車，C：鉤状突起

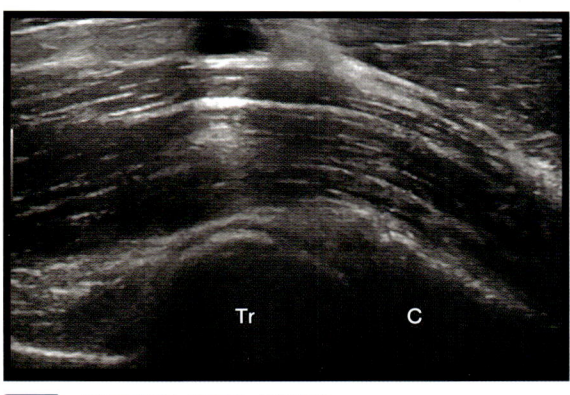

図2 腕尺関節／屈側／縦断像
滑膜肥厚または滑液貯留を認めない
Tr：上腕骨滑車，C：鉤状突起

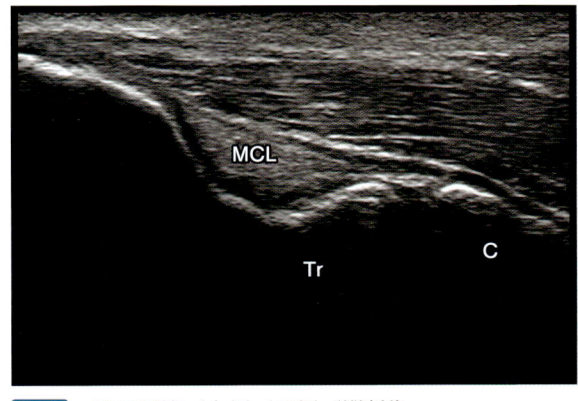

図3 腕尺関節／内側／尺側／縦断像
関節裂隙周囲に滑膜肥厚または滑液貯留を認めない．図15のBモード
MCL：内側側副靱帯，Tr：上腕骨滑車，C：鉤状突起

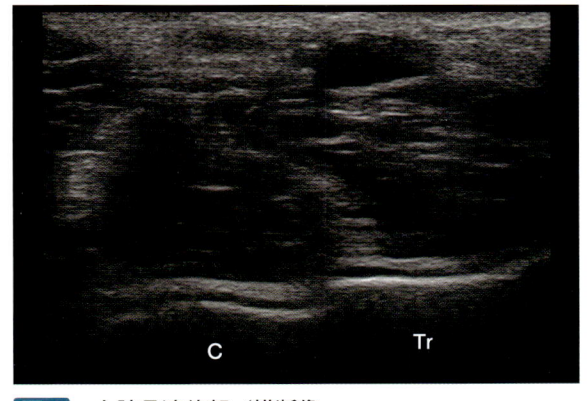

図4 上腕骨遠位部／横断像
右上腕骨小頭および滑車の表面に低エコーを呈する関節軟骨を認める．滑膜肥厚または滑液貯留を認めない．図16のBモード
C：上腕骨小頭，Tr：上腕骨滑車

軽度

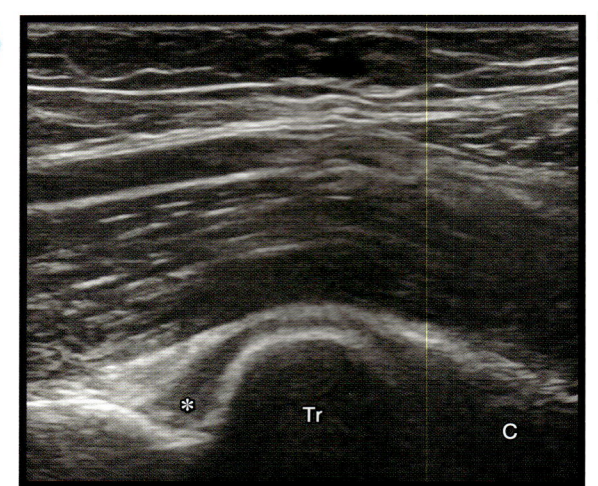

中等度

高度

図5 腕尺関節／屈側／縦断像
やや内側（尺側）寄りの断面．上腕骨滑車近位部中心に滑膜肥厚（＊）を認める．図13のBモード
Tr：上腕骨滑車，C：鉤状突起

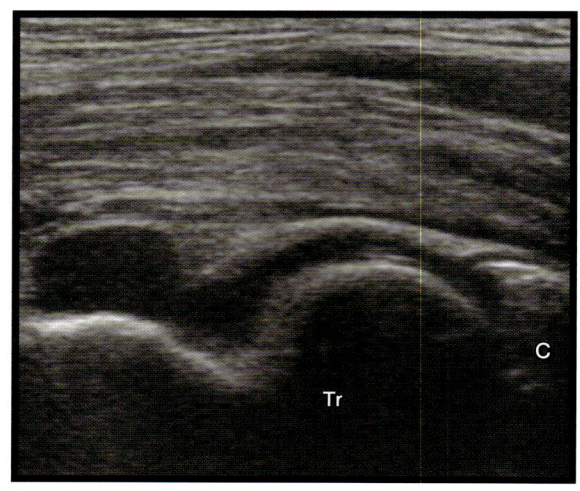

図6 腕尺関節／屈側／縦断像
上腕骨滑車から近位にかけて伸展する滑膜肥厚または滑液貯留を認める
Tr：上腕骨滑車，C：鉤状突起

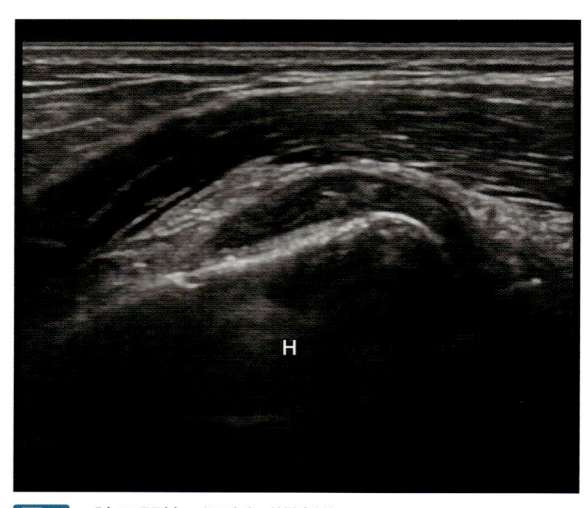

図7 腕尺関節／屈側／縦断像
内側寄りの断面．関節の近位に伸展する滑膜肥厚を認める
図18のBモード
H：上腕骨

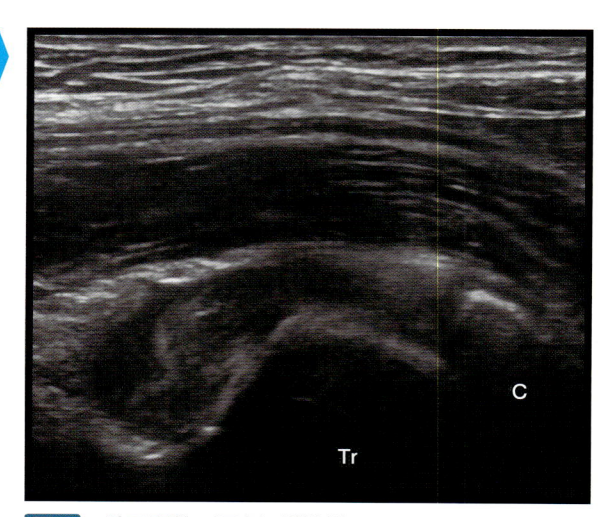

図8 腕尺関節／屈側／縦断像
関節近位中心に伸展する滑膜肥厚および滑液貯留を認める
Tr：上腕骨滑車，C：鉤状突起

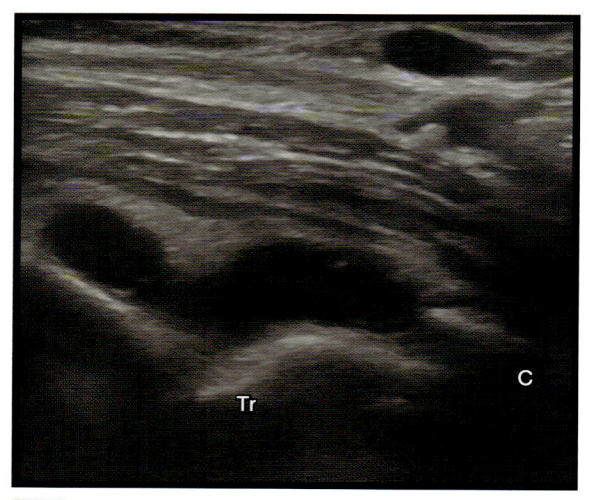

図9 腕尺関節／屈側／縦断像
関節近位中心に伸展する滑膜肥厚および滑液貯留を認める
Tr：上腕骨滑車，C：鉤状突起

（Bモード 高度つづき）

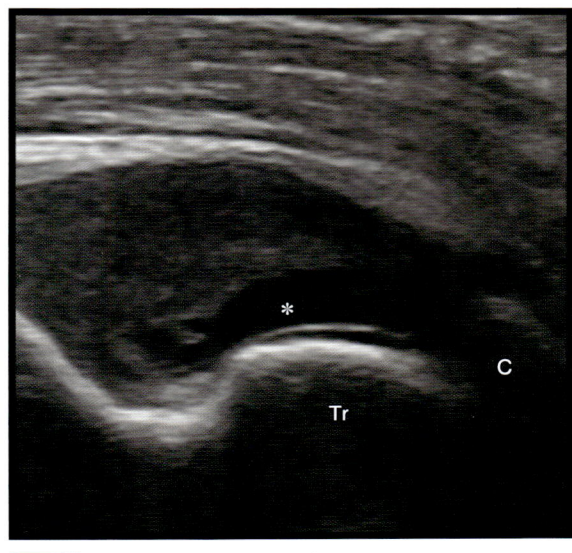

図10 腕尺関節／屈側／縦断像
関節近位中心に伸展する滑膜肥厚を認め，一部滑液貯留（＊）を伴う
Tr：上腕骨滑車，C：鉤状突起

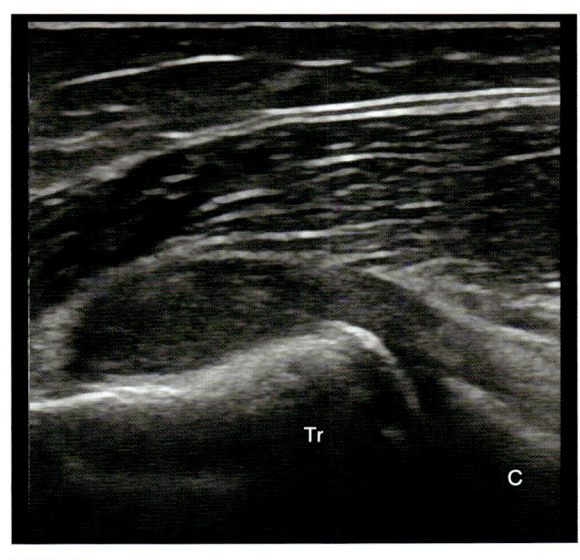

図11 腕尺関節／屈側／縦断像
関節近位中心に伸展する滑膜肥厚を認める．図20のBモード
Tr：上腕骨滑車，C：鉤状突起

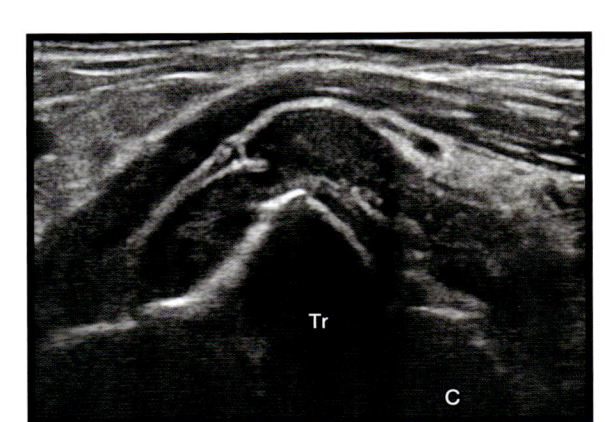

図12 腕尺関節／屈側／縦断像
内側寄りの断面．上腕骨近位側から鉤状突起遠位にかけて伸展する滑膜肥厚を認める
Tr：上腕骨滑車，C：鉤状突起

パワードプラ

正常像

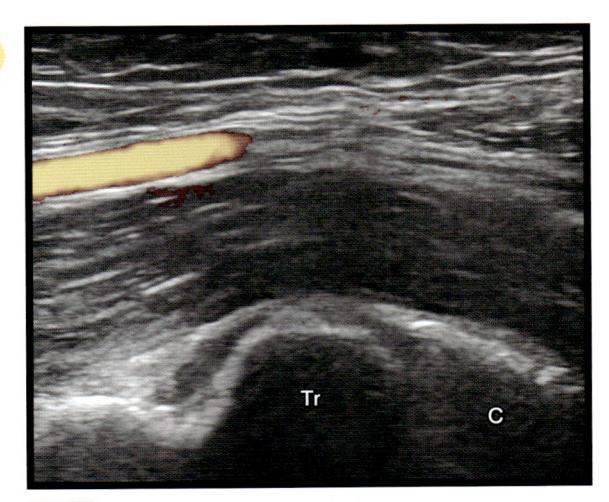

図13 腕尺関節／屈側／縦断像
やや内側（尺側）寄りの断面．上腕骨滑車近位部に認める滑膜肥厚に一致する血流シグナルを認めない．図5のパワードプラ
Tr：上腕骨滑車，C：鉤状突起

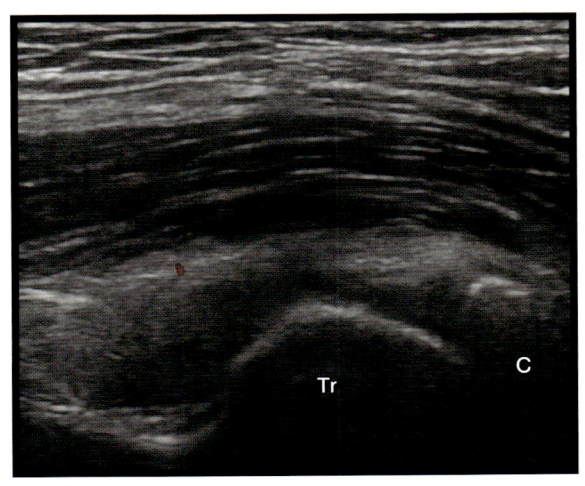

図14 腕尺関節／屈側／縦断像
上腕骨滑車近位主体に認める滑膜肥厚または滑液貯留に血流シグナルを伴わない
Tr：上腕骨滑車，C：鉤状突起

(パワードプラ 正常像つづき)

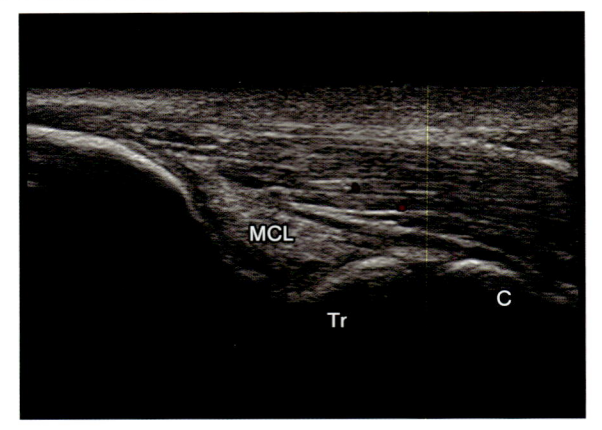

図15 腕尺関節／内側（尺側）／縦断像
血流シグナルを認めない．図3のパワードプラ
MCL：内側側副靭帯，Tr：上腕骨滑車，C：鉤状突起

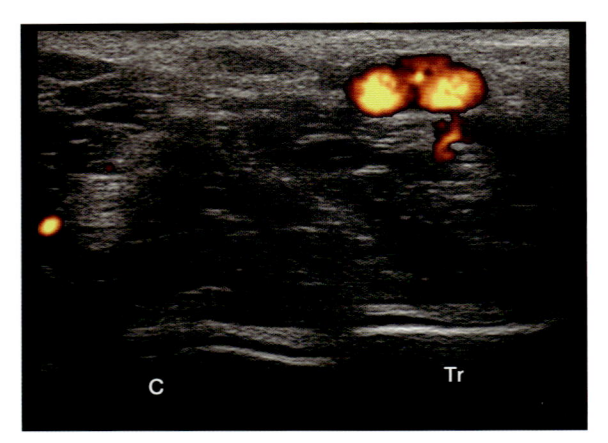

図16 上腕骨遠位部／横断像
右腕尺関節近位部の横断像．表在する正常血管の血流シグナルのみ．図4のパワードプラ
C：上腕骨小頭，Tr：上腕骨滑車

軽度

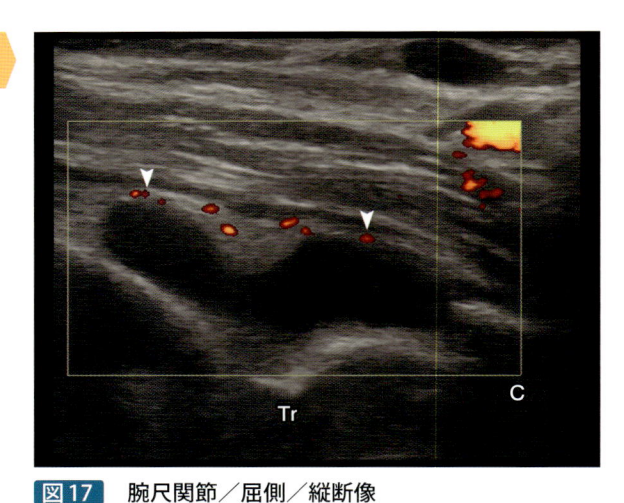

図17 腕尺関節／屈側／縦断像
関節近位の滑液貯留の周囲に滑膜肥厚に一致した点状の血流シグナルを認める（▷）
Tr：上腕骨滑車，C：鉤状突起

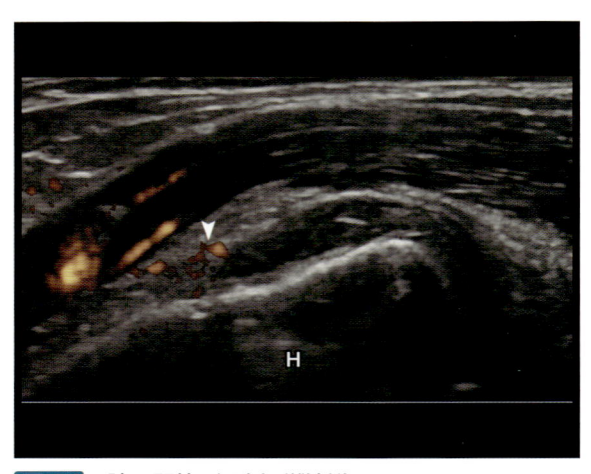

図18 腕尺関節／屈側／縦断像
関節の近位に伸展する滑膜肥厚を認め，辺縁に血流シグナル（▷）を認める．図7のパワードプラ
H：上腕骨

中等度

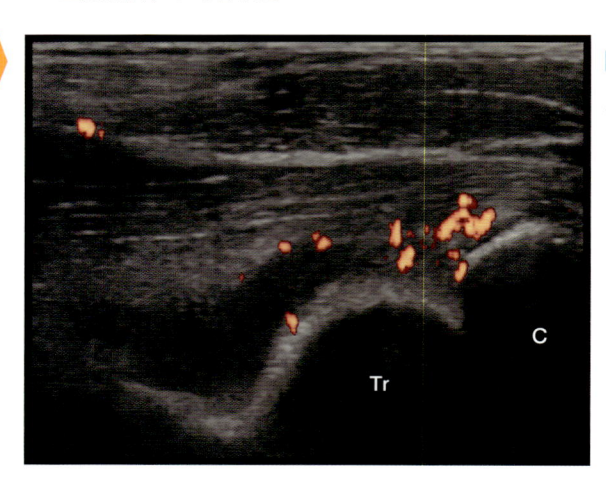

図19 腕尺関節／屈側／縦断像
滑膜肥厚に一致して血流シグナルを認める
Tr：上腕骨滑車，C：鉤状突起

高度

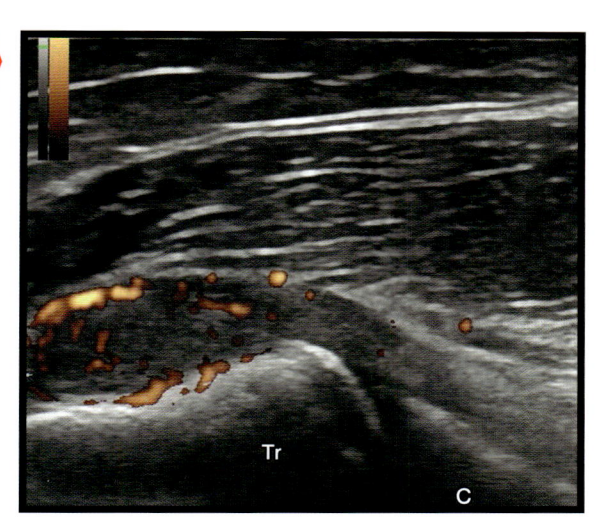

図20 腕尺関節／屈側／縦断像
滑膜肥厚に一致して血流シグナルを認める．図11のパワードプラ
Tr：上腕骨滑車，C：鉤状突起

[3] 腕尺関節（伸側）

腕尺関節／伸側／縦断像

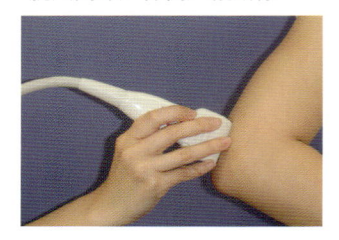

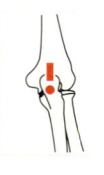

- 広く関節腔が存在するため，屈曲位で走査する
- 滑膜周囲の脂肪織にも血流シグナルが描出される
- 深部は血流シグナルの検出感度が低い

Bモード

正常像

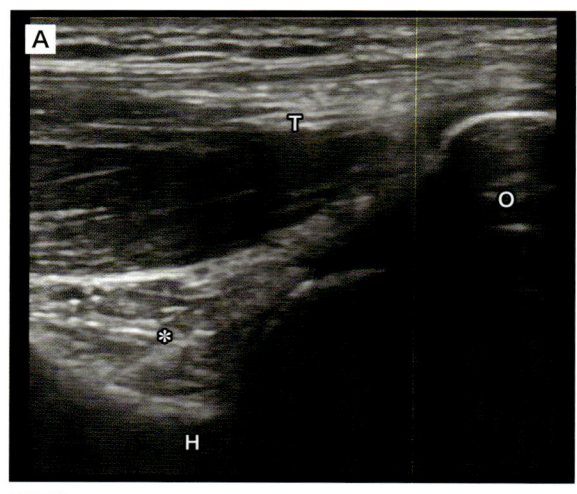

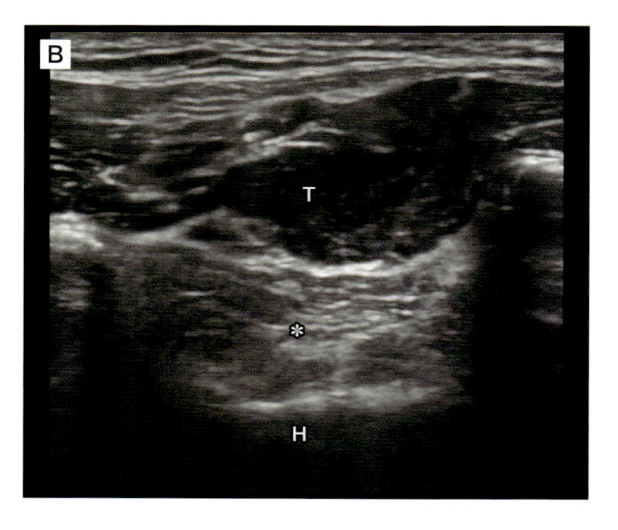

図1　腕尺関節／伸側
A）左腕尺関節伸側の縦断像．肘頭窩は高エコーの脂肪織（＊）で満たされ，滑膜肥厚または滑液貯留を認めない．B）横断像．同様に脂肪織（＊）が肘頭窩を占める
T：上腕三頭筋，O：肘頭，H：上腕骨

ピットフォール

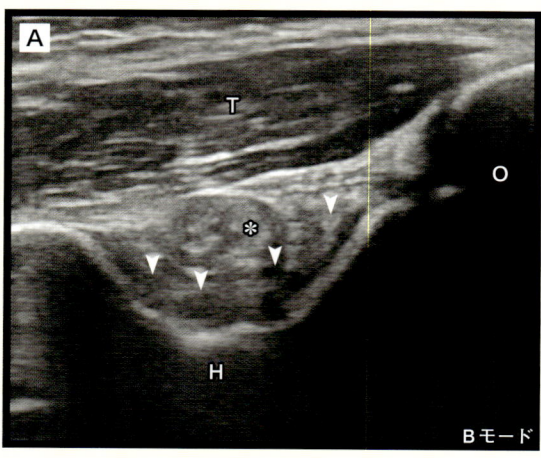

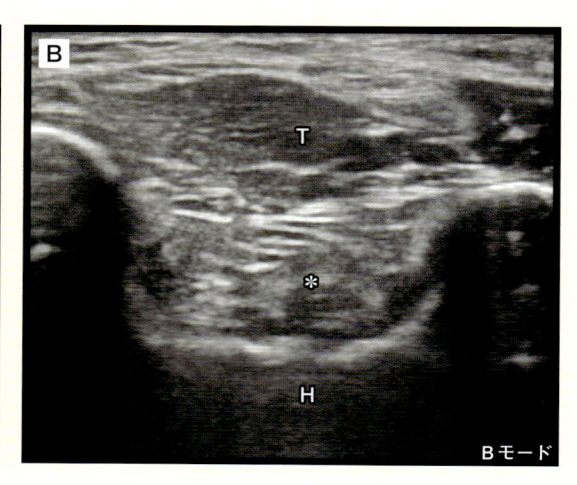

腕尺関節／伸側（正常像）
左腕尺関節伸側において，肘頭窩はその窪んだ形状から骨皮質に沿って低エコーを呈することがある．滑膜病変との鑑別にあたって，必ず縦断像，横断像で確認する必要がある．A）縦断像．滑車から肘頭窩にかけて低エコーを認め（▷）滑膜肥厚を疑う所見．B）横断像．深部まで脂肪織（＊）を認め，明らかな滑膜肥厚を認めない
T：上腕三頭筋，O：肘頭，H：上腕骨

軽度

図2 腕尺関節／伸側／縦断像
関節裂隙から肘頭窩にかけて滑膜肥厚および滑液貯留を認める．
図16のBモード
T：上腕三頭筋，O：肘頭，H：上腕骨

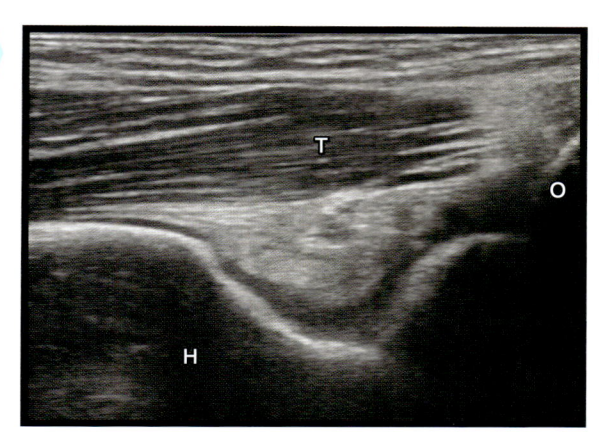

中等度

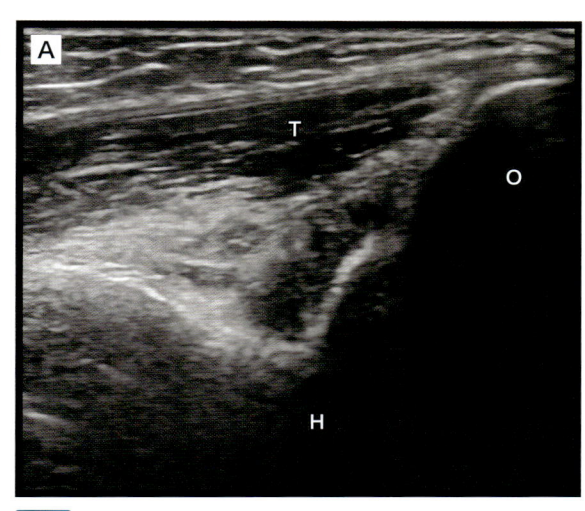

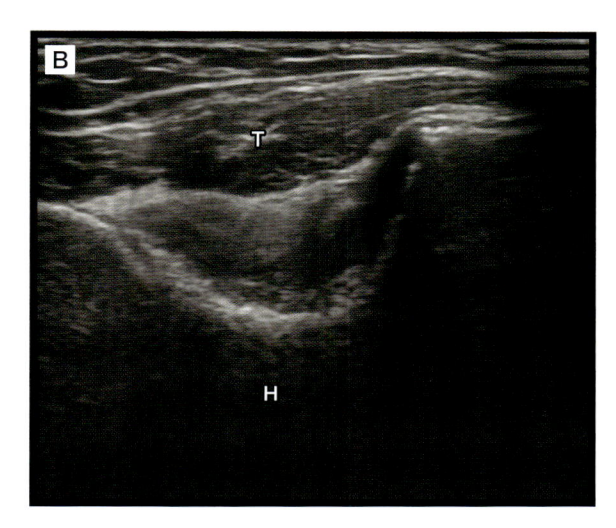

図3 腕尺関節／伸側
A）右腕尺関節伸側の縦断像．肘頭窩に滑膜肥厚または滑液貯留を認める．B）横断像．肘頭窩のやや滑車寄りの断面．滑膜肥厚および滑液貯留を認める．図22のBモード
T：上腕三頭筋，O：肘頭，H：上腕骨

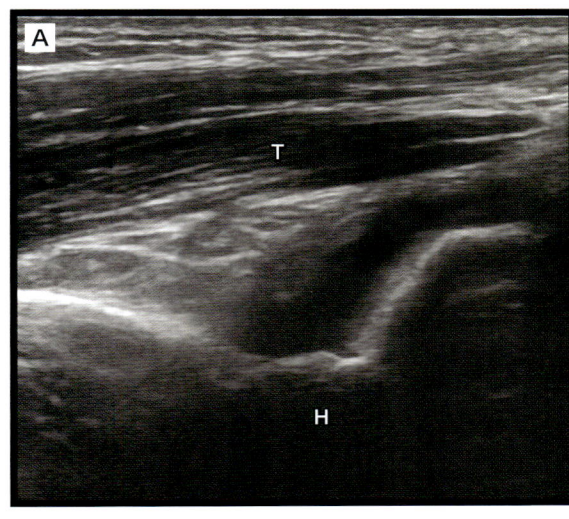

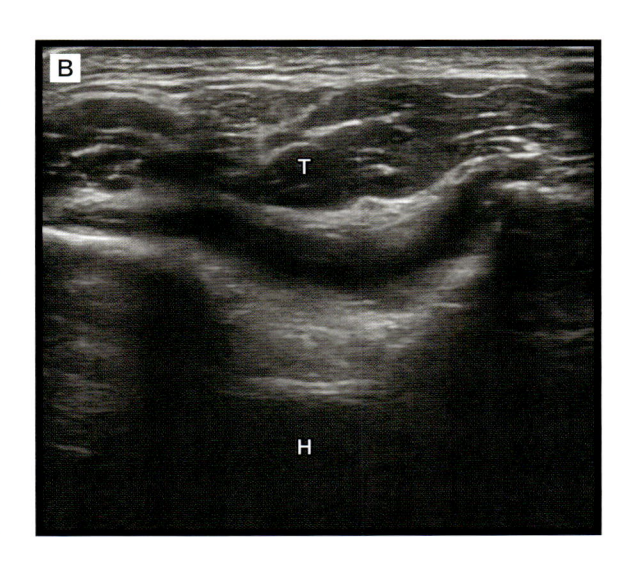

図4 腕尺関節／伸側
A）右腕尺関節伸側の縦断像．深屈曲位の画像．滑膜肥厚および滑液貯留を認める．B）横断像．肘頭窩のやや滑車寄りの断面．滑膜肥厚および滑液貯留を認める
T：上腕三頭筋，H：上腕骨

95

(Bモード 中等度つづき)

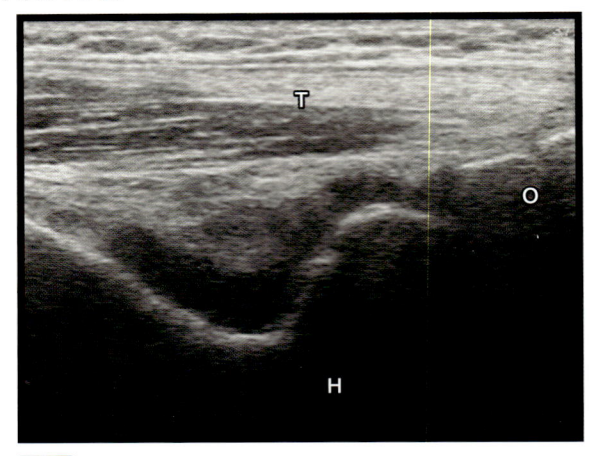

図5 腕尺関節／伸側／縦断像
肘頭窩に滑膜肥厚および滑液貯留を認める
T：上腕三頭筋，O：肘頭，H：上腕骨

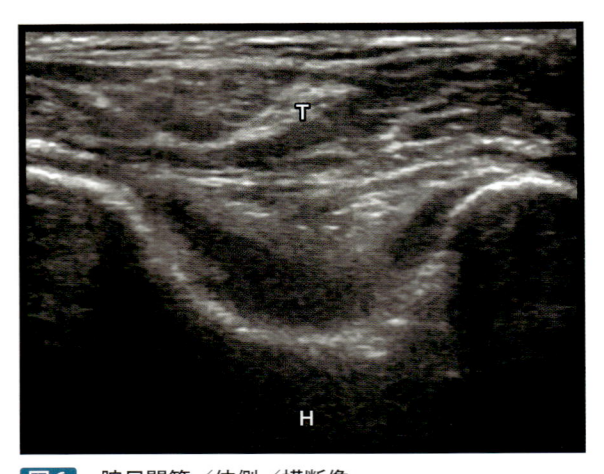

図6 腕尺関節／伸側／横断像
左肘頭窩のやや滑車寄りの断面．滑膜肥厚および滑液貯留を認める
T：上腕三頭筋，H：上腕骨

高度

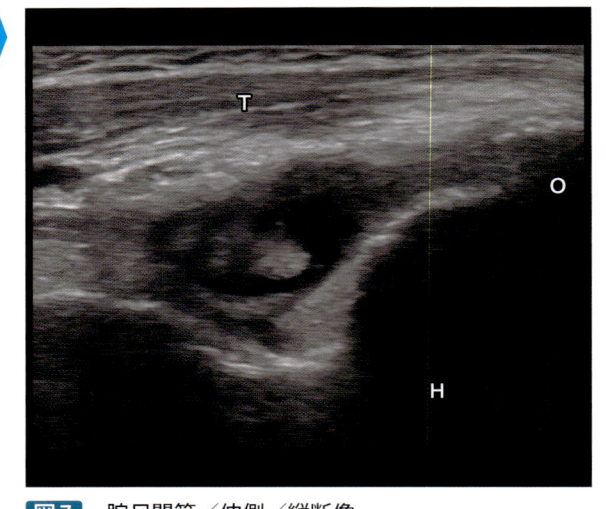

図7 腕尺関節／伸側／縦断像
上腕三頭筋直下まで滑膜肥厚および滑液貯留で占められる
T：上腕三頭筋，O：肘頭，H：上腕骨

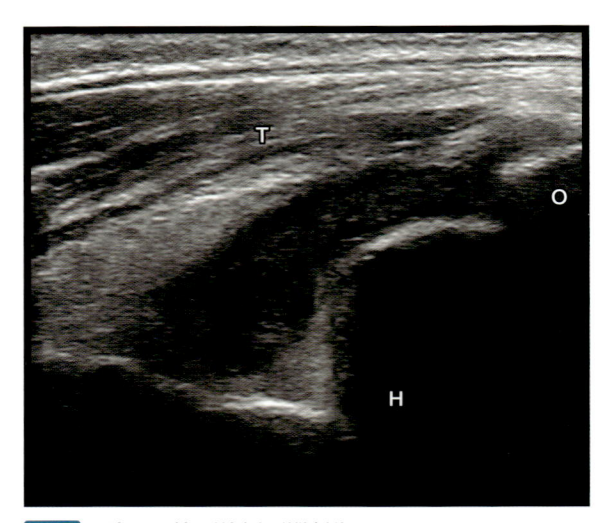

図8 腕尺関節／伸側／縦断像
深屈曲位の画像．滑膜肥厚を広範に認め，滑液貯留を伴う
T：上腕三頭筋，O：肘頭，H：上腕骨

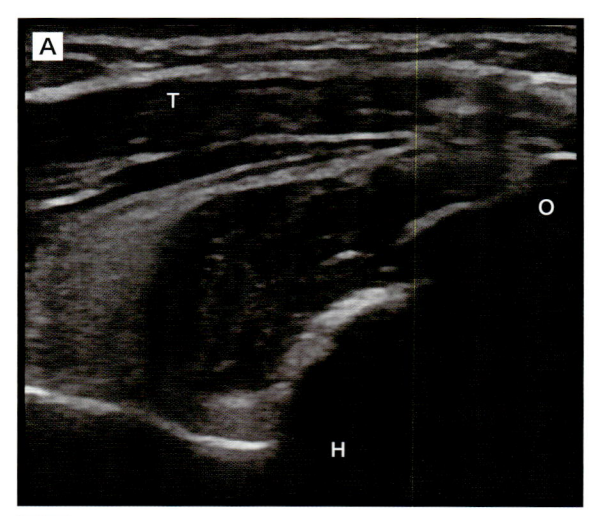

図9 腕尺関節／伸側
A）左腕尺関節伸側の縦断像．上腕三頭筋直下まで滑膜肥厚で占められる．B）横断像．肘頭窩の滑車寄りの断面
T：上腕三頭筋，O：肘頭，H：上腕骨

(Bモード 高度つづき)

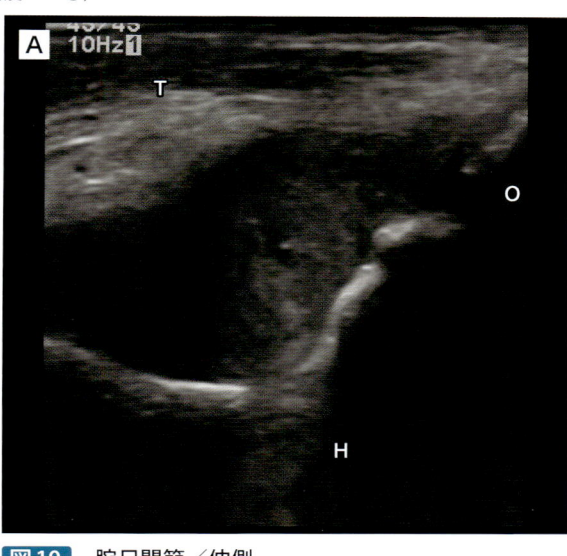

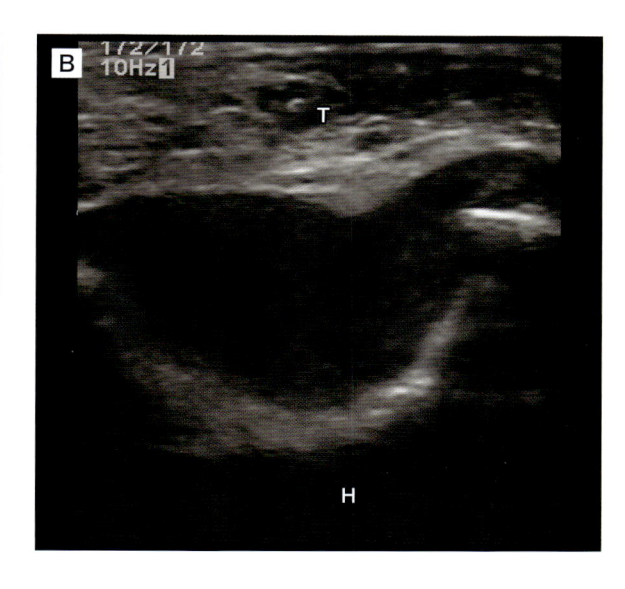

図10 腕尺関節／伸側
A）右腕尺関節伸側の縦断像．上腕三頭筋直下まで滑膜肥厚で占められる．B）横断像．肘頭窩が滑膜肥厚で占められている．図28のBモード
T：上腕三頭筋，O：肘頭，H：上腕骨

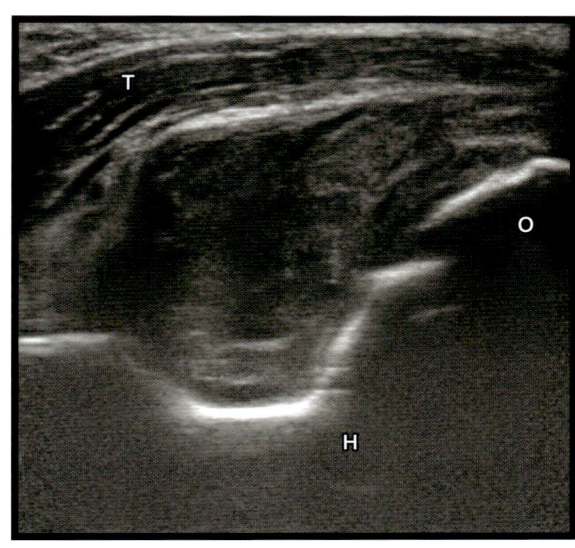

図11 腕尺関節／伸側／縦断像
上腕三頭筋直下まで滑膜肥厚で占められる．図30のBモード
T：上腕三頭筋，H：上腕骨，O：肘頭

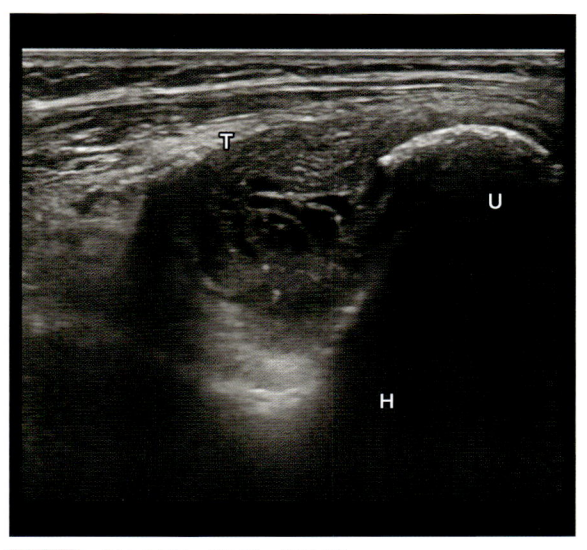

図12 腕尺関節／伸側／縦断像
やや顆部寄りの断面．図31のBモード
T：上腕三頭筋，U：尺骨，H：上腕骨

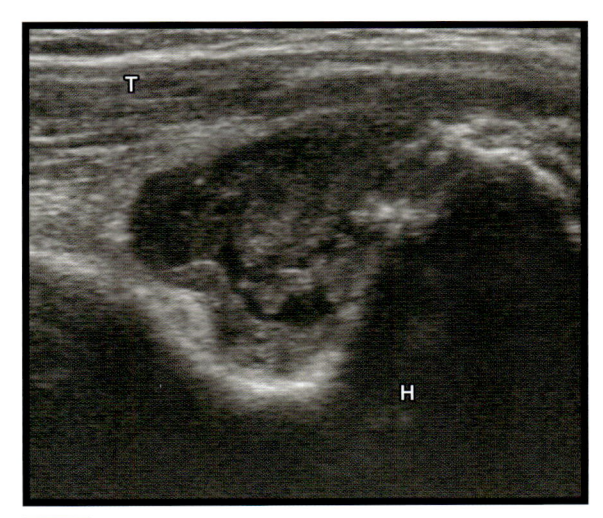

図13 腕尺関節／伸側／縦断像
顆部寄りの断面．図32のBモード
T：上腕三頭筋，H：上腕骨

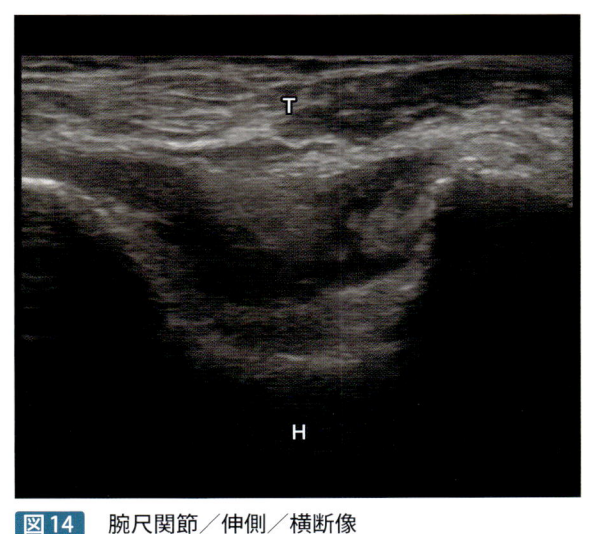

図14 腕尺関節／伸側／横断像
右肘頭窩が滑膜肥厚および滑液貯留で占められている
T：上腕三頭筋，H：上腕骨

(Bモード 高度つづき)

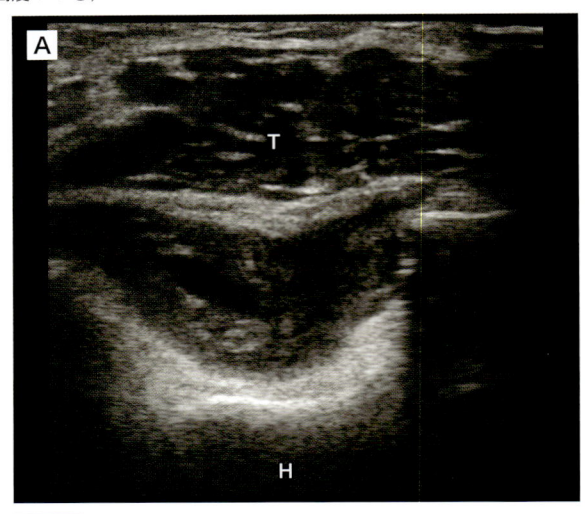

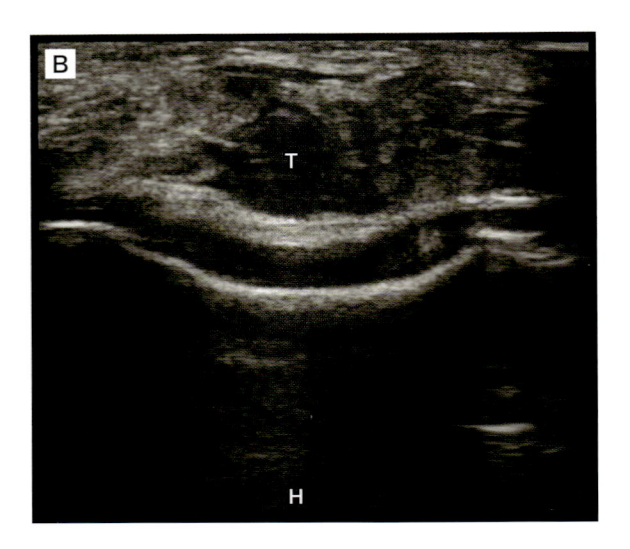

図15 腕尺関節／伸側／横断像
A）右肘頭窩およびB）滑車の断面．ともに上腕三頭筋直下まで滑膜肥厚および滑液貯留で占められる
T：上腕三頭筋，H：上腕骨

パワードプラ

正常像

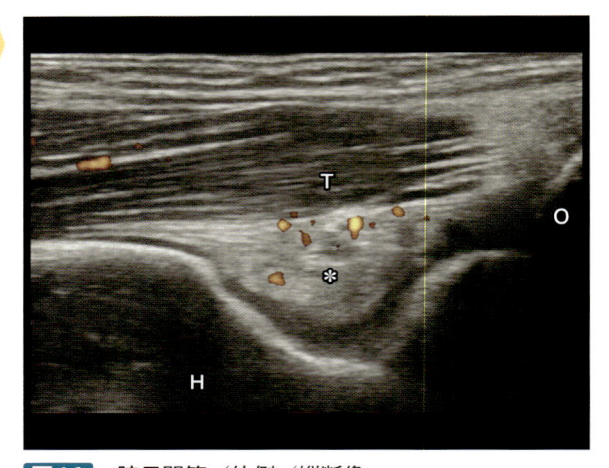

図16 腕尺関節／伸側／縦断像
脂肪織（＊）内の血流増加を認めるが，滑膜肥厚に一致した血流シグナルを伴わない．図2のパワードプラ
T：上腕三頭筋，O：肘頭，H：上腕骨

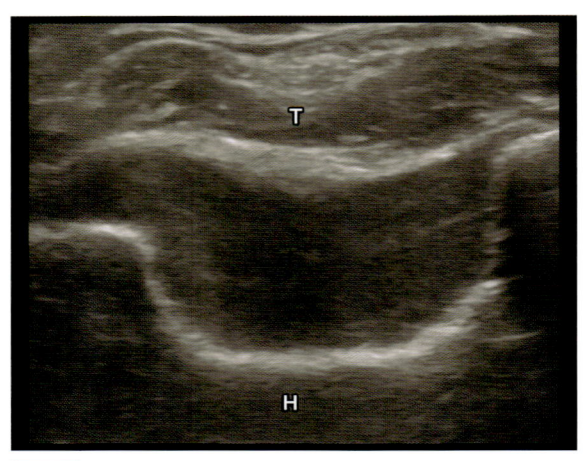

図17 腕尺関節／伸側／横断像
右肘頭窩の滑膜肥厚に血流シグナルを伴わない
T：上腕三頭筋，H：上腕骨

軽度

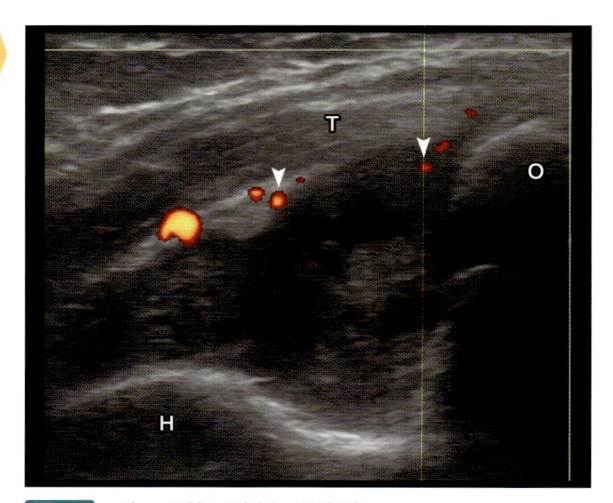

図18 腕尺関節／伸側／縦断像
上腕三頭筋直下に点状の血流シグナルを認める（▷）
T：上腕三頭筋，H：上腕骨，O：肘頭

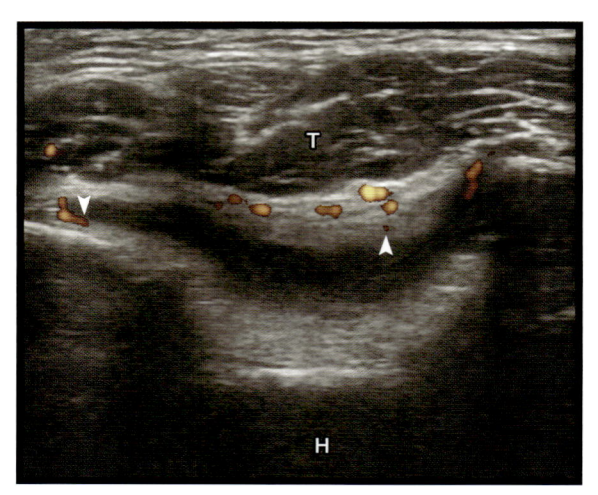

図19 腕尺関節／伸側／横断像
右肘頭窩の滑膜肥厚の一部に点状の血流シグナルを認める（▷）
T：上腕三頭筋，H：上腕骨

（パワードプラ 軽度つづき）

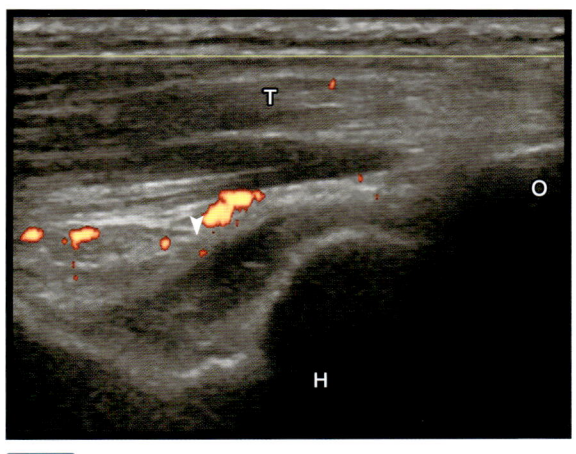

図20 腕尺関節／伸側／縦断像
脂肪織内の血流シグナルに加え，滑膜肥厚の一部に点状の血流シグナルを認める（▷）
T：上腕三頭筋，O：肘頭，H：上腕骨

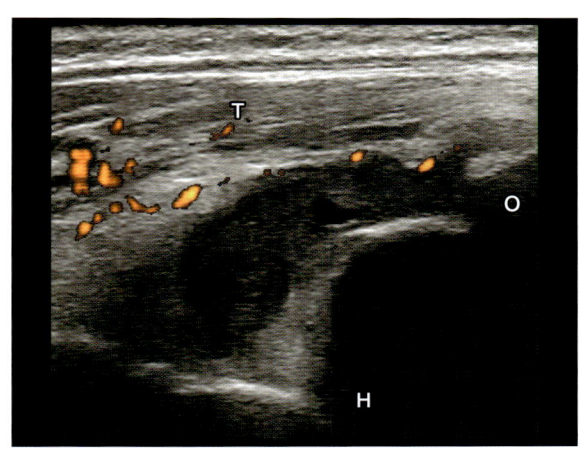

図21 腕尺関節／伸側／縦断像
脂肪織および滑膜肥厚の一部に点状の血流シグナルを認める
T：上腕三頭筋，O：肘頭，H：上腕骨

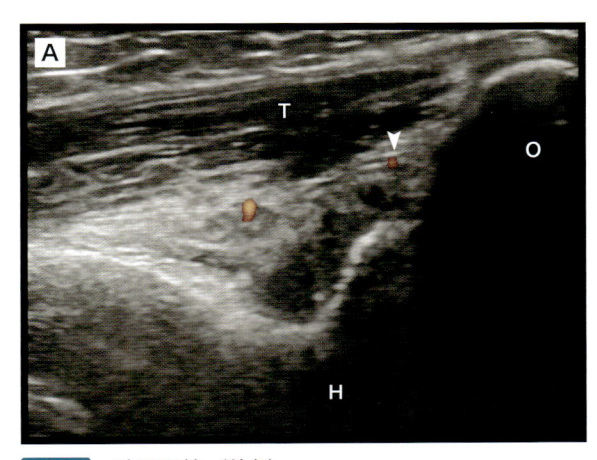

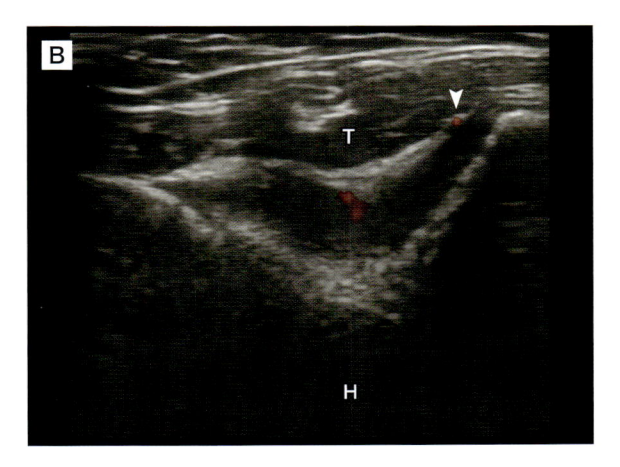

図22 腕尺関節／伸側
A）右腕尺関節伸側の縦断像．滑膜肥厚の一部に点状の血流シグナルを認める（▷）．B）横断像．肘頭窩のやや滑車寄りの断面．滑膜肥厚の一部に点状の血流シグナルを認める（▷）．図3のパワードプラ
T：上腕三頭筋，O：肘頭，H：上腕骨

中等度

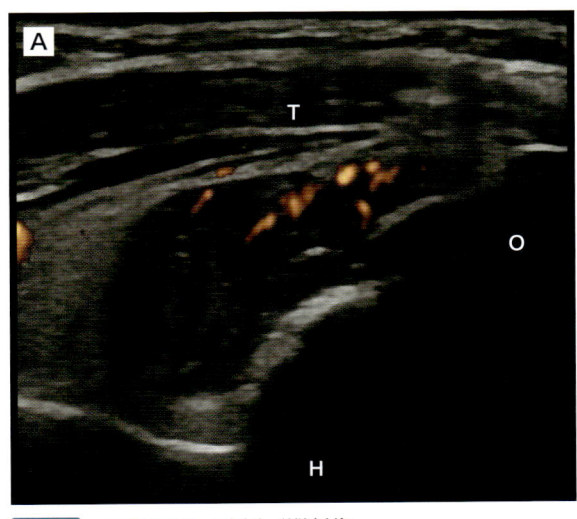

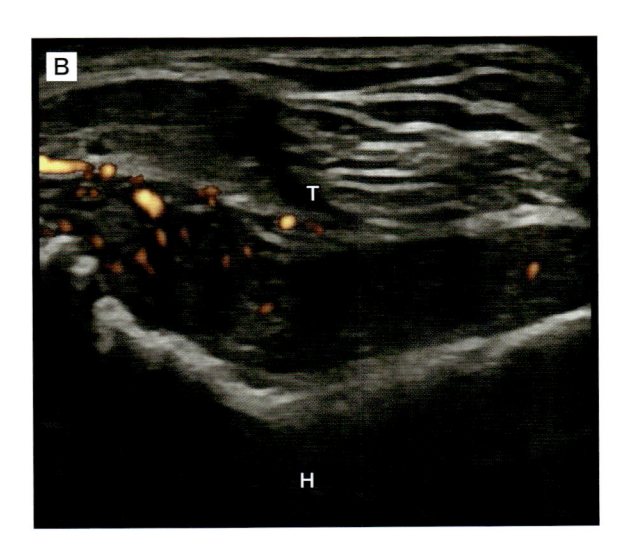

図23 腕尺関節／伸側／縦断像
A）左腕尺関節伸側の縦断像．肥厚した滑膜の一部に血流シグナルを認める．B）横断像．肘頭窩の滑車寄りの断面．肥厚した滑膜に点状の血流シグナルが散見される
T：上腕三頭筋，O：肘頭，H：上腕骨

（パワードプラ 中等度つづき）

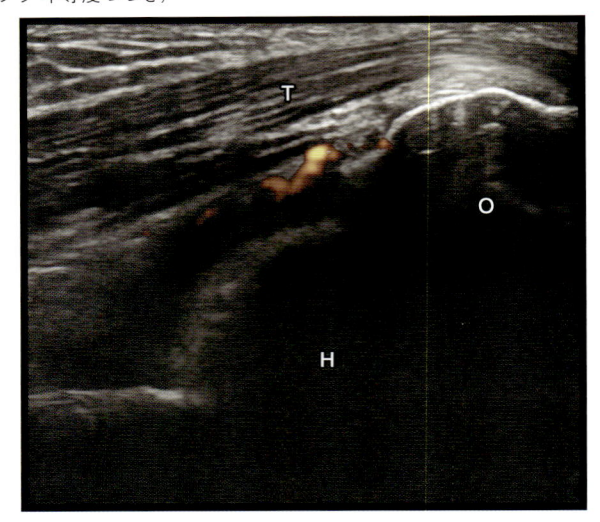

図24 腕尺関節／伸側／縦断像
肥厚した滑膜の一部に血流シグナルを認める
T：上腕三頭筋，O：肘頭，H：上腕骨

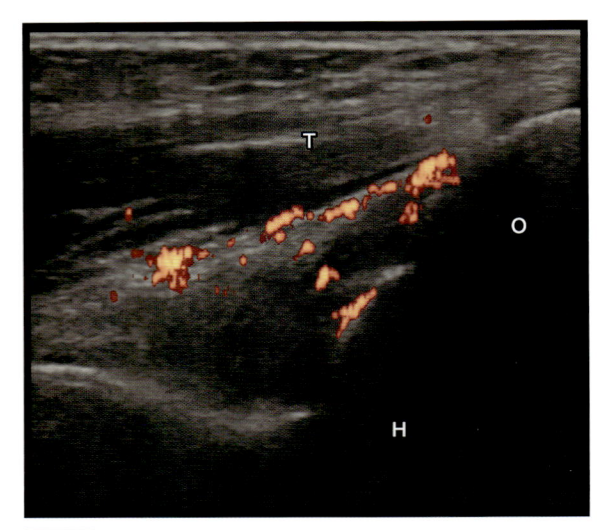

図25 腕尺関節／伸側／縦断像
肥厚した滑膜の一部に血流シグナルを認める
T：上腕三頭筋，O：肘頭，H：上腕骨

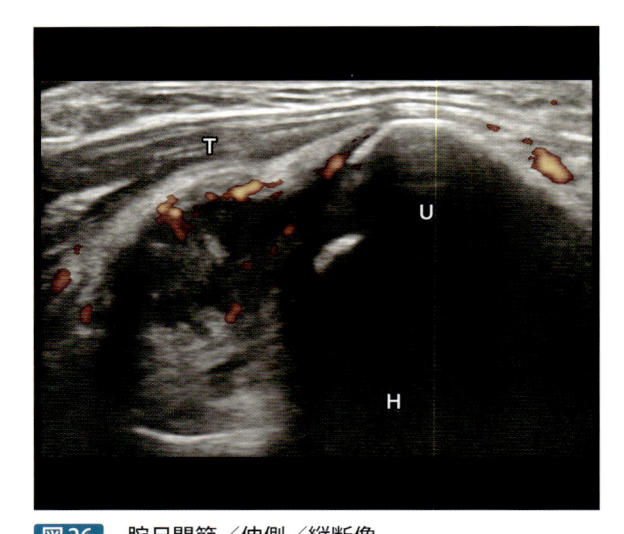

図26 腕尺関節／伸側／縦断像
やや顆部寄りの断面．滑膜肥厚の表在部分中心に血流シグナルを認める
T：上腕三頭筋，U：尺骨，H：上腕骨

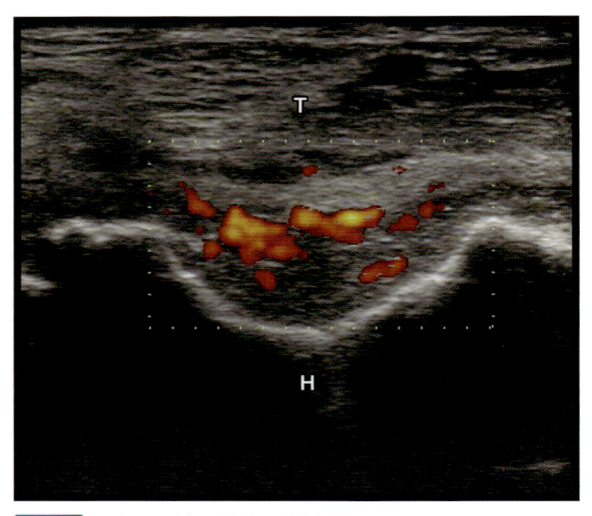

図27 腕尺関節／伸側／横断像
左肘頭窩のやや滑車寄りの断面．肥厚した滑膜に血流シグナルを認める
T：上腕三頭筋，H：上腕骨

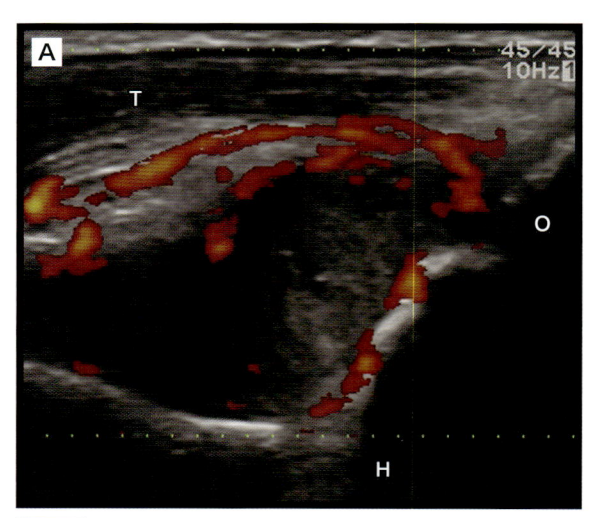

図28 腕尺関節／伸側
A）右腕尺関節伸側の縦断像．高度に肥厚した滑膜の表在部分に血流シグナルを認める．深部はアーチファクト．B）横断像．肥厚した滑膜に血流シグナルを認める．深部の点状シグナルはアーチファクト．図10のパワードプラ
T：上腕三頭筋，O：肘頭，H：上腕骨

高度

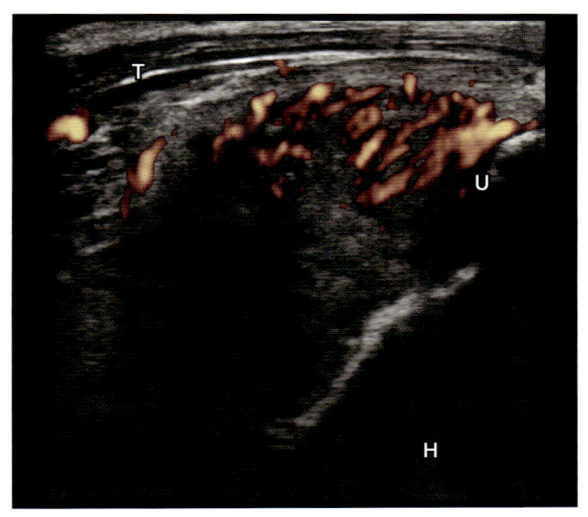

図29　腕尺関節／伸側／縦断像
やや顆部寄りの断面．高度に肥厚した滑膜の表在部分に血流シグナルを認める
T：上腕三頭筋，U：尺骨，H：上腕骨

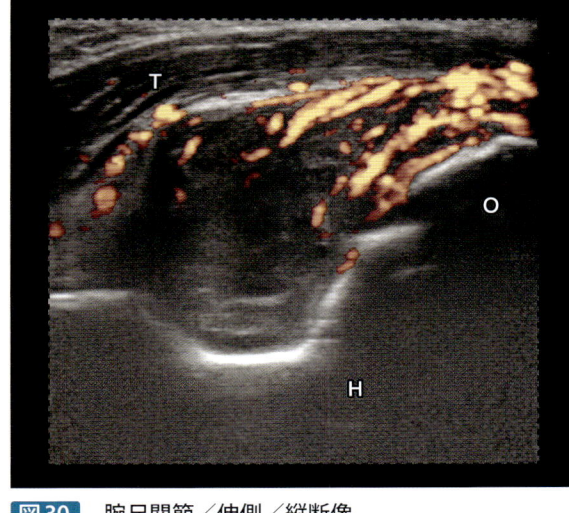

図30　腕尺関節／伸側／縦断像
高度に肥厚した滑膜の表在部分に血流シグナルを認める．図11のパワードプラ
T：上腕三頭筋，O：肘頭，H：上腕骨

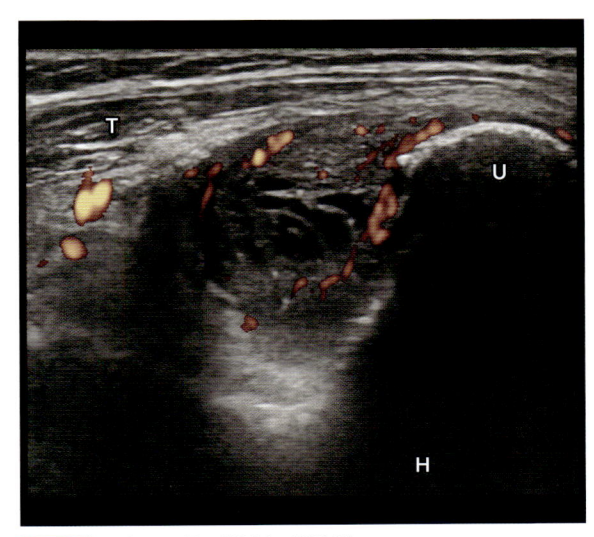

図31　腕尺関節／伸側／縦断像
顆部寄りの断面．高度に肥厚した滑膜の表在部分に血流シグナルを認める．図12のパワードプラ
T：上腕三頭筋，U：尺骨，H：上腕骨

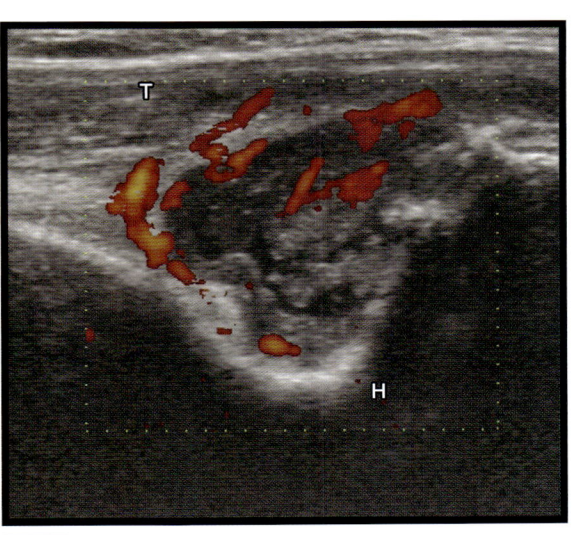

図32　腕尺関節／伸側／縦断像
顆部寄りの断面．図13のパワードプラ
T：上腕三頭筋，H：上腕骨

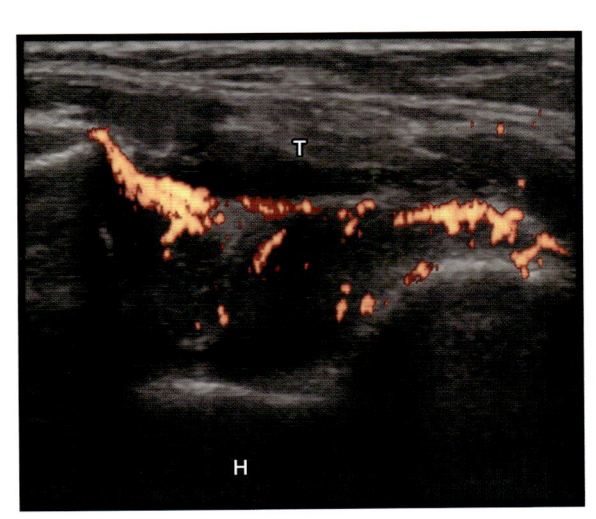

図33　腕尺関節／伸側／横断像
左肘頭窩の滑膜肥厚に一致して血流シグナルを認める
T：上腕三頭筋，H：上腕骨

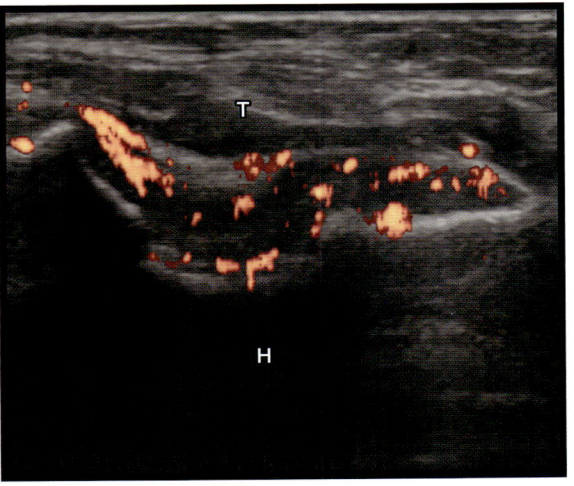

図34　腕尺関節／伸側／横断像
左肘頭窩の滑車寄りの断面
T：上腕三頭筋，H：上腕骨

4 肩関節

観察部位

1. 上腕二頭筋長頭腱
2. 三角筋下滑液包
3. 肩峰下滑液包
4. 肩甲上腕関節

[1] 上腕二頭筋長頭腱

上腕二頭筋長頭腱／横断像

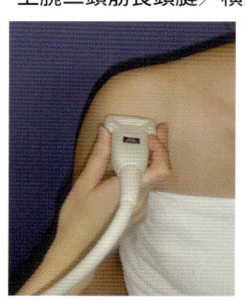

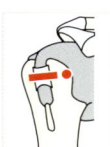

- 横断像において大結節，小結節からなる上腕骨の結節間溝をランドマークに描出される上腕二頭筋長頭腱を，近位から遠位にかけて横断像，縦断像で網羅的に観察する
- 滑膜肥厚，滑液貯留はびまん性ないし限局性に検出される
- 腱鞘の遠位には健常者でも少量の滑液貯留を認めうる

Bモード

正常像

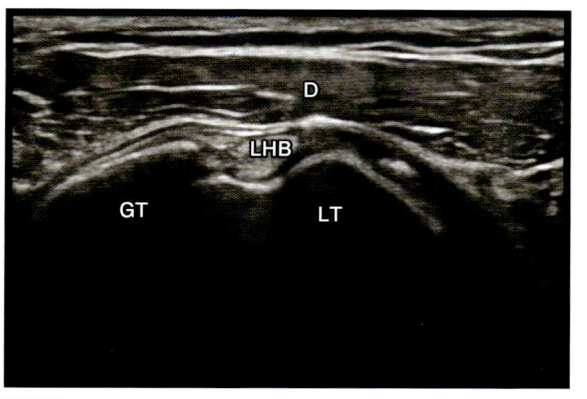

図1 上腕二頭筋長頭腱／横断像
右上腕骨結節間溝に腱横断像が描出され，滑膜肥厚または滑液貯留を認めない
D：三角筋，LHB：上腕二頭筋長頭腱，GT：大結節，LT：小結節

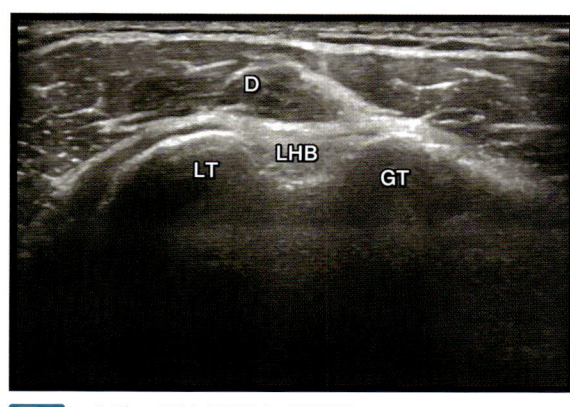

図2 上腕二頭筋長頭腱／横断像
左上腕骨結節間溝に腱横断像が描出され，滑膜肥厚または滑液貯留を認めない
D：三角筋，LT：小結節，LHB：上腕二頭筋長頭腱，GT：大結節

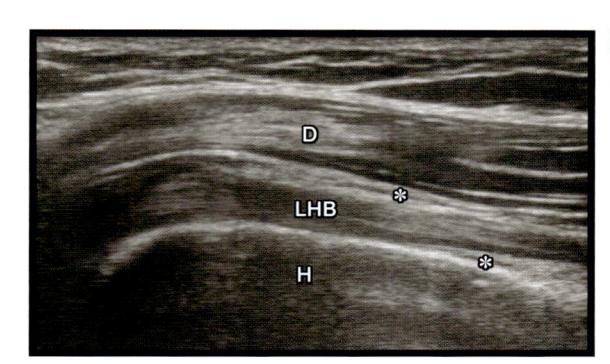

図3 上腕二頭筋長頭腱／縦断像
腱周囲にわずかに正常腱鞘滑液（＊）が描出される
D：三角筋，LHB：上腕二頭筋長頭腱，H：上腕骨

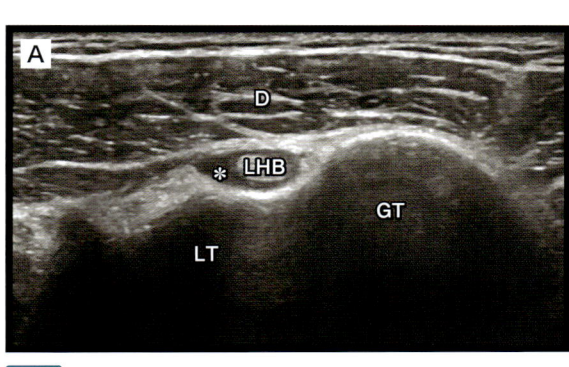

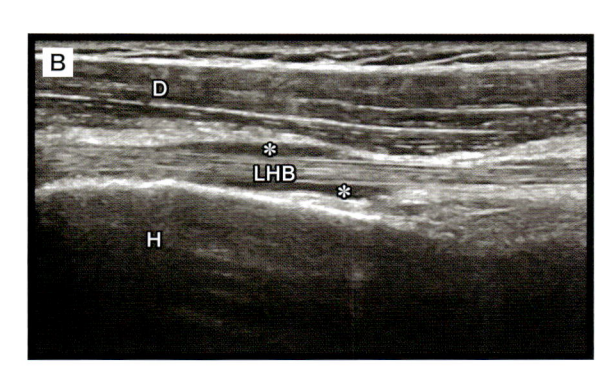

軽度

図4 上腕二頭筋長頭腱
A）横断像．左上腕二頭筋長頭腱周囲に滑膜肥厚または滑液貯留（＊）を認める．B）縦断像．腱周囲に滑膜肥厚または滑液貯留（＊）を認める
D：三角筋，LHB：上腕二頭筋長頭腱，LT：小結節，GT：大結節，H：上腕骨

（Bモード 軽度つづき）

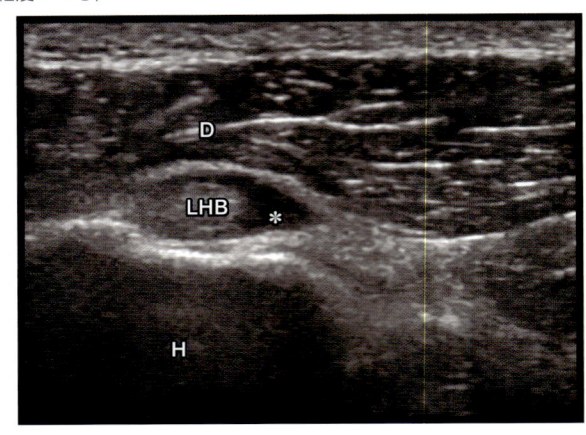

図5 上腕二頭筋長頭腱／横断像
右上腕二頭筋長頭腱やや遠位寄りの断面．周囲に滑膜肥厚または滑液貯留（＊）を認める．図23のBモード
D：三角筋，LHB：上腕二頭筋長頭腱，H：上腕骨

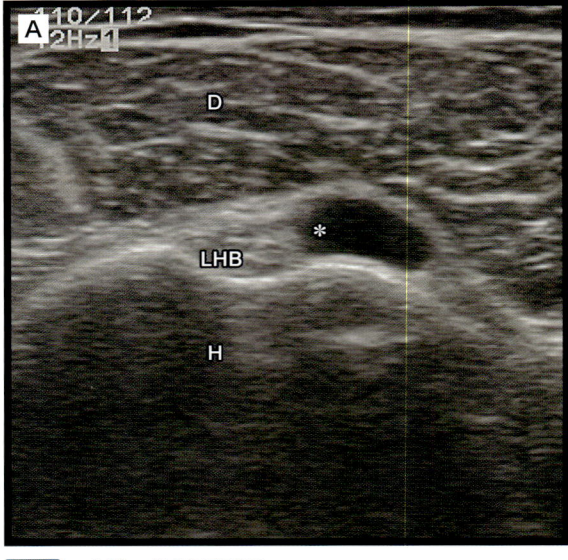

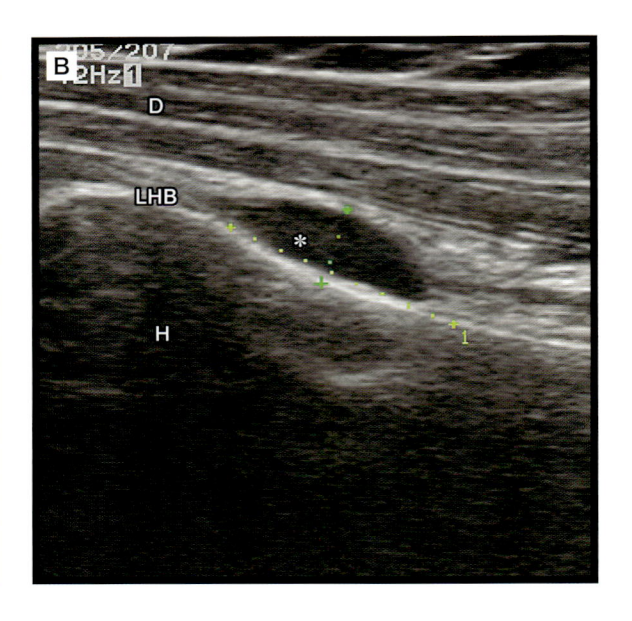

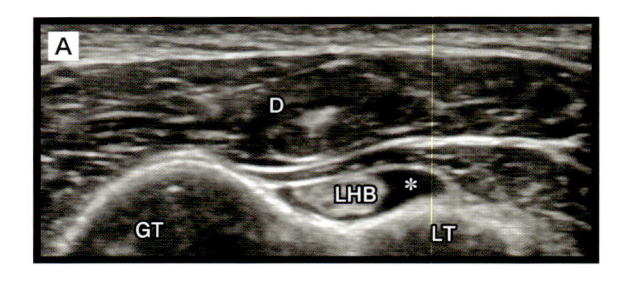

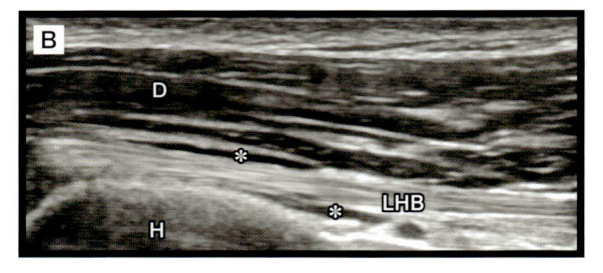

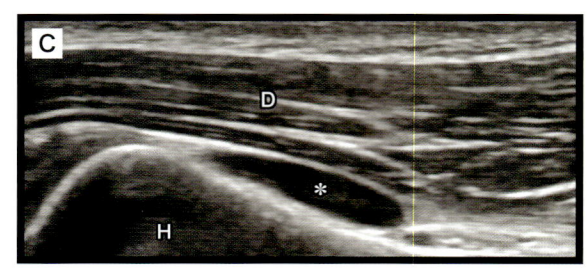

図6 上腕二頭筋長頭腱
A）横断像．右上腕二頭筋長頭腱周囲に滑膜肥厚または滑液貯留（＊）を認める．B）縦断像．やや腱鞘辺縁寄りの断面．限局して滑膜肥厚または滑液貯留（＊）を認める
D：三角筋，LHB：上腕二頭筋長頭腱，H：上腕骨

図7 上腕二頭筋長頭腱
A）横断像．右上腕二頭筋長頭腱周囲に滑膜肥厚または滑液貯留（＊）を認める．B）縦断像．C）縦断像（Bより腱鞘の辺縁寄り）．各断面を総合的に評価し軽度と判定．図15のBモード
D：三角筋，LHB：上腕二頭筋長頭腱，GT：大結節，LT：小結節，H：上腕骨

中等度

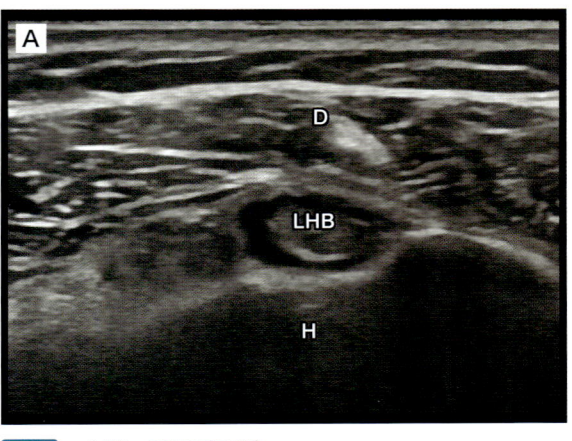

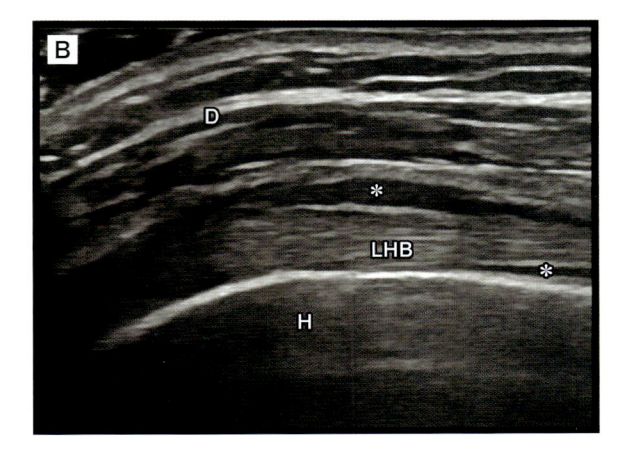

図8 上腕二頭筋長頭腱
A）横断像．左上腕二頭筋長頭腱やや遠位よりの断面．腱周囲に滑膜肥厚または滑液貯留を認める．B）縦断像．広範囲に滑膜肥厚または滑液貯留を認める．　図21のBモード
D：三角筋，LHB：上腕二頭筋長頭腱，H：上腕骨

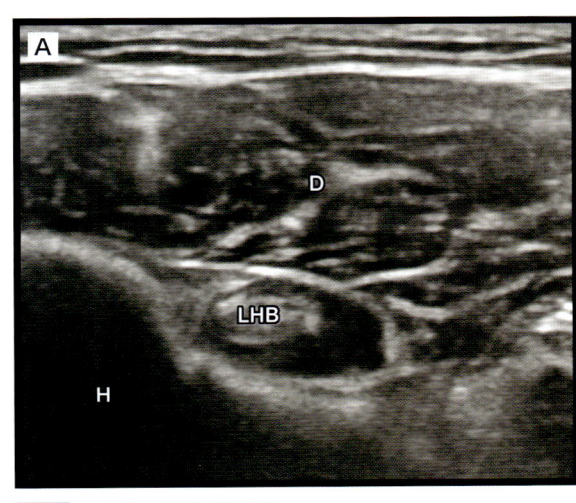

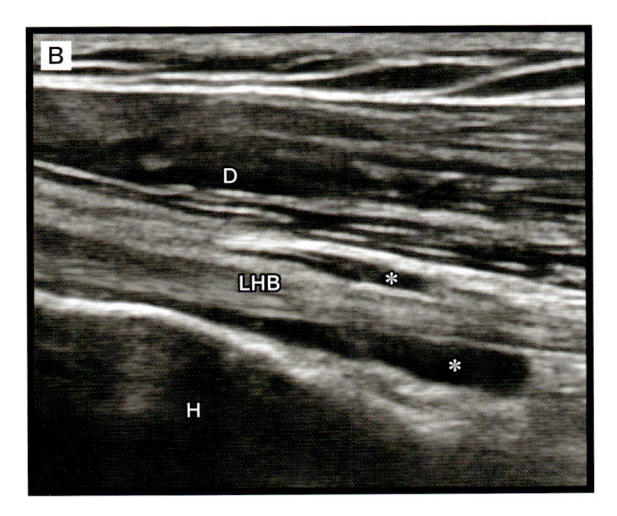

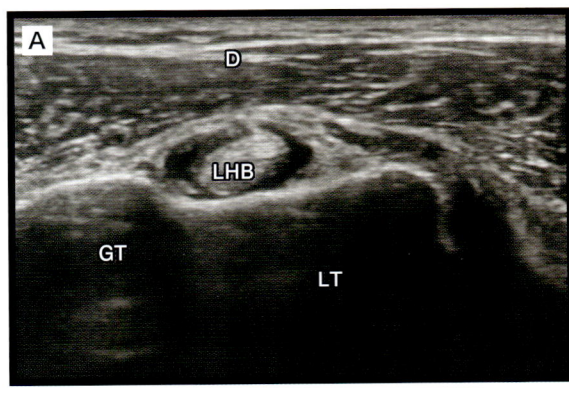

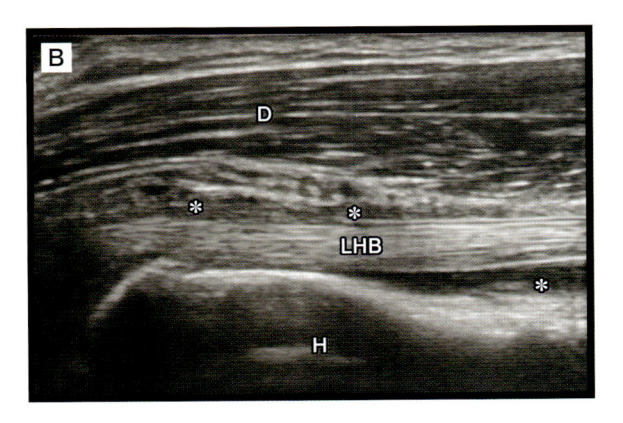

図9 上腕二頭筋長頭腱
A）横断像．右上腕二頭筋長頭腱やや遠位寄りの断面．腱周囲に滑膜肥厚および滑液貯留を認める．B）縦断像．腱周囲に滑膜肥厚および滑液貯留（＊）を認める
D：三角筋，LHB：上腕二頭筋長頭腱，H：上腕骨

図10 上腕二頭筋長頭腱
A）横断像．右上腕二頭筋長頭腱周囲に滑膜肥厚および滑液貯留を認める．B）縦断像．比較的広範に滑膜肥厚および滑液貯留を認める（＊）
D：三角筋，LHB：上腕二頭筋長頭，GT：大結節，LT：小結節，H：上腕骨

(Bモード 中等度つづき)

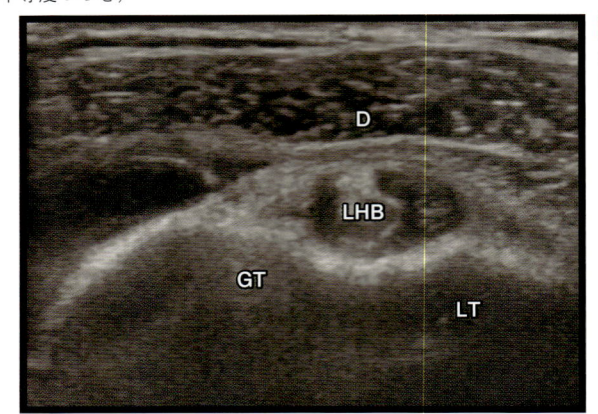

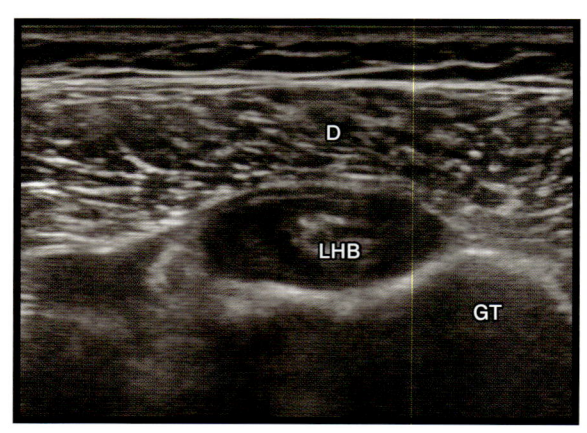

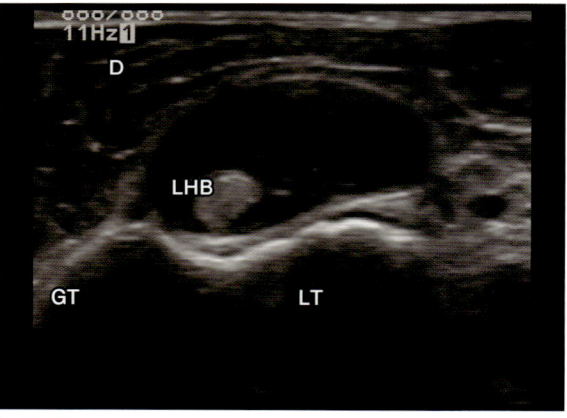

図11 上腕二頭筋長頭腱／横断像
右上腕二頭筋長頭腱周囲に滑膜肥厚および滑液貯留を認める
D：三角筋，LHB：上腕二頭筋長頭腱，GT：大結節，LT：小結節

高度

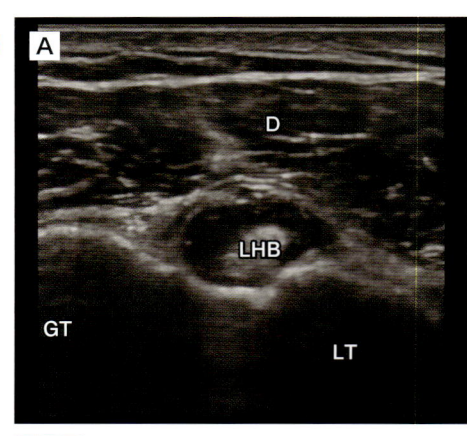

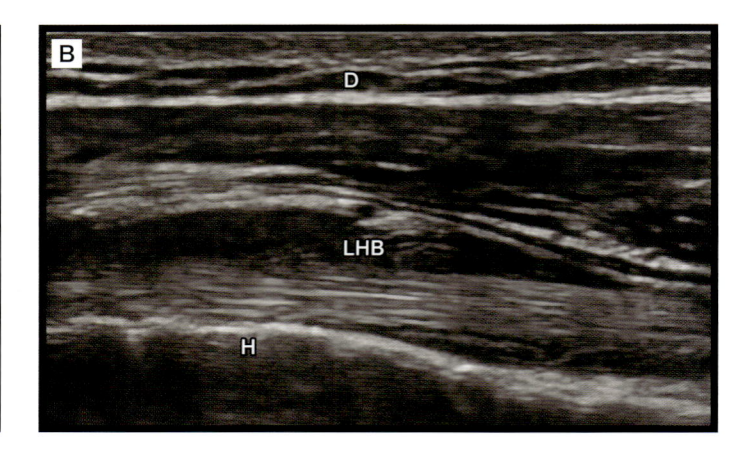

図12 上腕二頭筋長頭腱
A）横断像．右上腕二頭筋長頭腱の全周囲に滑膜肥厚および滑液貯留を認める．B）縦断像．広範囲に滑膜肥厚および滑液貯留を認める．図29のBモード
D：三角筋，LHB：上腕二頭筋長頭腱，GT：大結節，LT：小結節，H：上腕骨

図13 上腕二頭筋長頭腱／横断像
やや斜めの横断像．左上腕二頭筋長頭腱の全周囲に滑膜肥厚および滑液貯留を認める
D：三角筋，LHB：上腕二頭筋長頭腱，GT：大結節

図14 上腕二頭筋長頭腱／横断像
右上腕二頭筋長頭腱周囲に著明な滑膜肥厚および滑液貯留を認める．図24のBモード
D：三角筋，LHB：上腕二頭筋長頭腱，GT：大結節，LT：小結節

パワードプラ

正常像

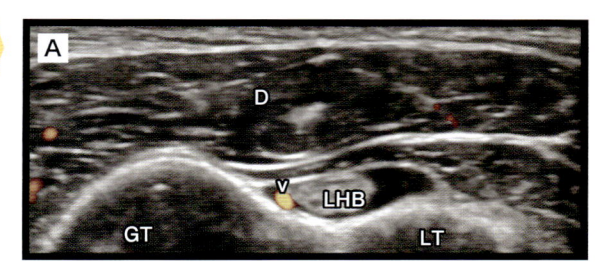

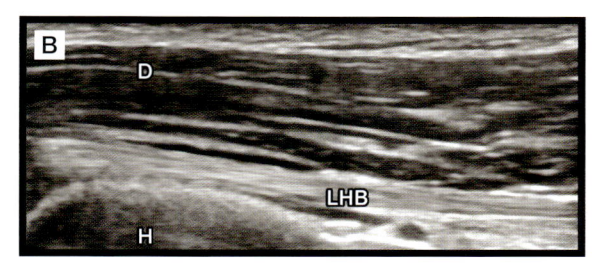

図15 上腕二頭筋長頭腱
A）横断像．右上腕二頭筋長頭腱に接して正常血管（v）の血流シグナルを認める．B）縦断像．血流シグナルを認めない．C）縦断像（Bより腱鞘の辺縁寄り）．拡張した腱鞘内（＊）に血流シグナルを認めない．図7のパワードプラ
D：三角筋，GT：大結節，LHB：上腕二頭筋長頭腱，LT：小結節，H：上腕骨

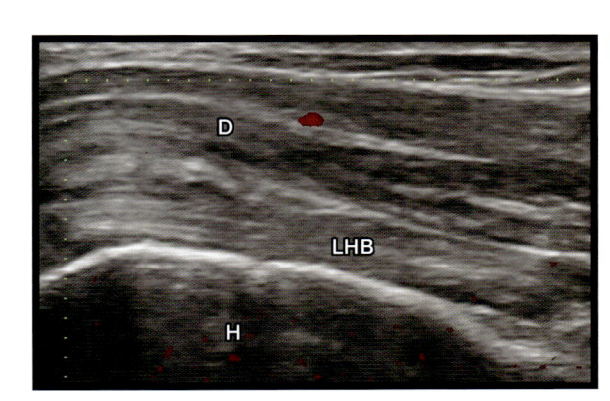

図16 上腕二頭筋長頭腱／縦断像
三角筋内の正常血管血流シグナルを認めるのみ
D：三角筋，LHB：上腕二頭筋長頭，H：上腕骨

軽度

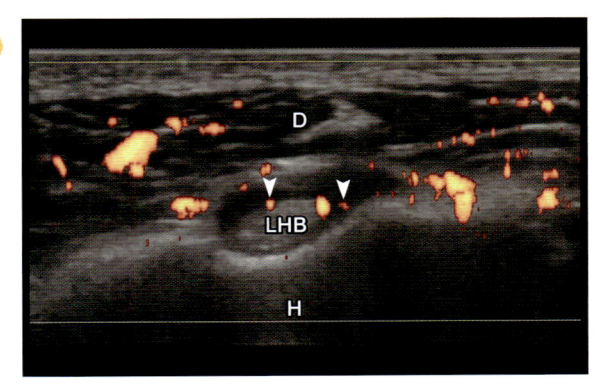

図17 上腕二頭筋長頭腱／横断像
右上腕二頭筋長頭腱やや遠位寄りの断面．腱周囲に点状の血流シグナルを認める．（▷）腱鞘外のシグナルはアーチファクト
D：三角筋，LHB：上腕二頭筋長頭腱，H：上腕骨

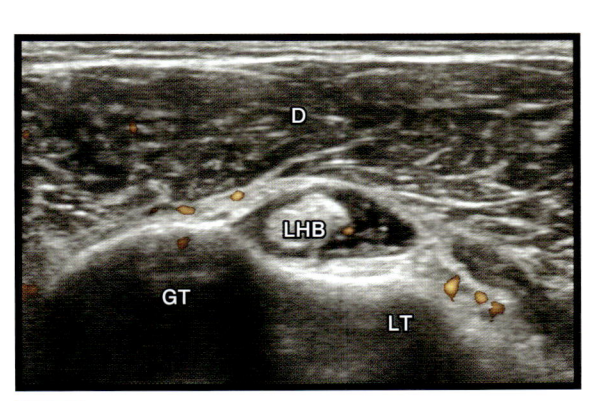

図18 上腕二頭筋長頭腱／横断像
右上腕二頭筋長頭腱鞘内に点状の血流シグナルを認める
D：三角筋，LHB：上腕二頭筋長頭腱，GT：大結節，LT：小結節

（パワードプラ 軽度つづき）

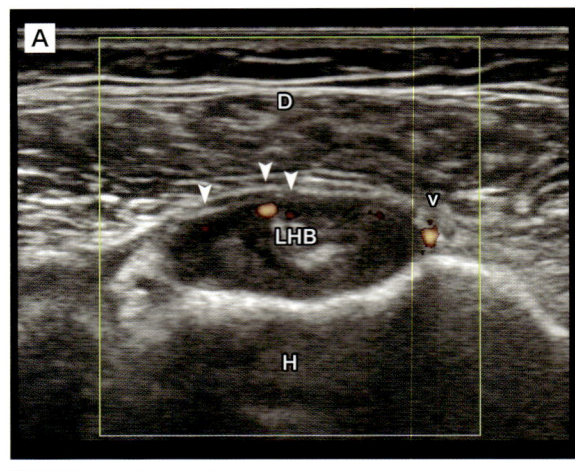

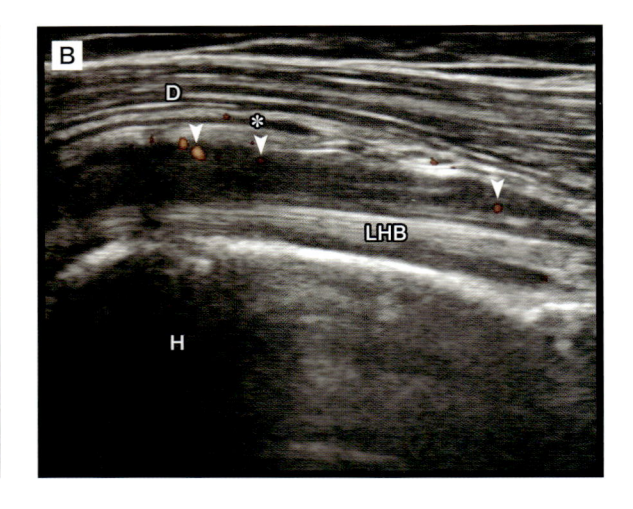

図19 上腕二頭筋長頭腱
A）横断像．左上腕二頭筋長頭やや遠位寄りの断面．腱鞘内に点状の血流シグナルを認める（▷）．B）縦断像．腱鞘滑膜肥厚に伴い点状の血流シグナルを認める（▷）
D：三角筋，LHB：上腕二頭筋長頭腱，v：正常血管，H：上腕骨，＊：三角筋下滑液包

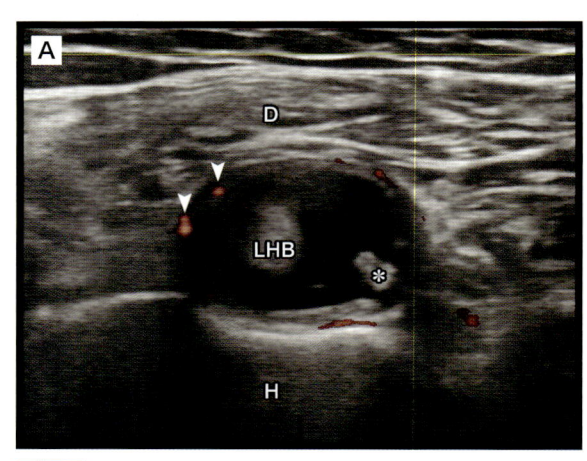

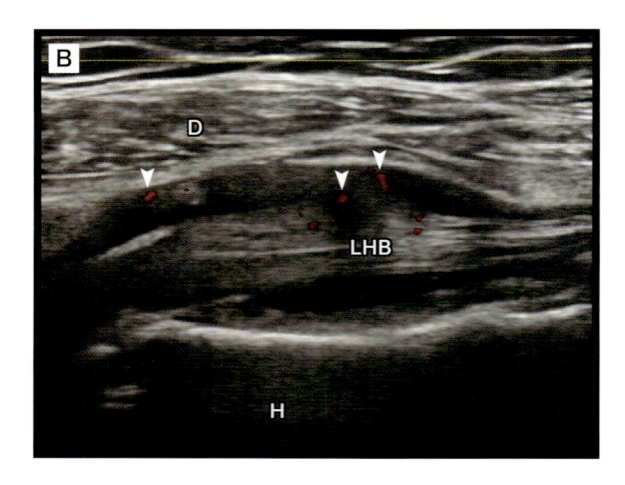

図20 上腕二頭筋長頭腱
A）横断像．右上腕二頭筋長頭腱やや遠位寄りの断面．腱鞘内に点状の血流シグナルを認める（▷）．一部絨毛様の滑膜肥厚（＊）を認める．B）縦断像．腱鞘内，腱内に点状の血流シグナルを認める（▷）
D：三角筋，LHB：上腕二頭筋長頭腱，H：上腕骨

中等度

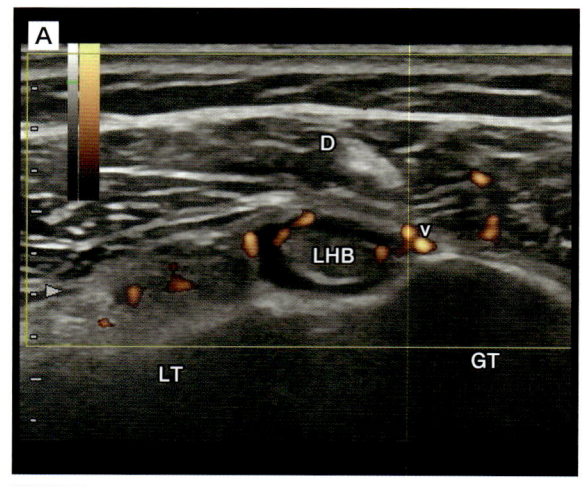

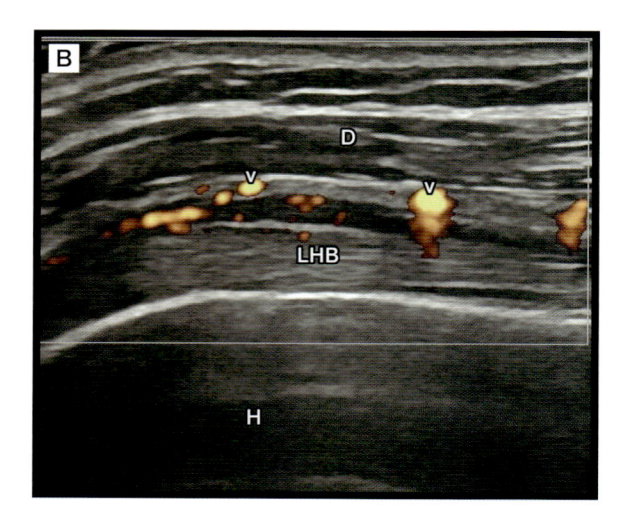

図21 上腕二頭筋長頭腱
A）横断像．左上腕二頭筋長頭腱周囲に血流シグナルを認める．B）縦断像．点状，索状の血流シグナルが散見される．図8のパワードプラ
D：三角筋，LHB：上腕二頭筋長頭，LT：小結節，GT：大結節，H：上腕骨，v：正常血管

（パワードプラ 中等度つづき）

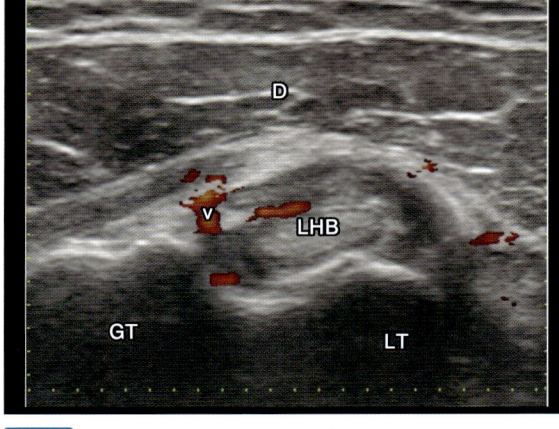

図22 上腕二頭筋長頭腱／横断像
右上腕二頭筋長頭腱周囲に血流シグナルを認める
D：三角筋，v：正常血管，LHB：上腕二頭筋長頭腱，GT：大結節，LT：小結節

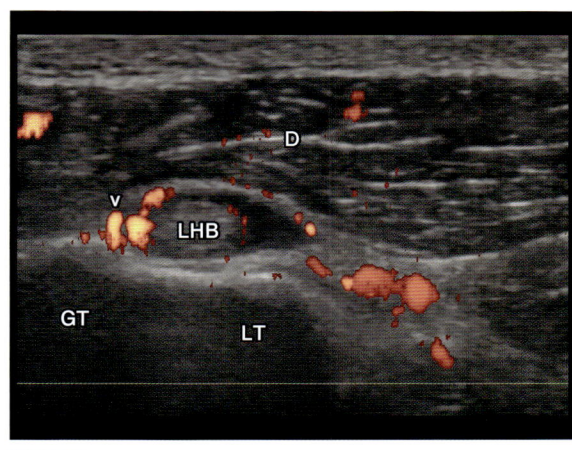

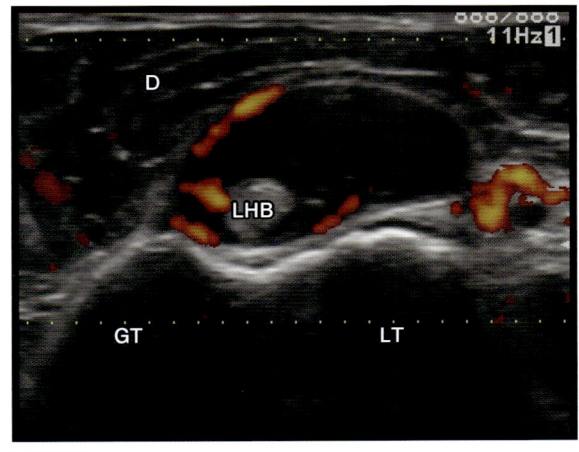

図23 上腕二頭筋長頭腱／横断像
右上腕二頭筋長頭腱周囲に血流シグナルを認める．周囲にアーチファクトを伴う．図5のパワードプラ
D：三角筋，v：正常血管，LHB：上腕二頭筋長頭腱，GT：大結節，LT：小結節

図24 上腕二頭筋長頭腱／横断像
右上腕二頭筋長頭腱周囲に血流シグナルを認める．図14のパワードプラ
D：三角筋，LHB：上腕二頭筋長頭腱，GT：大結節，LT：小結節

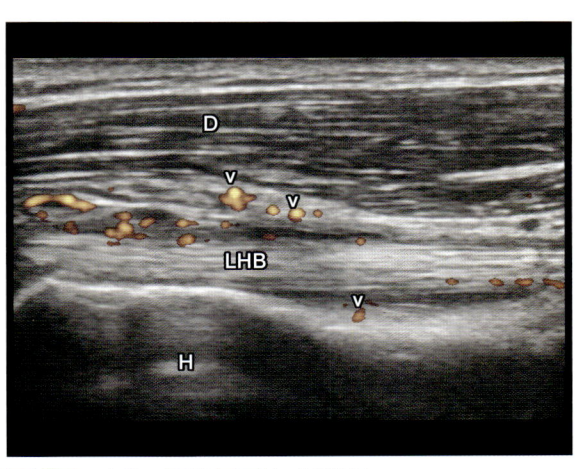

図25 上腕二頭筋長頭腱／縦断像
腱周囲に点状の血流シグナルが散見される
D：三角筋，v：正常血管，LHB：上腕二頭筋長頭腱，H：上腕骨

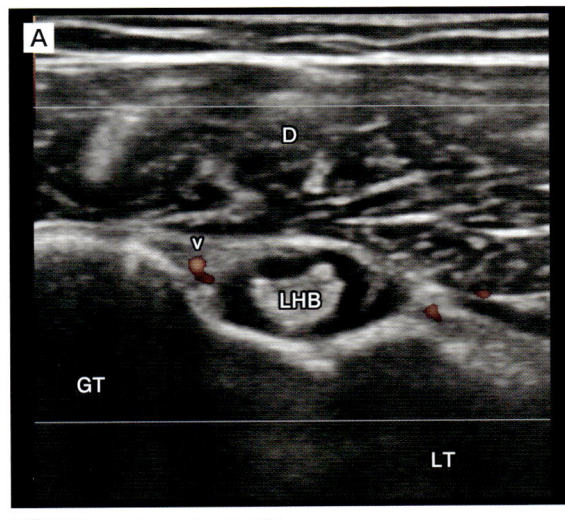

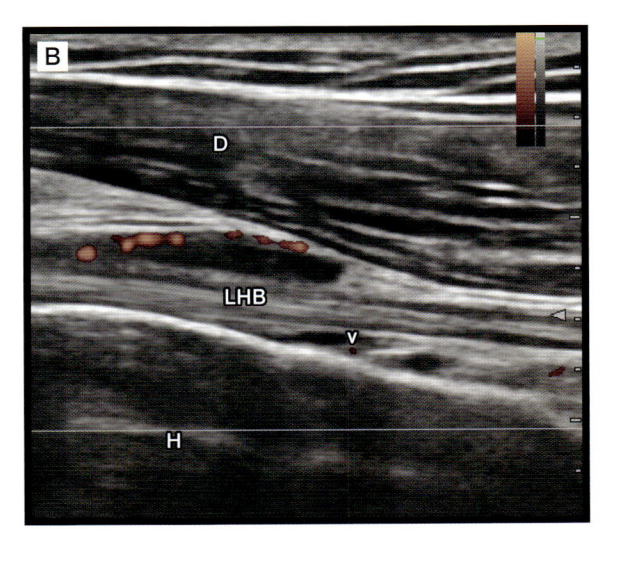

図26 上腕二頭筋長頭腱
A）横断像．右上腕二頭筋長頭腱横断面にて腱周囲に有意な血流シグナルを認めない．B）縦断像．同断面では腱周囲に血流シグナルが散見される
D：三角筋，v：正常血管，LHB：上腕二頭筋長頭腱，GT：大結節，LT：小結節，H：上腕骨

（パワードプラ 中等度つづき）

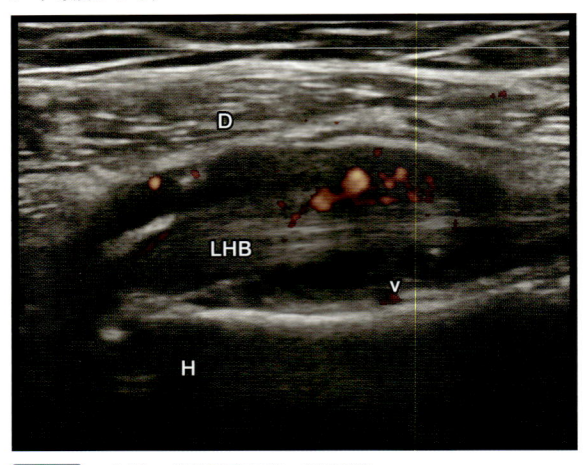

図27 上腕二頭筋長頭腱／縦断像
腱周囲に血流シグナルを認める
D：三角筋, LHB：上腕二頭筋長頭腱, v：正常血管, H：上腕骨

memo

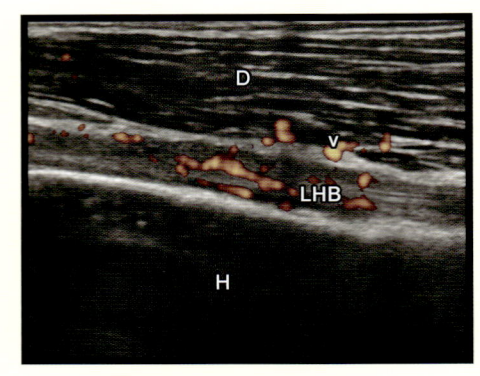

上腕二頭筋長頭腱／縦断像（高度）
やや遠位寄りの断面．腱および腱鞘内に血流シグナルを認める．腱鞘内の血流に加え，腱内への腱鞘滑膜の侵入や腱そのものの血流増加を反映して血流シグナルが目立つため重症度は高く判定される
D：三角筋, v：正常血管, LHB：上腕二頭筋長頭腱, H：上腕骨

高度

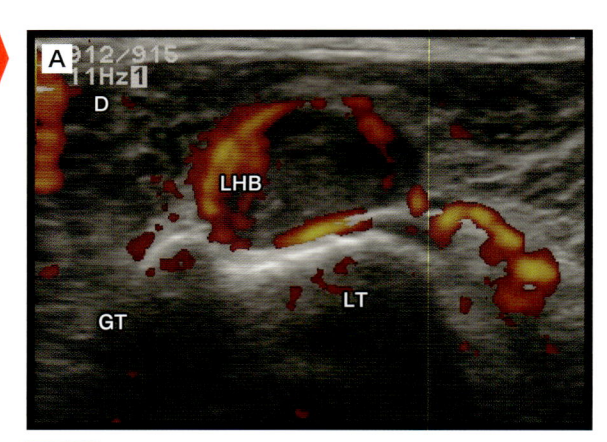

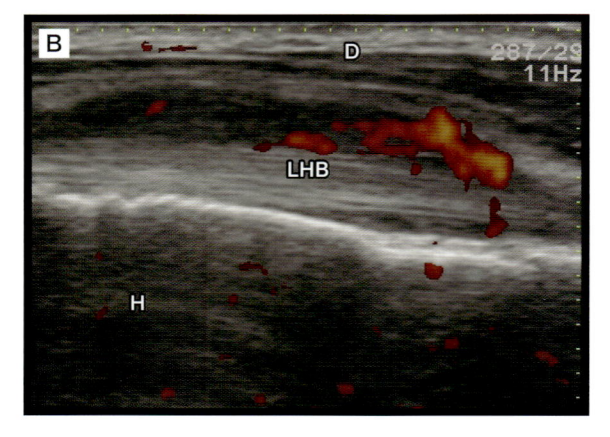

図28 上腕二頭筋長頭腱
A）横断像．右上腕二頭筋長頭腱周囲に血流シグナルを認める．ややゲインの高い画像．B）縦断像．腱鞘内に血流シグナルを認める
D：三角筋, LHB：上腕二頭筋長頭腱, GT：大結節, LT：小結節, H：上腕骨

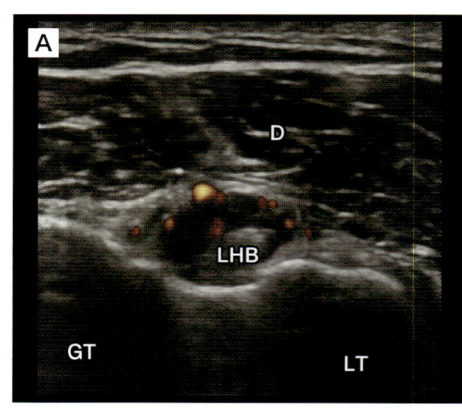

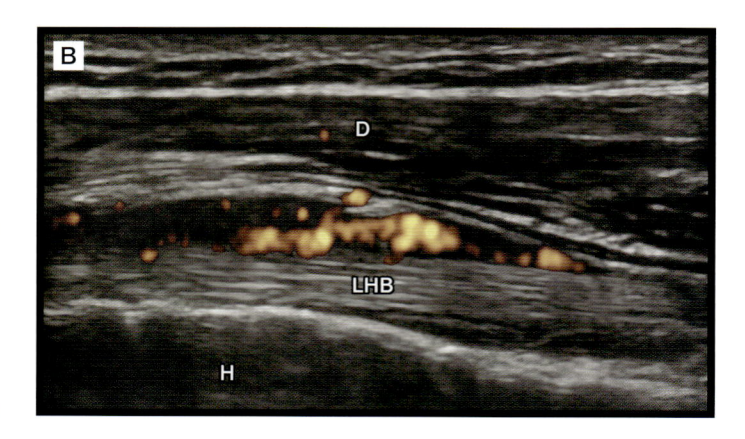

図29 上腕二頭筋長頭腱
A）横断像．右上腕二頭筋長頭腱周囲に血流シグナルを認める．B）縦断像．腱鞘内に著明な血流シグナルを認める．図12のパワードプラ
D：三角筋, LHB：上腕二頭筋長頭腱, GT：大結節, LT：小結節, H：上腕骨

> **ピットフォール**

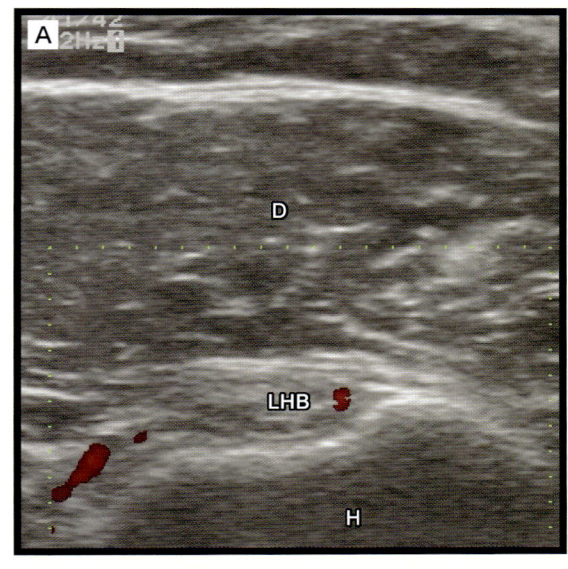

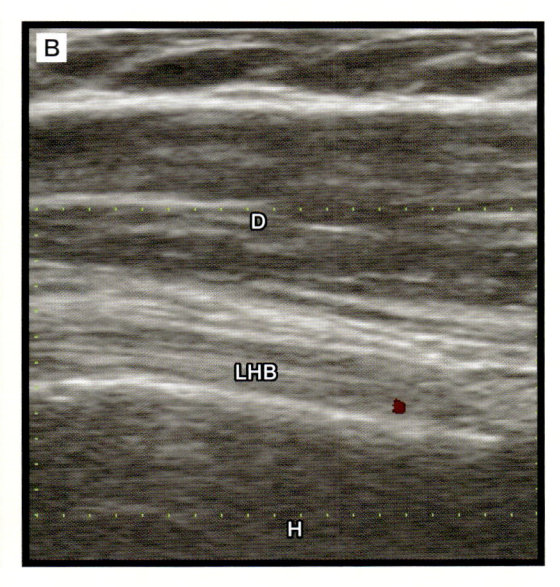

上腕二頭筋長頭腱鞘周囲の正常血管
左上腕二頭筋長頭腱の横断像（A）および縦断像（B）．いずれも正常血管の血流シグナル．上腕二頭筋長頭腱周囲には健常人でも正常血管が描出されるため，血流シグナルの部位が，Bモードで描出される肥厚した腱あるいは腱鞘滑膜肥厚の部位に一致していること，正常血管の部位を理解していることが，評価のうえで重要である
D：三角筋，LHB：上腕二頭筋長頭腱，H：上腕骨

[2] 三角筋下滑液包

三角筋下滑液包／外側

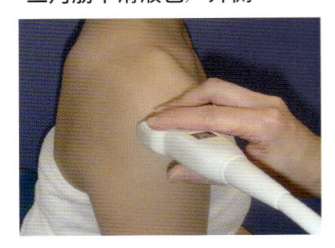

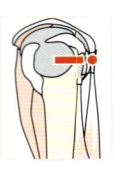

- 上腕骨側面から上腕二頭筋長頭腱の前方にかけて回旋腱板表層に広く存在する
- 滑液包の腫脹は通常肩峰下滑液包と連続している
- 腱板障害などの原因により二次的に炎症所見を呈することがある

＊回旋腱板の線維方向に沿って長軸，短軸と表記した

Bモード

正常像

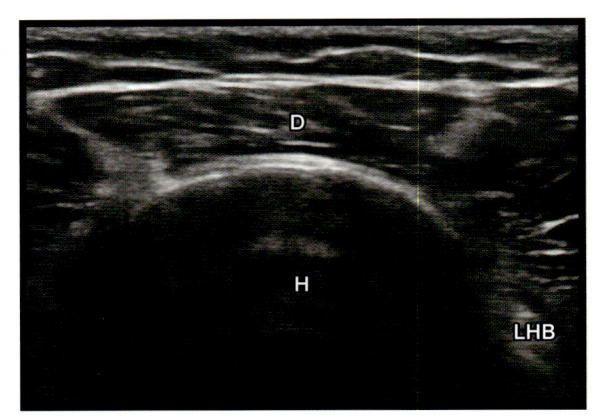

図1　三角筋下滑液包／短軸像
右上腕骨短軸近位，回旋腱板の停止部において滑液包は描出されない
D：三角筋，H：上腕骨，LHB：上腕二頭筋長頭腱

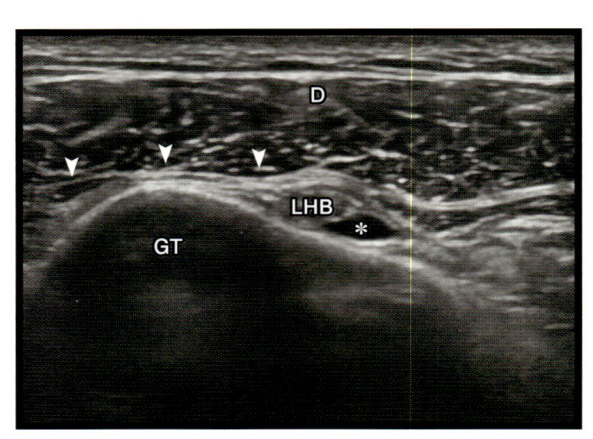

図2　三角筋下滑液包／短軸像
図1の断面より前方寄りの断面．滑液包は描出されない
D：三角筋，GT：大結節，LHB：上腕二頭筋長頭腱

図3　三角筋下滑液包／長軸像
右三角筋下にわずかに低エコーの滑液包（▷）が描出される
D：三角筋，GT：大結節，LHB：上腕二頭筋長頭腱および腱鞘（＊）

軽度

図4 三角筋下滑液包／長軸像
右三角筋下に滑液包が描出される
D：三角筋，LHB：上腕二頭筋長頭腱，GT：大結節，LT：小結節

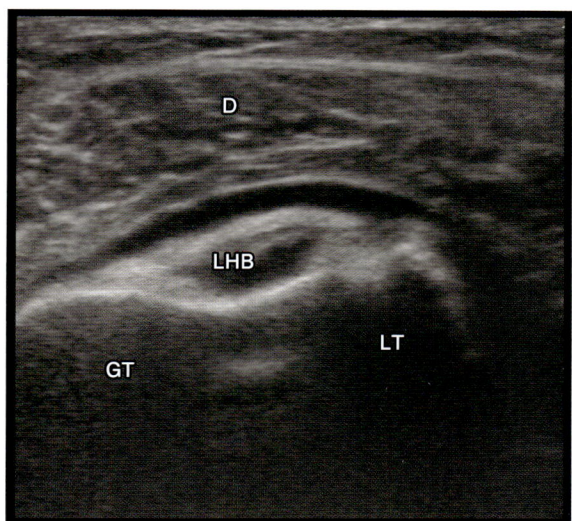

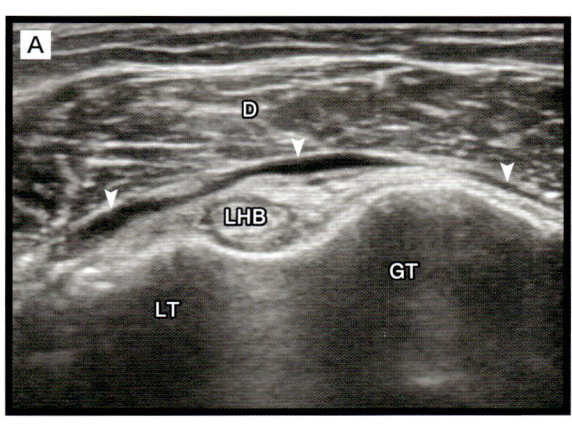

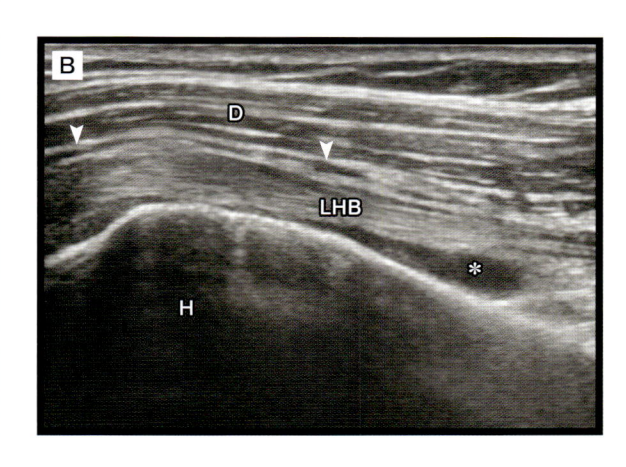

図5 三角筋下滑液包
A）長軸像．左三角筋下に広く線状に滑膜肥厚および滑液貯留（▷）が描出される．B）短軸像．上腕二頭筋長頭腱の表層，三角筋直下に線状低エコーの滑液包（▷）が描出される
D：三角筋，LHB：上腕二頭筋長頭腱および腱鞘（＊），LT：小結節，GT：大結節，H：上腕骨

中等度

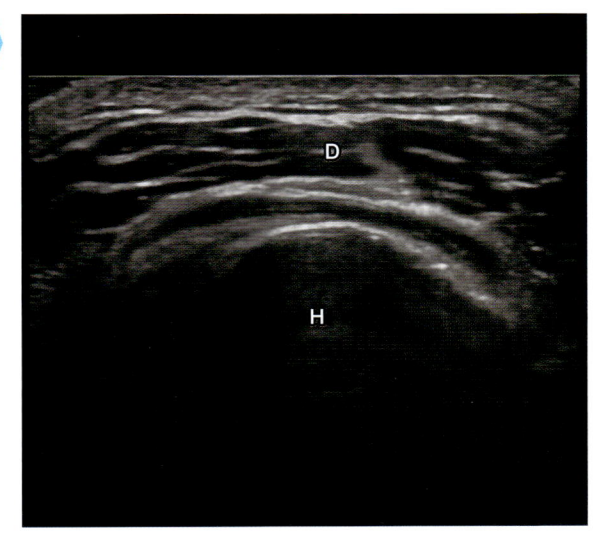

図6 三角筋下滑液包／短軸像
右上腕骨近位部側面の断面．滑膜肥厚および滑液貯留を認める．
図19のBモード
D：三角筋，H：上腕骨

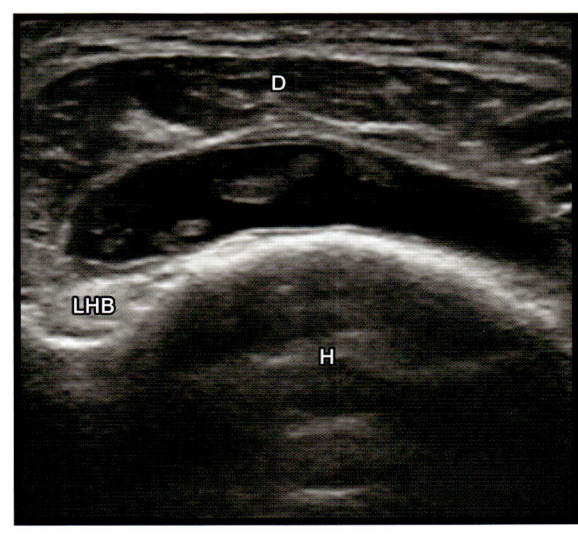

図7 三角筋下滑液包／短軸像
左三角筋下滑液包．前方から側面にかけての断面．絨毛様に増殖した滑膜および滑液貯留を認める．図20のBモード
D：三角筋，LHB：上腕二頭筋長頭腱，H：上腕骨

（Bモード 中等度つづき）

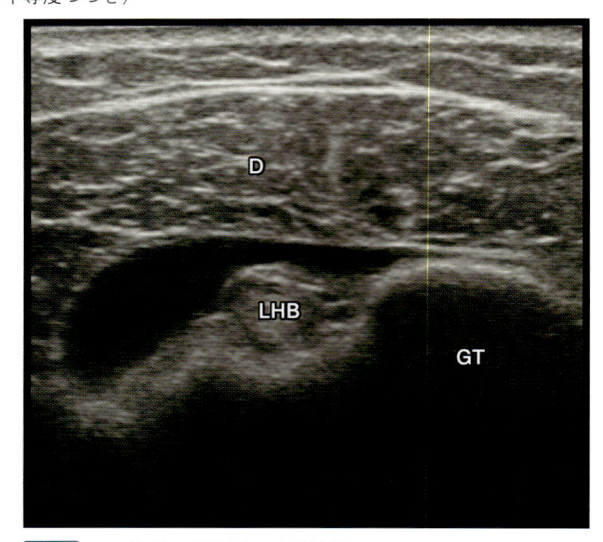

図8 三角筋下滑液包／長軸像
左上腕骨前方内側優位に滑膜肥厚および滑液貯留を認める
D：三角筋，LHB：上腕二頭筋長頭腱，GT：大結節

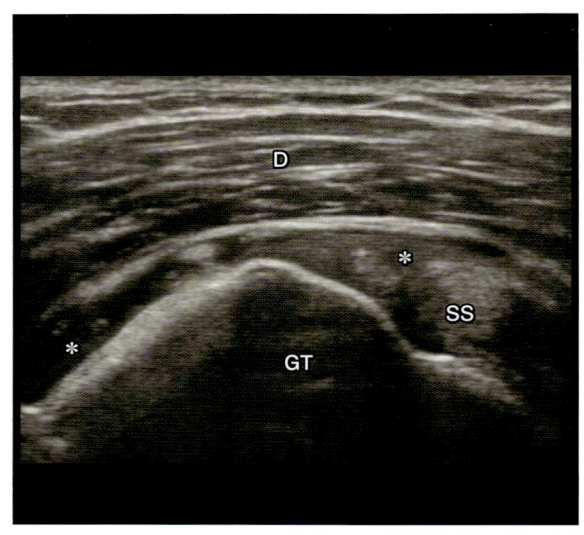

図9 三角筋下滑液包／長軸像
内側前方から外側後方にかけてのやや斜位の断面．右棘上筋腱停止部直上から後外側にかけて滑膜肥厚および滑液貯留（＊）を認める
D：三角筋，SS：棘上筋腱，GT：大結節

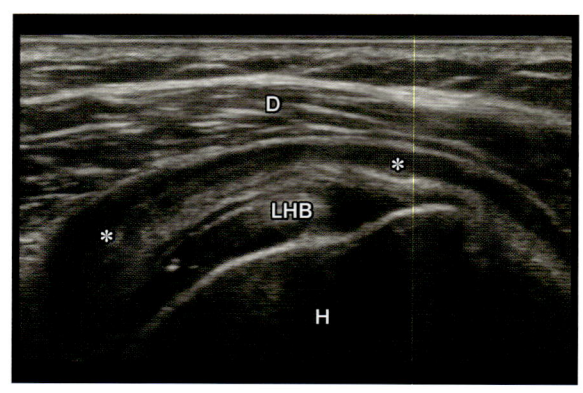

図10 三角筋下滑液包／長軸像
左上腕骨前上方の断面．三角筋下，上腕二頭筋長頭腱近位部直上に滑膜肥厚および滑液貯留（＊）を認める
D：三角筋，LHB：上腕二頭筋長頭腱，H：上腕骨

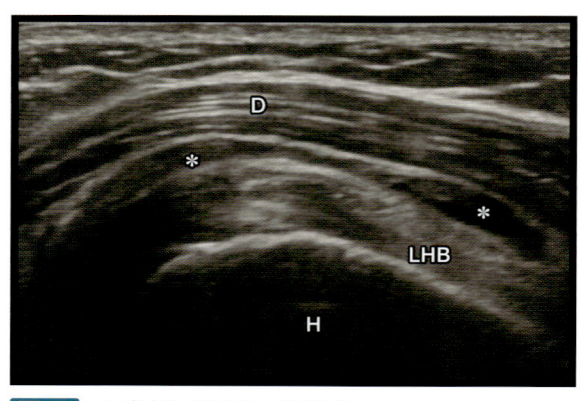

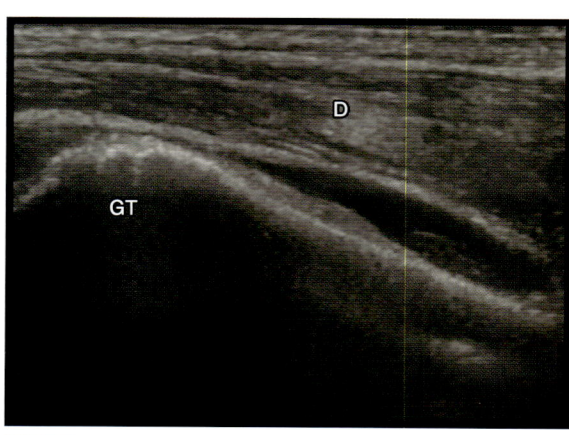

図11 三角筋下滑液包／短軸像
上腕二頭筋長頭腱の表層，三角筋下に滑膜肥厚および滑液貯留（＊）を認める．図22のBモード
D：三角筋，LHB：上腕二頭筋長頭腱，H：上腕骨

高度

図12 三角筋下滑液包／長軸像
上腕骨の外側において大結節から骨幹部まで伸長する滑膜肥厚および滑液貯留を認める
D：三角筋，GT：大結節

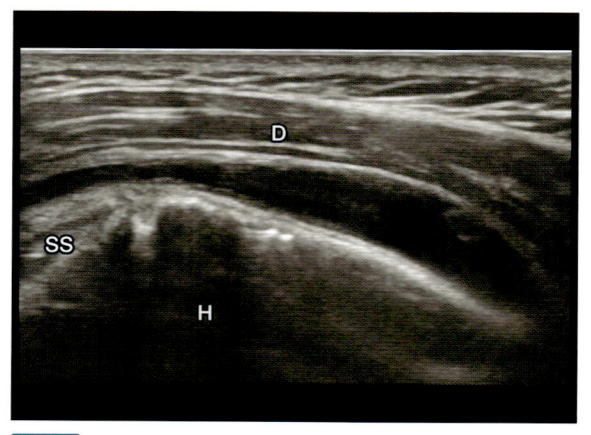

図13 三角筋下滑液包／長軸像
左上腕骨外側に伸展する滑膜肥厚および滑液貯留を広範に認める
D：三角筋，SS：棘上筋腱，H：上腕骨

(Bモード 高度つづき)

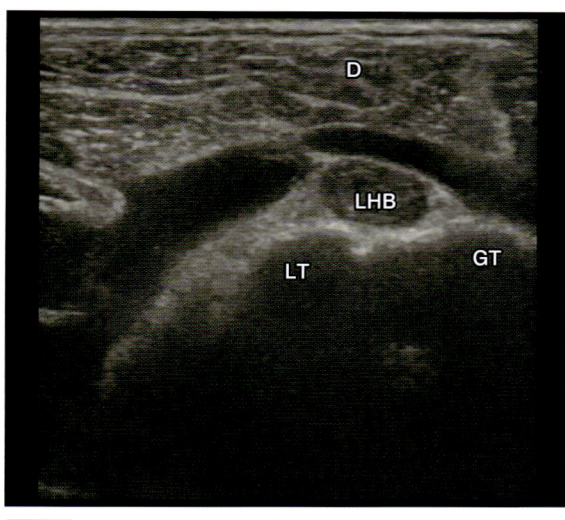

図14 三角筋下滑液包／長軸像
左上腕二頭筋長頭腱直上から内外側に滑膜肥厚および滑液貯留を認める．図28のBモード
D：三角筋，LHB：上腕二頭筋長頭腱，LT：小結節，GT：大結節

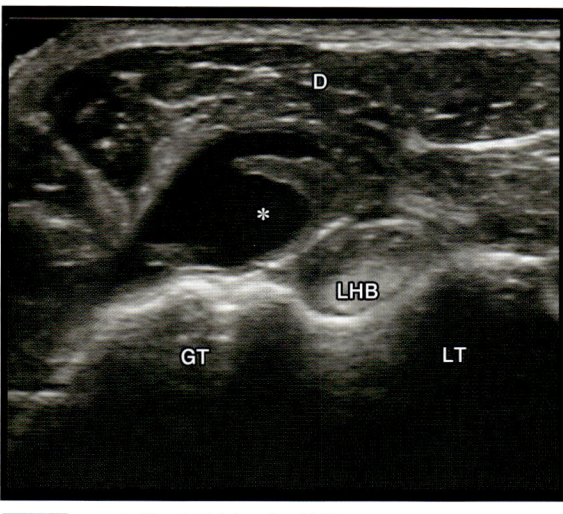

図15 三角筋下滑液包／長軸像
右上腕骨大結節直上の限局的だが著明な滑膜肥厚および滑液貯留（＊）を認める
D：三角筋，LHB：上腕二頭筋長頭腱，GT：大結節，LT：小結節

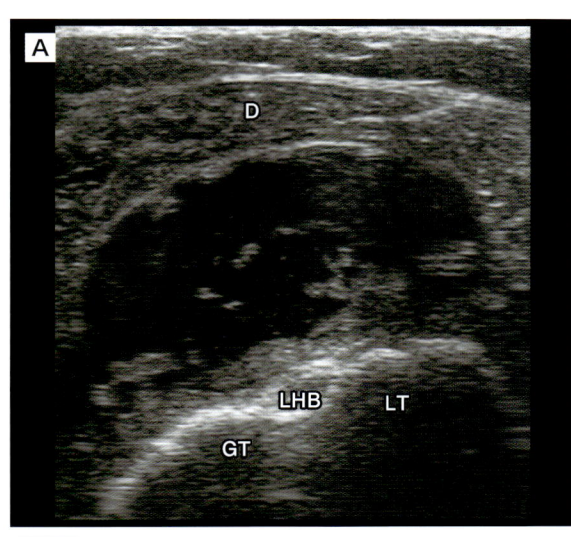

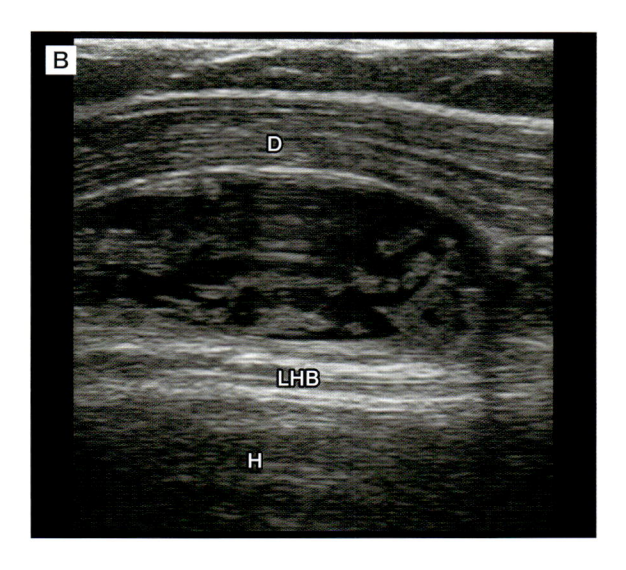

図16 三角筋下滑液包
A）長軸像．右上腕骨大結節直上に高度の（上腕二頭筋長頭腱の径に注目）滑膜肥厚および滑液貯留を認める．B）縦断像．絨毛様の滑膜肥厚および滑液貯留を認める
D：三角筋，LHB：上腕二頭筋長頭腱，GT：大結節，LT：小結節，H：上腕骨

パワードプラ

正常像

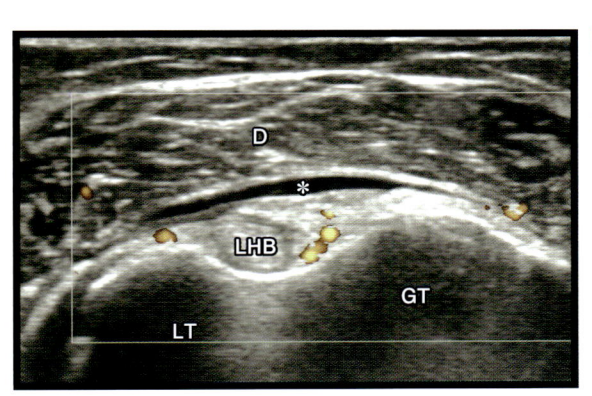

図17 三角筋下滑液包／長軸像
左三角筋下に線状に描出される滑液包（＊）に血流シグナルを認めない
D：三角筋，LHB：上腕二頭筋長頭腱，LT：小結節，GT：大結節

軽度

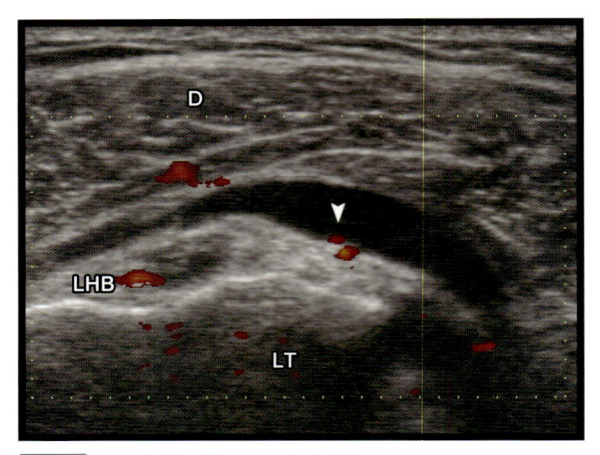

図18 三角筋下滑液包／長軸像
右三角筋下内側寄りに認める滑液包内部に点状の血流シグナル（▷）を認める．周囲にアーチファクトを伴う
D：三角筋，LHB：上腕二頭筋長頭腱，LT：小結節

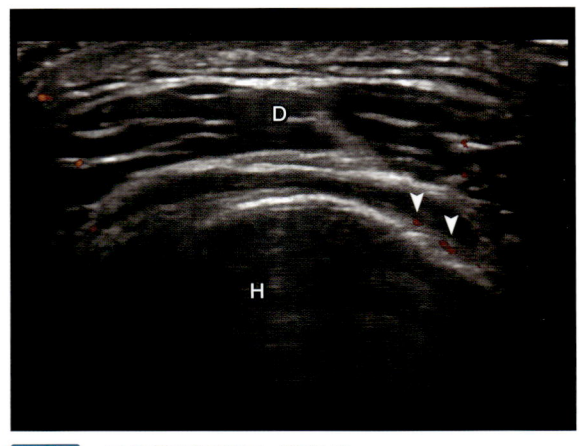

図19 三角筋下滑液包／短軸像
右上腕骨近位部側面の断面．滑膜肥厚に一致して点状の血流シグナル（▷）を認める．図6のパワードプラ
D：三角筋，H：上腕骨

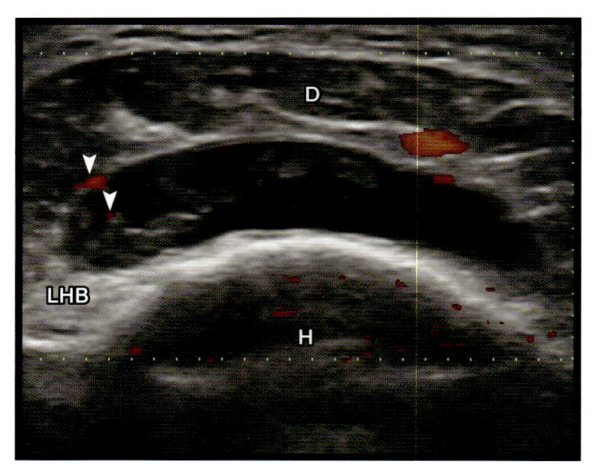

図20 三角筋下滑液包／短軸像
左三角筋下滑液包の高エコーを呈する滑膜肥厚に一致して点状の血流シグナル（▷）認める．骨皮質下にアーチファクトを伴う．図7のパワードプラ
D：三角筋，LHB：上腕二頭筋長頭腱，H：上腕骨

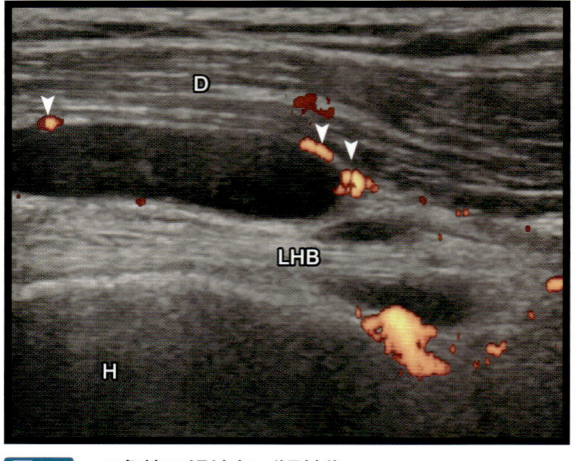

図21 三角筋下滑液包／短軸像
上腕二頭筋長頭腱の表層，三角筋直下の腫脹した滑液包の辺縁に血流シグナル（▷）を認める
D：三角筋，LHB：上腕二頭筋長頭腱，H：上腕骨

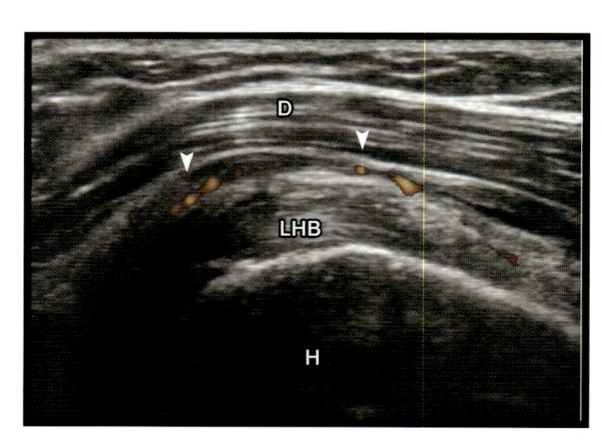

図22 三角筋下滑液包／短軸像
上腕二頭筋長頭腱近位部直上，三角筋下に認める滑膜肥厚および滑液貯留に伴い血流シグナル（▷）を認める．図11のパワードプラ
D：三角筋，LHB：上腕二頭筋長頭腱，H：上腕骨

中等度

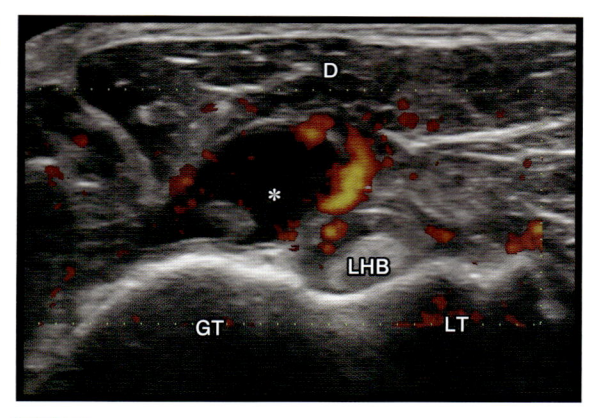

図23 三角筋下滑液包／長軸像
右上腕骨大結節直上の限局的な滑膜肥厚および滑液貯留（＊）を認める．辺縁および内部に血流シグナルを認める．ゲインが高めの画像で周囲にアーチファクトを認める
D：三角筋，LHB：上腕二頭筋長頭腱，GT：大結節，LT：小結節

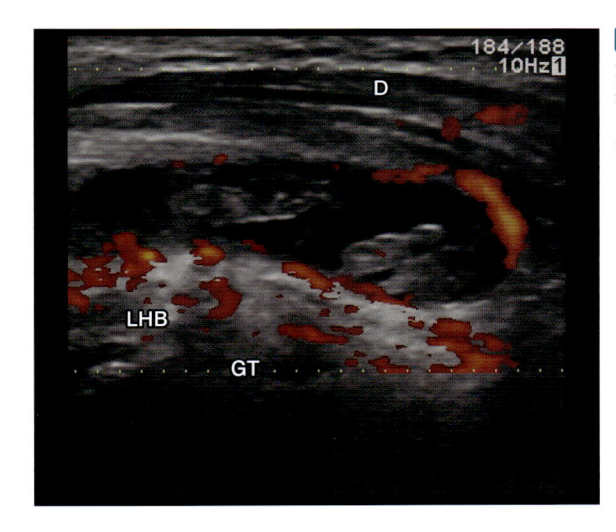

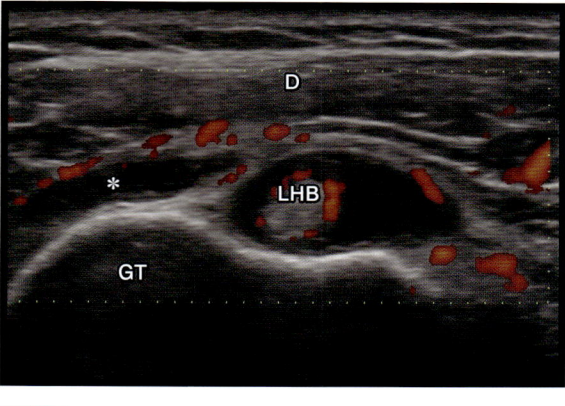

図24 三角筋下滑液包／長軸像
右上腕骨大結節から外側にかけて広がる滑液包内に滑膜肥厚および滑液貯留（＊）を認め，辺縁に血流シグナルを認める．上腕二頭筋長頭腱鞘内にも滑膜肥厚および滑液貯留あり
D：三角筋，LHB：上腕二頭筋長頭腱，GT：大結節

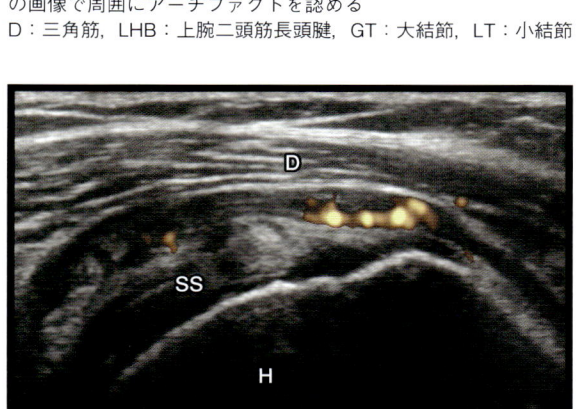

図25 三角筋下滑液包／長軸像
左棘上筋腱から棘下筋腱にかけての断面．滑膜肥厚に伴い血流シグナルを認める
D：三角筋，SS：棘上筋腱，H：上腕骨

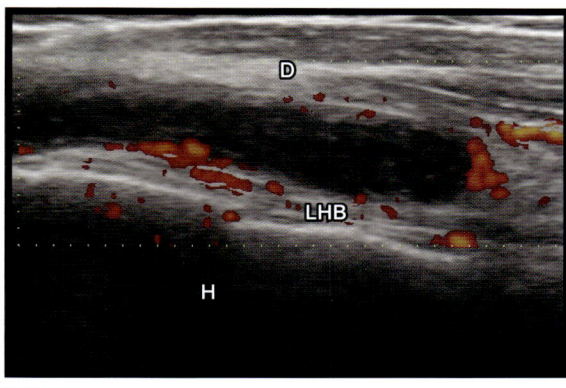

図26 三角筋下滑液包／短軸像
上腕二頭筋長頭腱の表層，三角筋下の滑液包辺縁に血流シグナルを認める．周囲にアーチファクトを伴う
D：三角筋，LHB：上腕二頭筋長頭腱，H：上腕骨

図27 三角筋下滑液包／短軸像
左上腕骨近位前方寄りの断面．絨毛様の滑膜肥厚を呈する滑液包の辺縁に血流シグナルを認める．全体のゲインが高く周囲にアーチファクトを伴う
D：三角筋，LHB：上腕二頭筋長頭腱，G：大結節

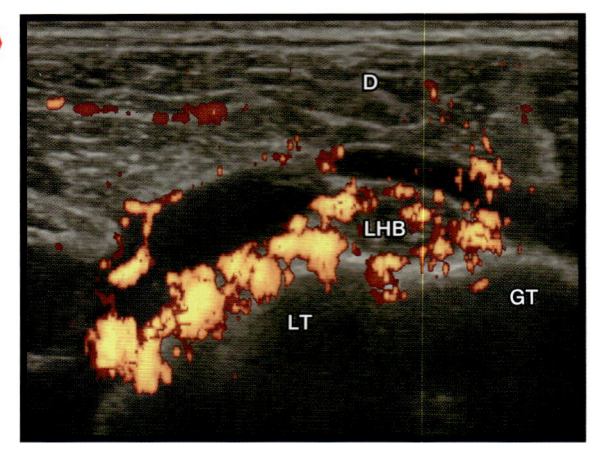

図28 三角筋下滑液包／長軸像
左上腕二頭筋長頭腱直上から内外側伸展する滑液包の辺縁および上腕二頭筋長頭腱鞘に血流シグナルを認める．ややPRFの低い画像．図14のパワードプラ
D：三角筋，LHB：上腕二頭筋長頭腱，LT：小結節，GT：大結節

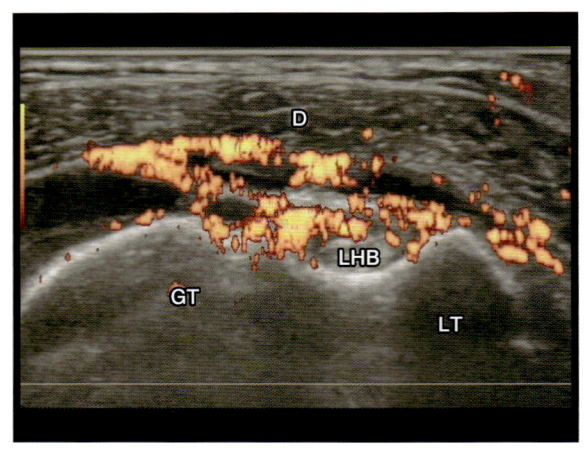

図29 三角筋下滑液包／長軸像
右上腕二頭筋長頭腱直上から外側にかけて伸展する滑液包および上腕二頭筋長頭腱鞘に血流シグナルを認める．ややPRFの低い画像
D：三角筋，LHB：上腕二頭筋長頭腱，GT：大結節，LT：小結節

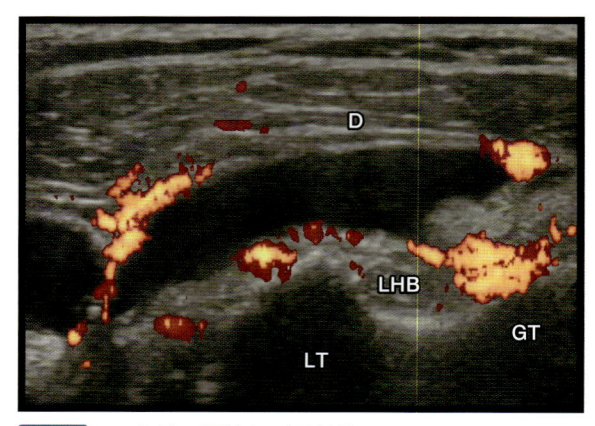

図30 三角筋下滑液包／長軸像
左上腕二頭筋長頭腱直上から内外側伸展する滑液包の辺縁に血流シグナルを認める．ややPRFの低い画像
D：三角筋，LHB：上腕二頭筋長頭腱，LT：小結節，GT：大結節

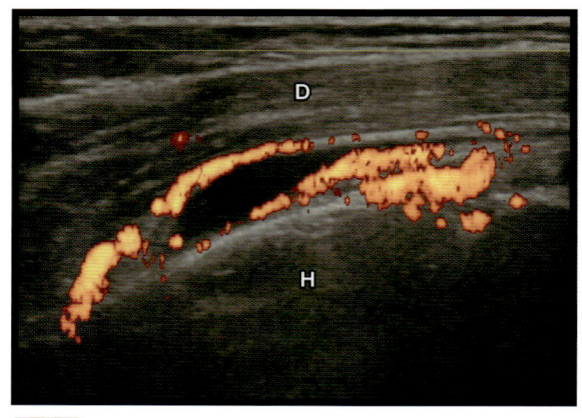

図31 三角筋下滑液包／長軸像
右上腕骨外側に伸展する滑液包に沿って血流シグナルを認める．ややPRFの低い画像
D：三角筋，H：上腕骨

[3] 肩峰下滑液包

肩峰下滑液包（前面～上面）

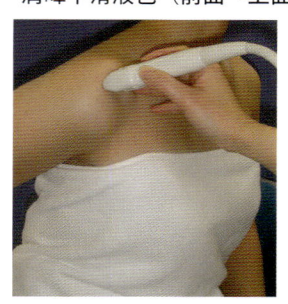

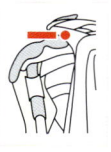

- 三角筋下滑液包と連絡し肩峰下に分布する
- 肩関節を伸展し滑液包を前面に引き出すことにより網羅的に観察する
- ＊回旋腱板の線維方向に沿って長軸，短軸と表記した

Bモード

正常像

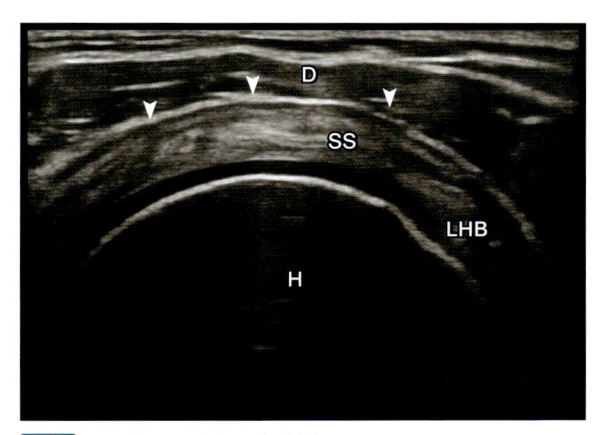

図1　肩峰下滑液包／短軸像
右上腕骨近位側面の断面．上腕骨の骨皮質の表層に棘上筋腱を主体とした腱板を認め，その上方に滑液包は存在する．三角筋下の線状高エコーを呈するperibursal fat（▷）が滑液包の上縁を形成する
D：三角筋，SS：棘上筋腱，LHB：上腕二頭筋長頭腱，H：上腕骨

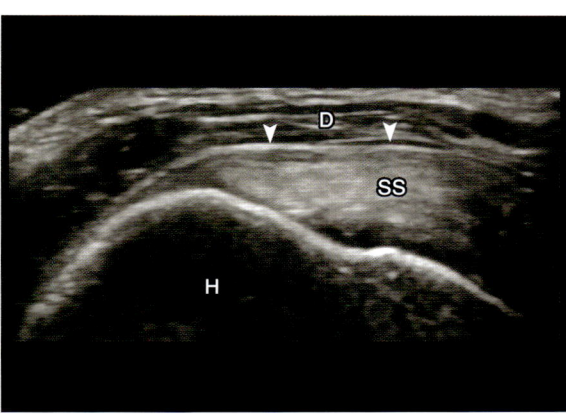

図2　肩峰下滑液包／長軸像
右棘上筋腱直上にperibursal fat（▷）のみ描出される．図12のBモード
D：三角筋，SS：棘上筋腱，H：上腕骨

軽度

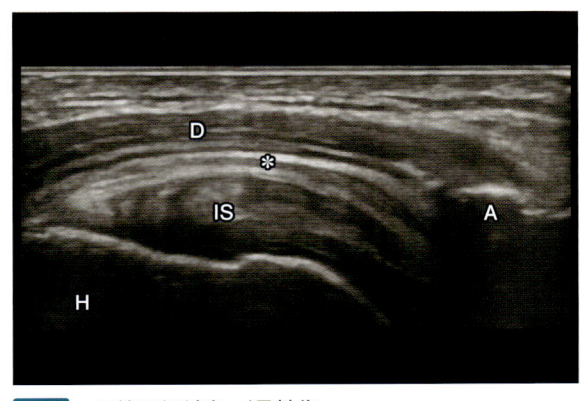

図3　肩峰下滑液包／長軸像
右棘下筋腱とperibursal fatのあいだに線状の低エコーを呈する（＊）．図13のBモード
D：三角筋，IS：棘下筋腱，A：肩峰，H：上腕骨

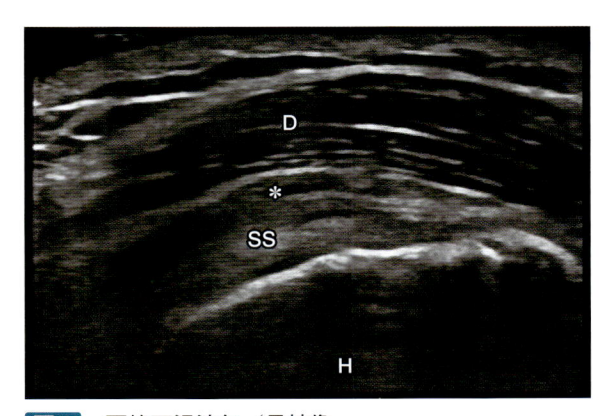

図4　肩峰下滑液包／長軸像
左棘上筋腱とperibursal fatのあいだに線状の低エコーを呈する（＊）．図14のBモード
D：三角筋，SS：棘上筋腱，H：上腕骨

(Bモード 軽度つづき)

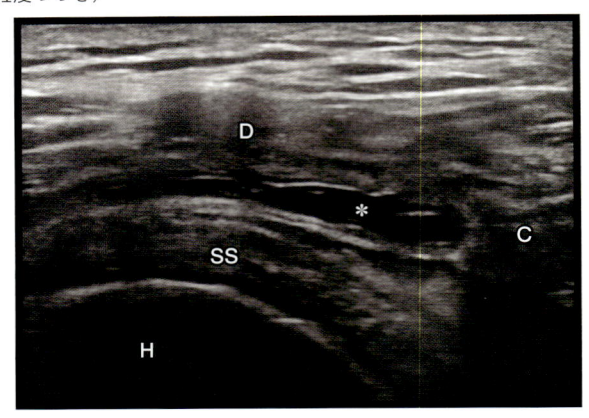

図5 肩峰下滑液包／長軸像
右棘上筋腱直上に滑膜肥厚または滑液貯留を認める（＊）
D：三角筋，SS：棘上筋腱，C：烏口突起，H：上腕骨

中等度

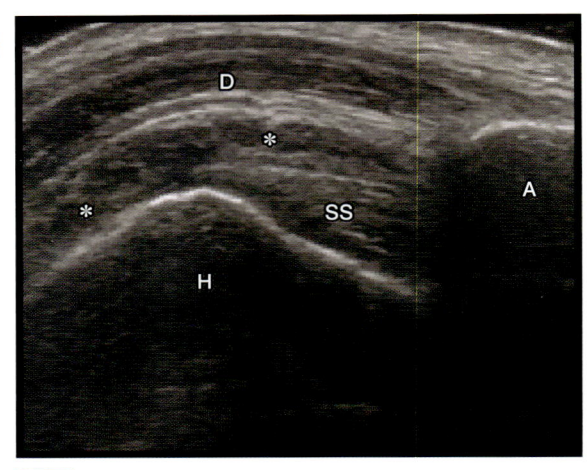

図6 肩峰下滑液包／長軸像
右棘上筋腱直上から外側に広く滑膜肥厚を認める（＊）．図16のBモード
D：三角筋，SS：棘上筋腱，A：肩峰，H：上腕骨

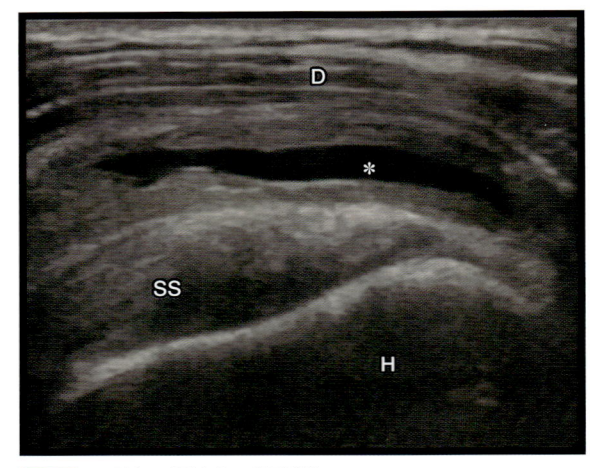

図7 肩峰下滑液包／短軸像
右棘上筋腱直上に滑膜肥厚を認め，内部に滑液貯留（＊）を伴う
D：三角筋，SS：棘上筋腱，H：上腕骨

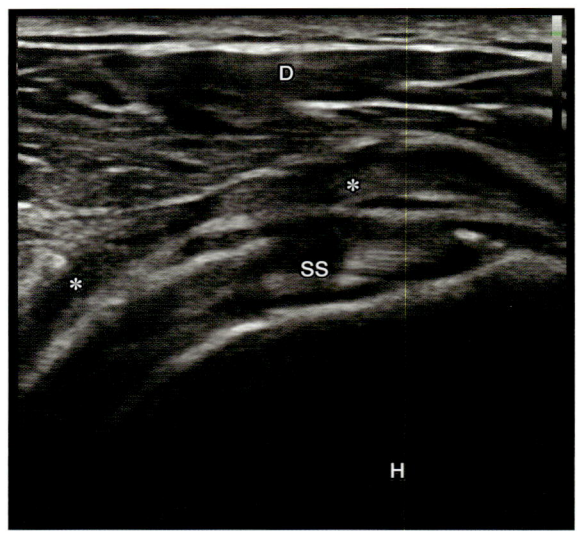

図8 肩峰下滑液包／長軸像
左棘上筋から棘下筋移行部の断面．滑膜肥厚（＊）を広範に認める．図15のBモード
D：三角筋，SS：棘上筋，H：上腕骨

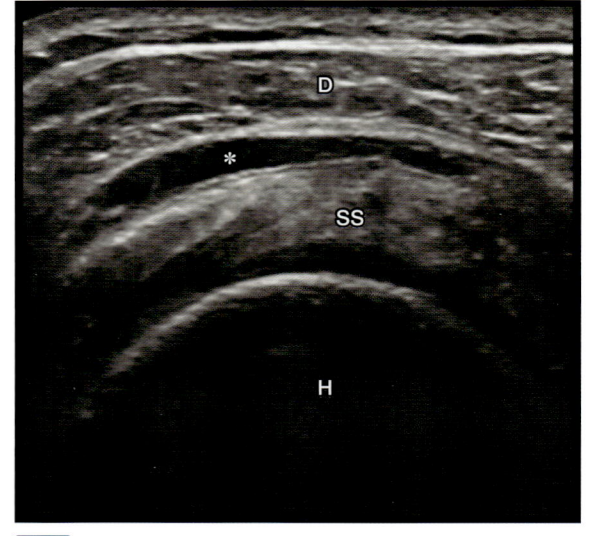

図9 肩峰下滑液包／短軸像
右上腕骨頭側面の断面．滑膜肥厚または滑液貯留（＊）を認める
D：三角骨，SS：棘上筋腱，H：上腕骨

高度

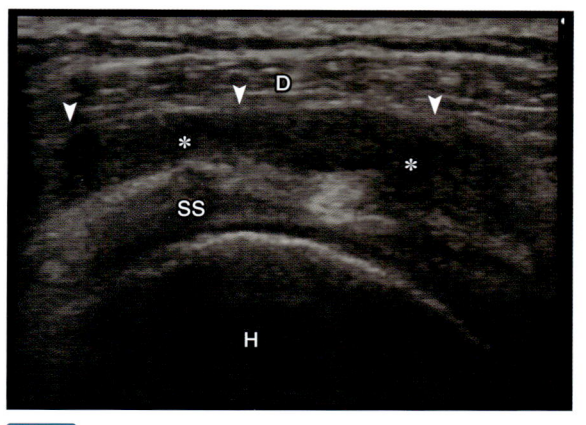

図10 肩峰下滑液包／長軸像
右棘上筋腱直上に滑膜肥厚を顕著に認め，内部に滑液貯留（＊）を伴う
D：三角筋，SS：棘上筋腱，H：上腕骨

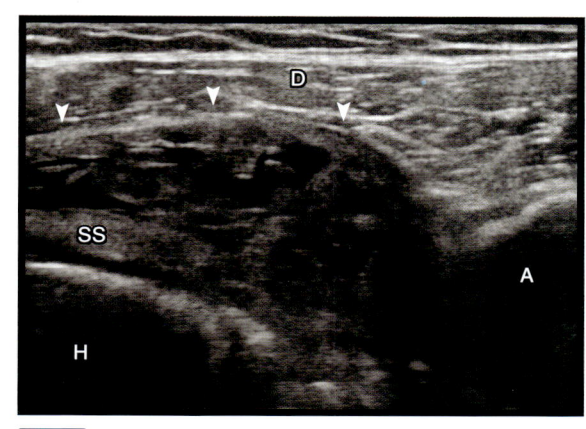

図11 肩峰下滑液包／長軸像
右棘上筋腱と肩峰間に滑膜肥厚を顕著に認める
D：三角筋，SS：棘上筋腱，A：肩峰，H：上腕骨

パワードプラ

正常像

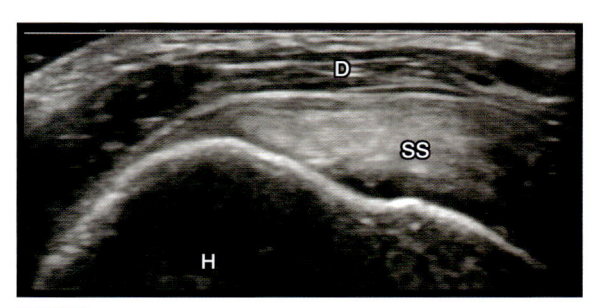

図12 肩峰下滑液包／長軸像
血流シグナルを認めない．図2のパワードプラ
D：三角筋，SS：棘上筋腱，H：上腕骨

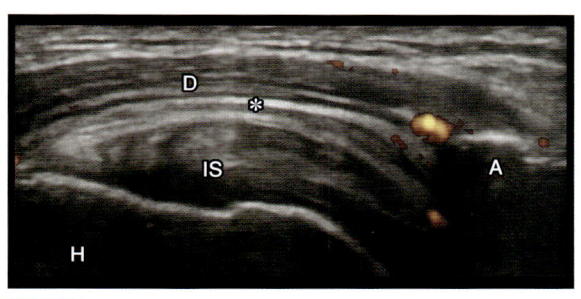

図13 肩峰下滑液包／長軸像
線状に描出される滑液包内に（＊）．血流シグナルを認めない．図3のパワードプラ
D：三角筋，IS：棘下筋腱，A：肩峰，H：上腕骨

軽度

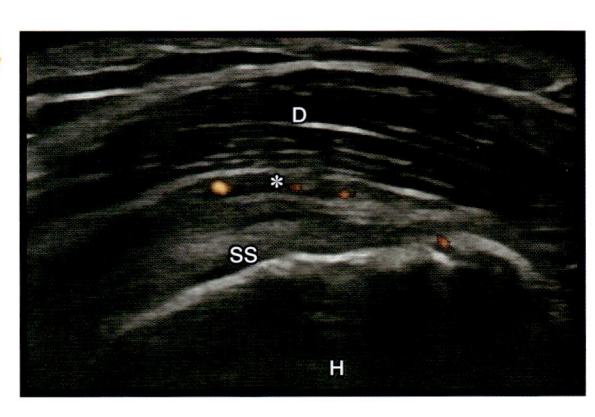

図14 肩峰下滑液包／長軸像
滑液包（＊）に一致して点状の血流シグナルを認める．図4のパワードプラ
D：三角筋，SS：棘上筋腱，H：上腕骨

中等度

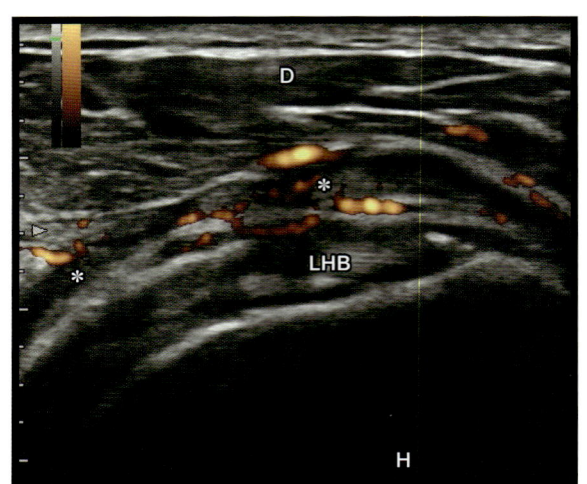

図15 肩峰下滑液包／長軸像
滑液包（＊）の辺縁，内部に血流シグナルを認める．図8のパワードプラ
D：三角筋，LHB：上腕二頭筋長頭腱，H：上腕骨

高度

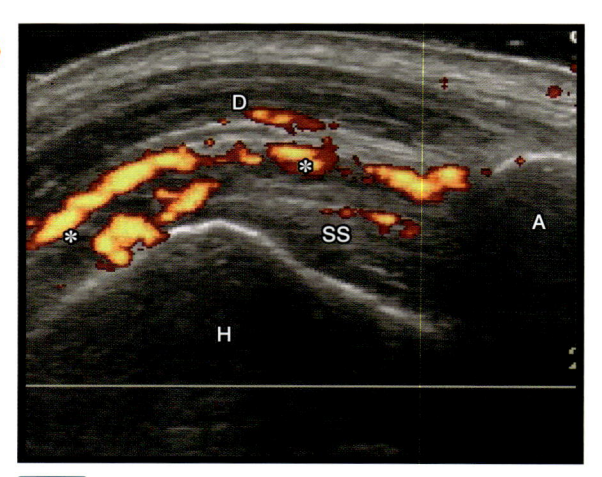

図16 肩峰下滑液包／長軸像
腫脹した右肩峰下滑液包（＊）に沿って著明な血流シグナルを認める．図6のパワードプラ
D：三角筋，SS：棘上筋腱，A：肩峰，H：上腕骨

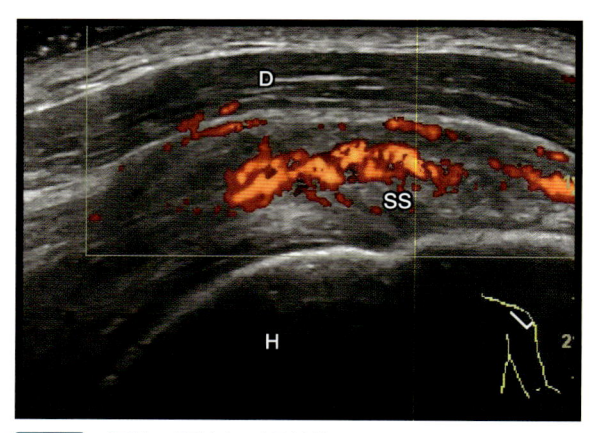

図17 肩峰下滑液包／長軸像
左肩峰下滑液包に沿って著明な血流シグナルを認める
D：三角筋，SS：棘上筋腱，H：上腕骨

---

memo

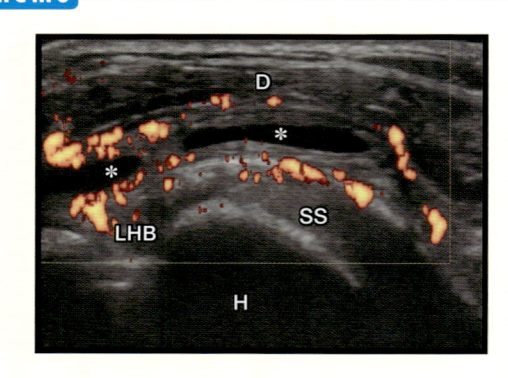

肩峰下滑液包／長軸像（高度）
右腱板直上広範に烏口下滑液包を認め，高度の滑膜肥厚および滑液貯留（＊），辺縁に血流シグナルが描出される．肩関節の内側前方には烏口下滑液包が検出されることがある．肩甲下筋の表層に描出されることが多く，撮像にあたっては，腱板のオリエンテーションや肢位をあわせて記録しておくことが有用である
D：三角骨，LHB：上腕二頭筋長頭腱，SS：肩甲下筋腱，H：上腕骨

122　リウマチ診療のための関節エコー評価ガイドライン

[4] 肩甲上腕関節

肩甲上腕関節／背側／横断像

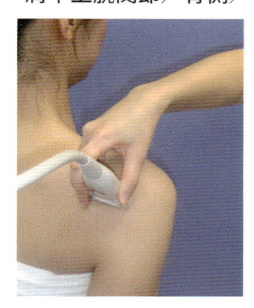

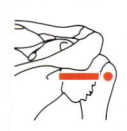

- 主に背側から水平にプローブをあて観察する
- 肩関節の外旋により滑膜肥厚および滑液貯留が描出されやすくなることがある
- 深部に存在するため血流シグナルの検出感度は低い

Bモード

正常像

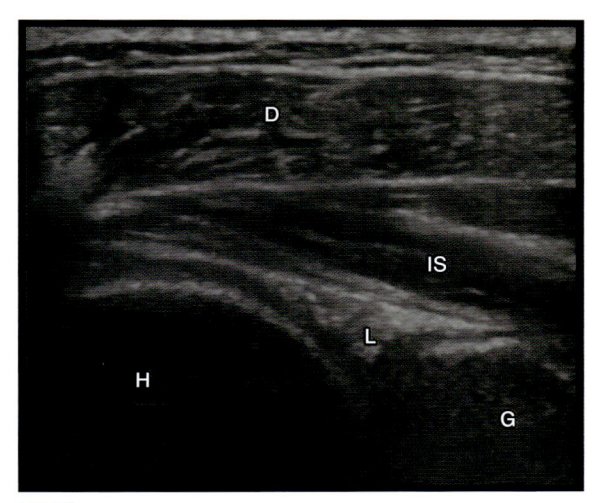

図1 肩甲上腕関節
肩甲上腕関節を背側から水平に描出．棘下筋，上腕骨，肩甲骨がランドマークとなり，関節唇，上腕骨の骨皮質に沿って関節軟骨が描出される
D：三角筋，IS：棘下筋，L：関節唇，H：上腕骨，G：肩甲骨

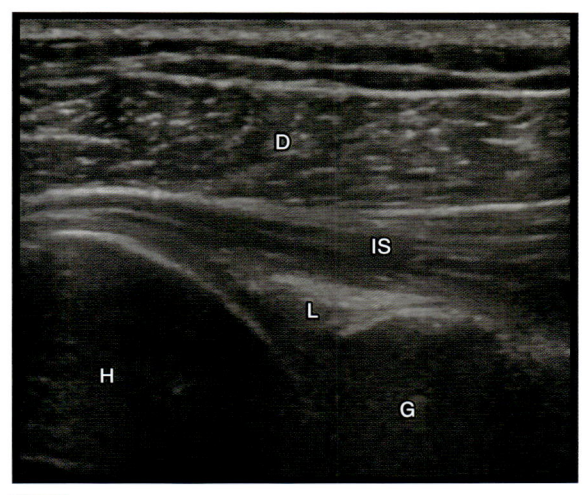

図2 肩甲上腕関節
D：三角筋，IS：棘下筋，L：関節唇，H：上腕骨，G：肩甲骨

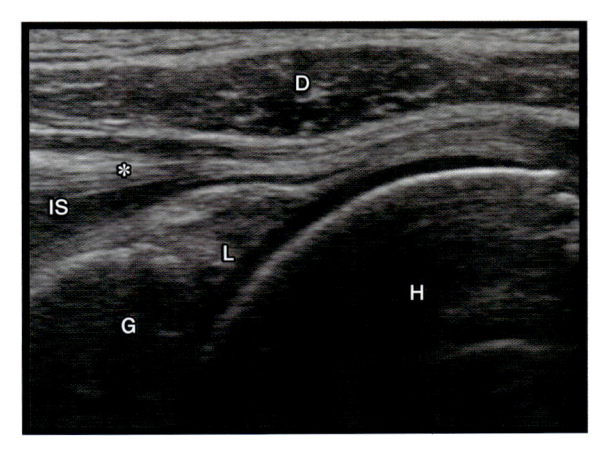

図3 肩甲上腕関節
棘下筋の筋内腱（＊）が描出される断面
D：三角筋，IS：棘下筋，L：関節唇，G：肩甲骨，H：上腕骨

軽度

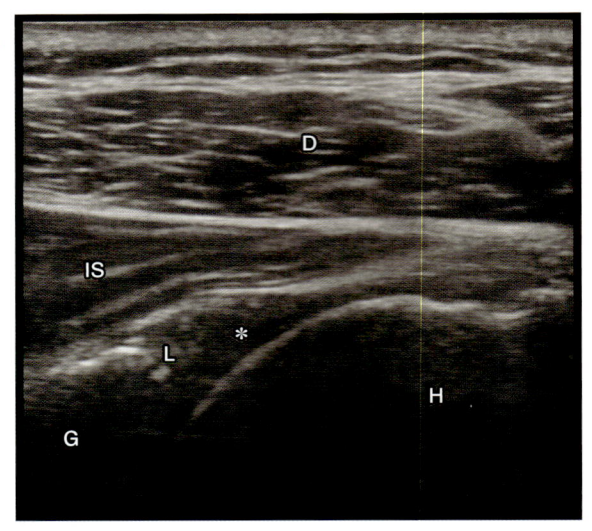

図4 肩甲上腕関節
やや頭側の断面．軽度の滑膜肥厚および滑液貯留（＊）を認める．関節唇との境界は不明瞭
D：三角筋，IS：棘下筋，L：関節唇，G：肩甲骨，H：上腕骨

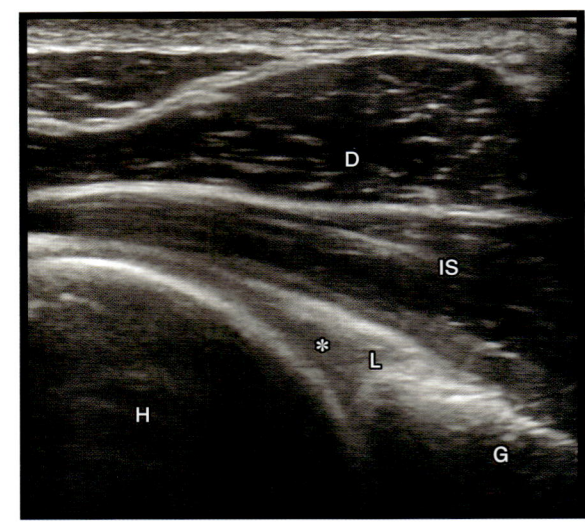

図5 肩甲上腕関節
軽度の滑膜肥厚および滑液貯留（＊）を認める．関節唇との境界は不明瞭
D：三角筋，IS：棘下筋，L：関節唇，H：上腕骨，G：肩甲骨

図6 肩甲上腕関節
やや頭側の断面．軽度の滑膜肥厚および滑液貯留（＊）を認める．関節唇，肩甲骨との境界は不明瞭
D：三角筋，IS：棘下筋，H：上腕骨，G：肩甲骨

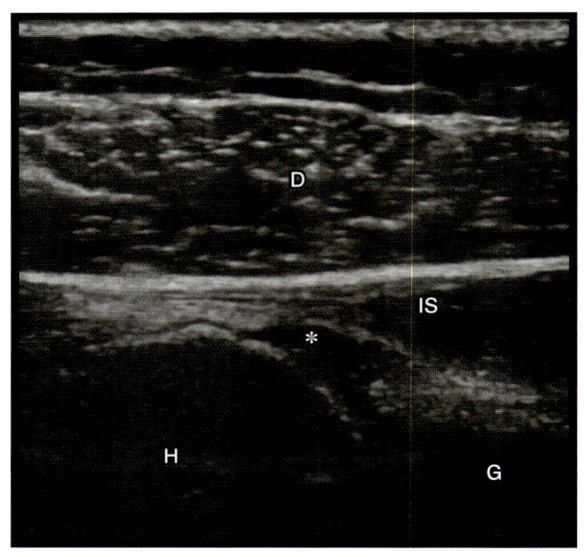

中等度

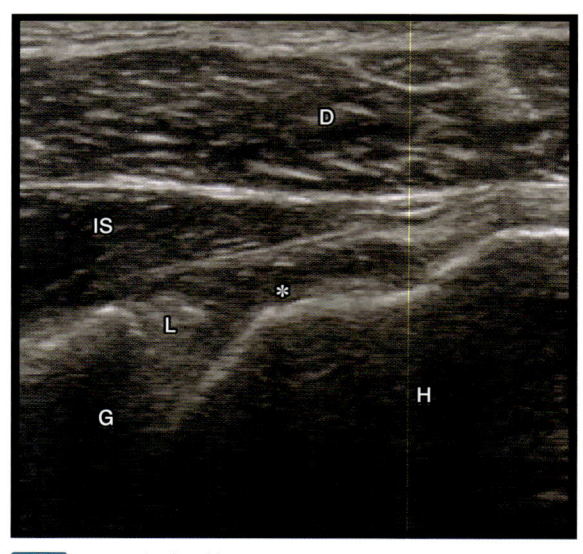

図7 肩甲上腕関節
滑膜肥厚および滑液貯留（＊）を認める．図17のBモード
D：三角筋，IS：棘下筋，L：関節唇，G：肩甲骨，H：上腕骨

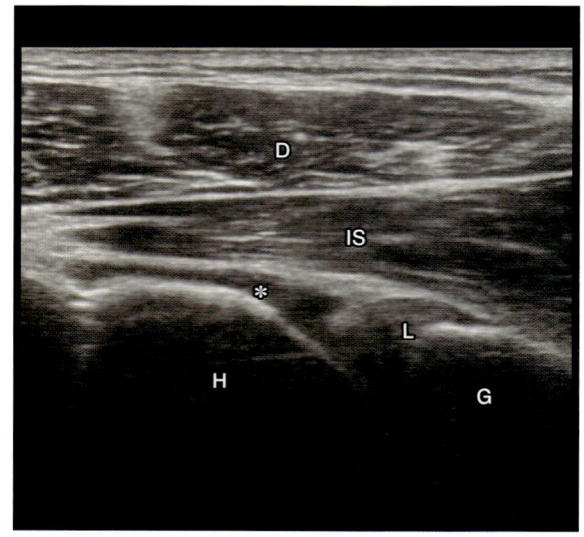

図8 肩甲上腕関節
滑膜肥厚および滑液貯留（＊）を認める
D：三角筋，IS：棘下筋，H：上腕骨，G：肩甲骨

（Bモード 中等度つづき）

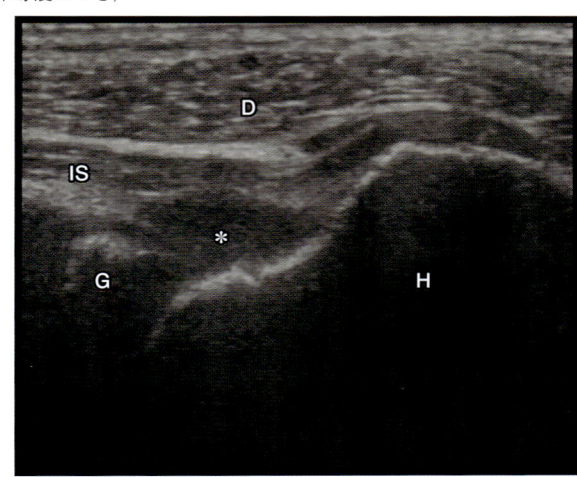

図9 肩甲上腕関節
他動的な外旋により，滑膜肥厚および滑液貯留（＊）がより明瞭に描出される．図19のBモード
D：三角筋，IS：棘下筋，G：肩甲骨，H：上腕骨

高度

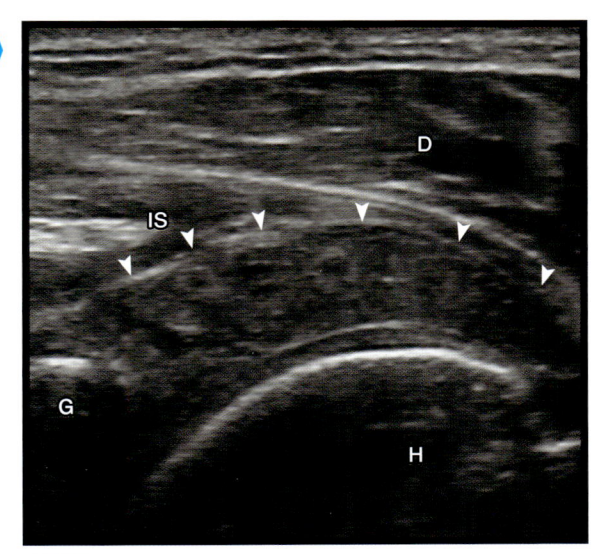

図10 肩甲上腕関節
高度の滑膜肥厚（▷）を認める．図18のBモード
D：三角筋，IS：棘下筋，G：肩甲骨，H：上腕骨

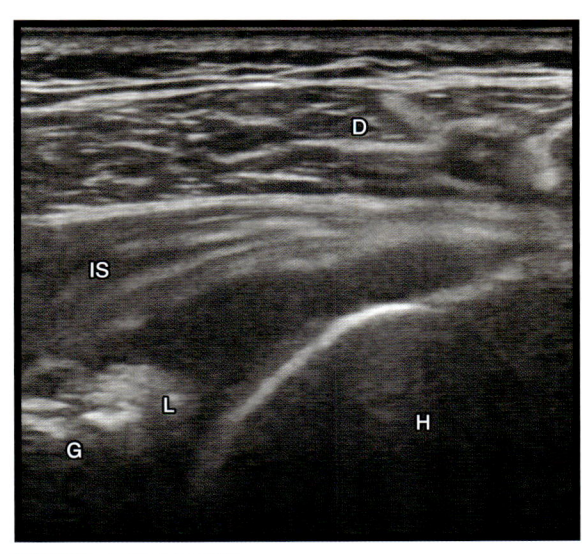

図11 肩甲上腕関節
滑膜肥厚および滑液貯留を認める
D：三角筋，IS：棘下筋，L：関節唇，G：肩甲骨唇，H：上腕骨

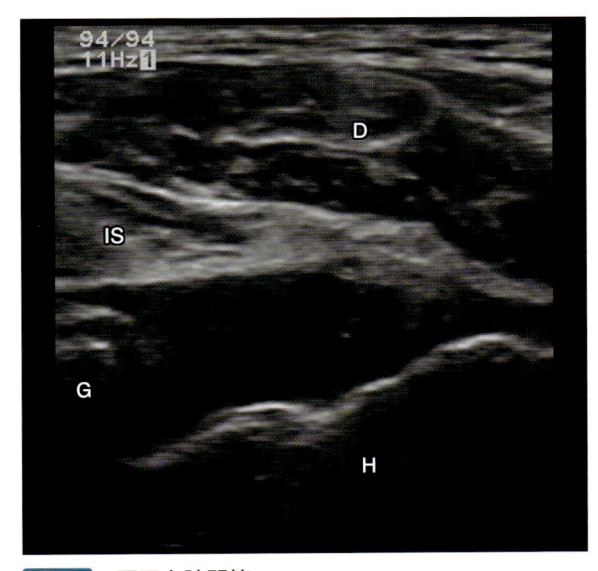

図12 肩甲上腕関節
滑膜肥厚および滑液貯留を認める．図20のBモード
D：三角筋，IS：棘下筋，G：肩甲骨，H：上腕骨

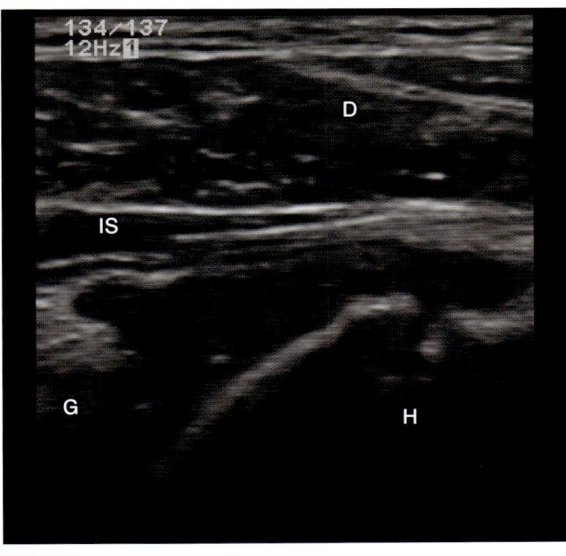

図13 肩甲上腕関節
滑膜肥厚および滑液貯留を認める．図21のBモード
D：三角筋，IS：棘下筋，G：肩甲骨，H：上腕骨

パワードプラ

正常像

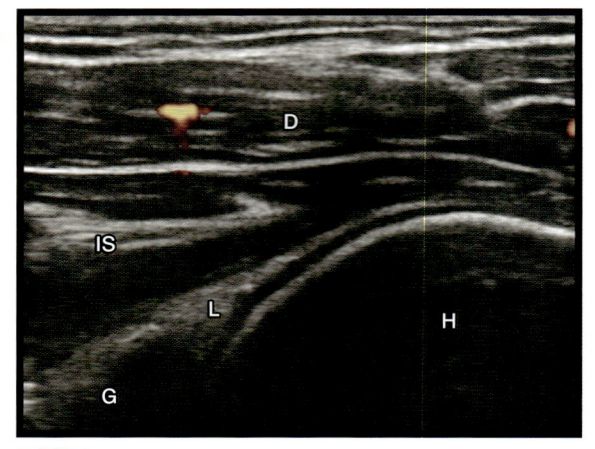

図14 肩甲上腕関節
有意な血流シグナルを認めない
D：三角筋，IS：棘下筋，L：関節唇，H：上腕骨，G：肩甲骨

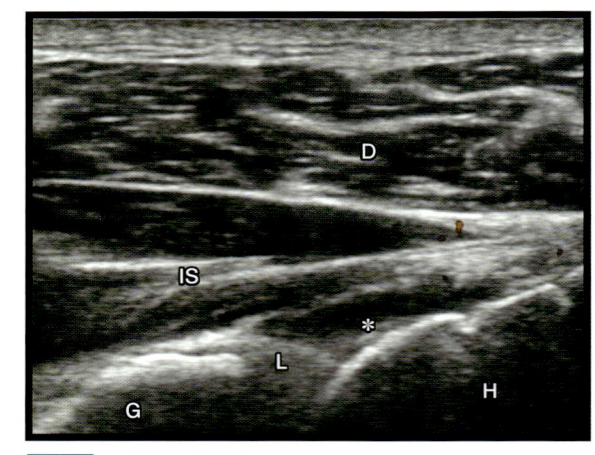

図15 肩甲上腕関節
肥厚した滑膜（＊）に血流シグナルを伴わない
D：三角筋，IS：棘下筋，L：関節唇，G：肩甲骨，H：上腕骨

軽度

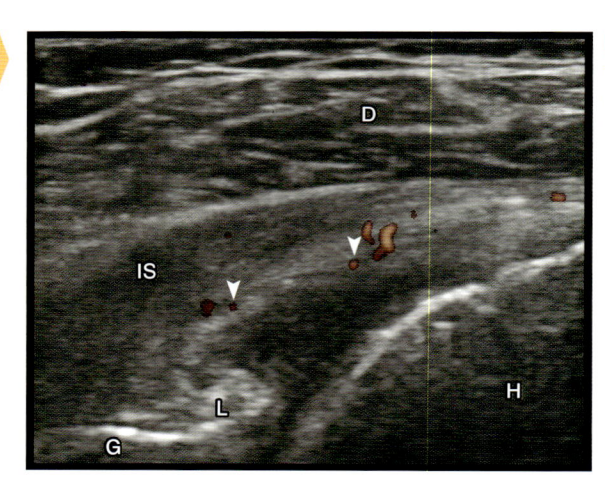

図16 肩甲上腕関節
関節包の辺縁に血流シグナル（▷）を認める
D：三角筋，IS：棘下筋，L：関節唇，H：上腕骨，G：肩甲骨

中等度

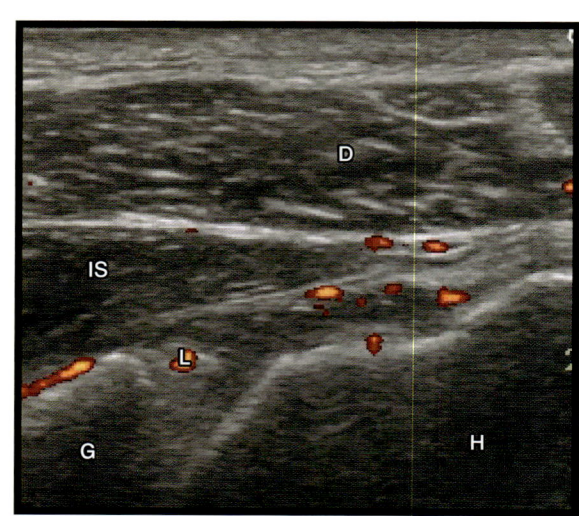

図17 肩甲上腕関節
滑膜肥厚に一致して点状の血流シグナルが散見される．図7のパワードプラ
D：三角筋，IS：棘下筋，L：関節唇，G：肩甲骨，H：上腕骨

高度

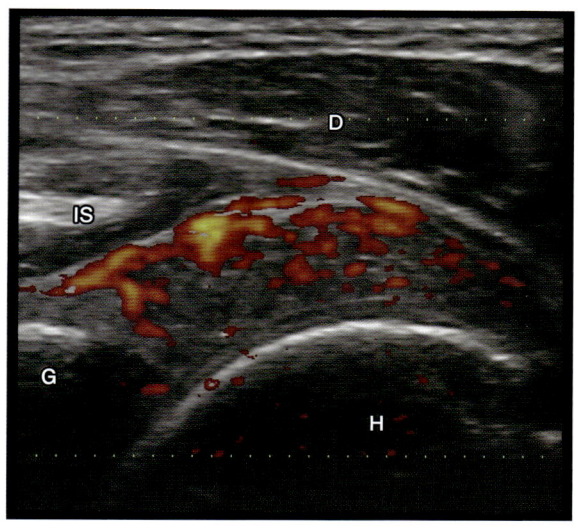

図18 肩甲上腕関節
滑膜肥厚の表在寄り中心に顕著な血流シグナルを認める．点状のアーチファクトを伴う．やや PRF の低い画像．図10のパワードプラ
D：三角筋，IS：棘下筋，G：肩甲骨，H：上腕骨

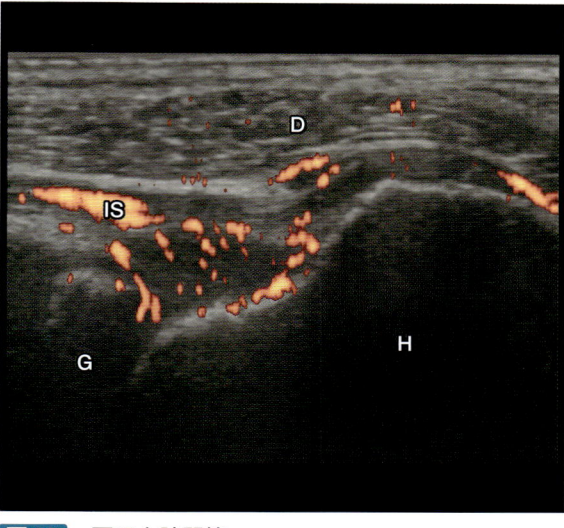

図19 肩甲上腕関節
滑膜肥厚の表在寄り中心に顕著な血流シグナルを認める．棘下筋および腱内の血流も描出され点状のアーチファクトを伴う．図9のパワードプラ
D：三角筋，IS：棘下筋，G：肩甲骨，H：上腕骨

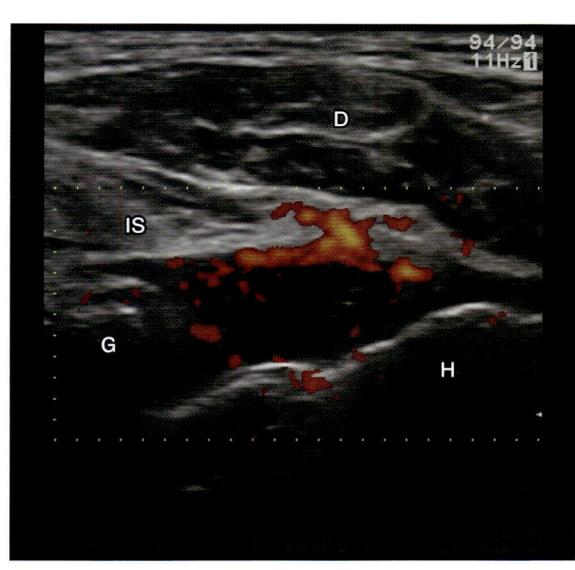

図20 肩甲上腕関節
滑膜肥厚の表在寄り中心に顕著な血流シグナルを認める．アーチファクトを伴う．やや PRF の低い画像．図12のパワードプラ
D：三角筋，IS：棘下筋，G：肩甲骨，H：上腕骨

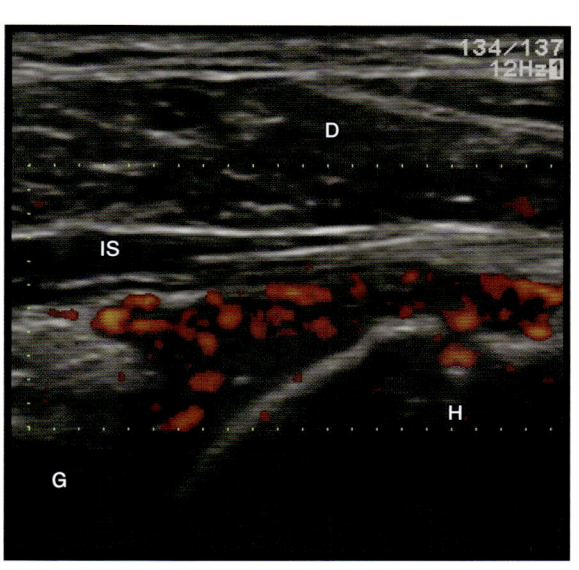

図21 肩甲上腕関節
滑膜肥厚の表在寄り中心に顕著な血流シグナルを認める．やや PRF の低い画像．図13のパワードプラ
D：三角筋，IS：棘下筋，G：肩甲骨，H：上腕骨

5 股関節

観察部位

1 股関節

[1] 股関節

股関節／前面／縦断像

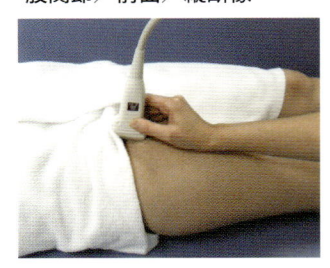

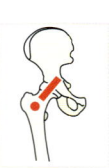

- 股関節は前面よりその関節包の一部が描出可能である
- 関節リウマチで描出する最も深い関節の一つであり，通常滑膜ドプラシグナルの検出は困難である

Bモード

正常像

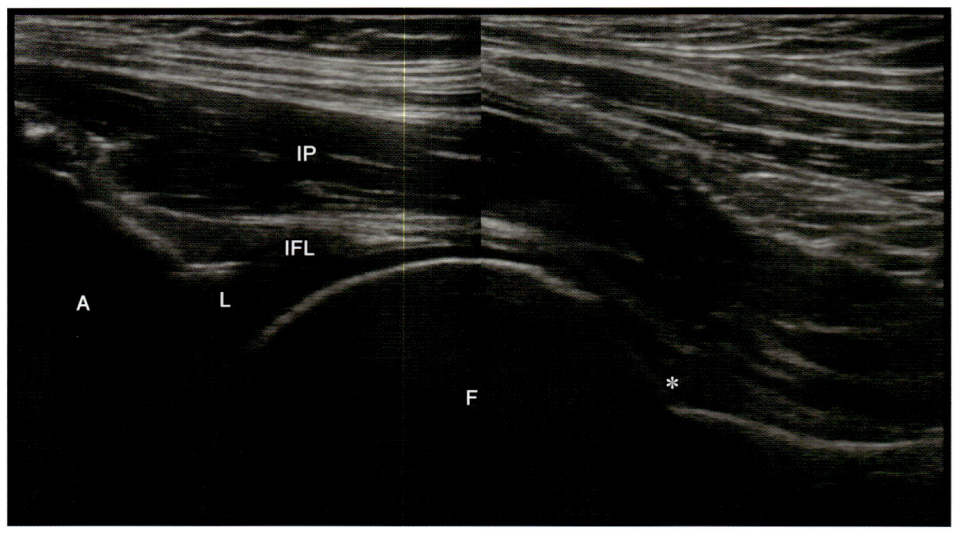

図1　股関節／前面／縦断像
大腿骨頸部において，腸骨大腿靱帯および関節包が低エコー領域（＊）として描出されている
IP：腸腰筋，IFL：腸骨大腿靱帯，A：臼蓋，L：関節唇，F：大腿骨

(Bモード 正常像つづき)

図2 股関節／前面／縦断像
大腿骨頸部において，腸骨大腿靱帯および関節包が低エコー領域（＊）として描出されている
F：大腿骨

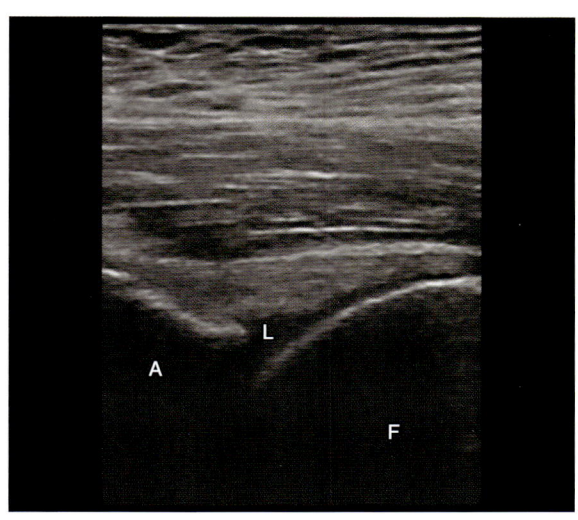

図3 股関節／前面／縦断像
関節面近傍において，腸骨大腿靱帯および関節包が高エコーに描出されている
L：関節唇，A：臼蓋，F：大腿骨

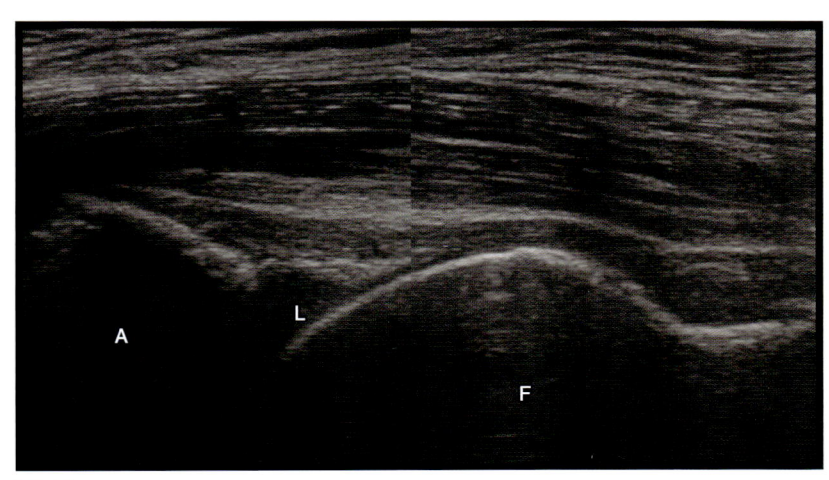

図4 股関節／前面／縦断像
A：臼蓋，L：関節唇，F：大腿骨

軽度

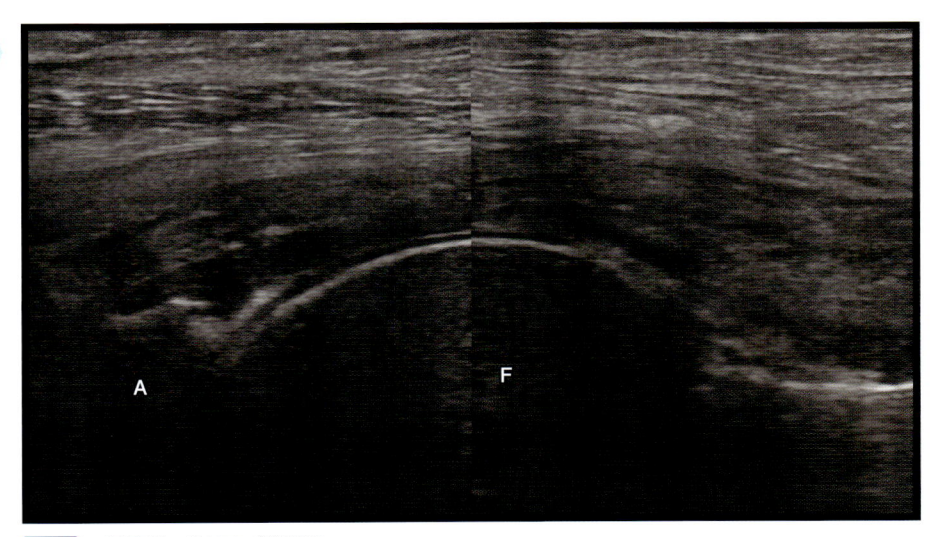

図5 股関節／前面／縦断像
大腿骨頸部において，滑膜肥厚または滑液貯留を認める
A：臼蓋，F：大腿骨

中等度

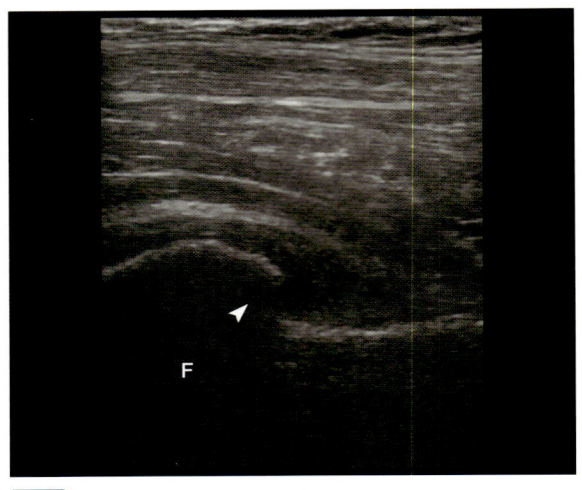

図6 股関節／前面／縦断像
大腿骨頸部において，滑膜肥厚または滑液貯留を認める．大腿骨頭に骨棘形成（▷）を認める
F：大腿骨

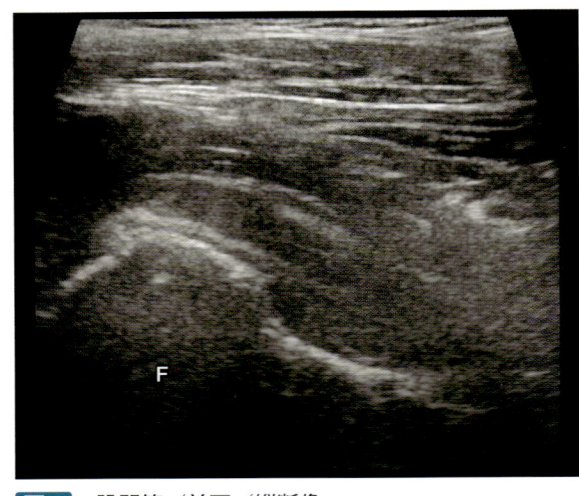

図7 股関節／前面／縦断像
大腿骨頸部から骨頭にかけて，滑膜肥厚または滑液貯留を認める
F：大腿骨

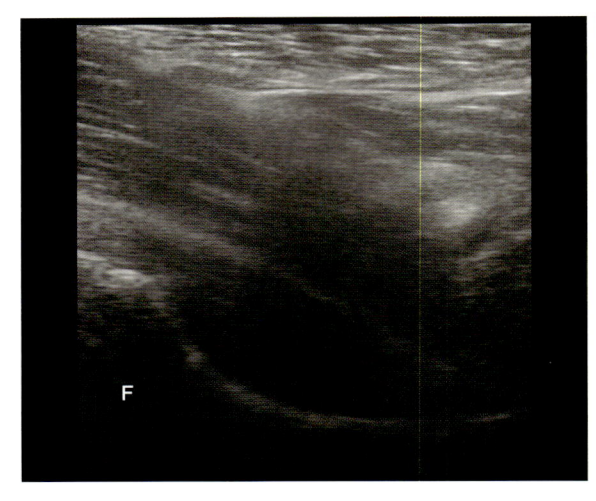

図8 股関節／前面／縦断像
大腿骨頸部から骨頭にかけて，滑膜肥厚または滑液貯留を認める
F：大腿骨

高度

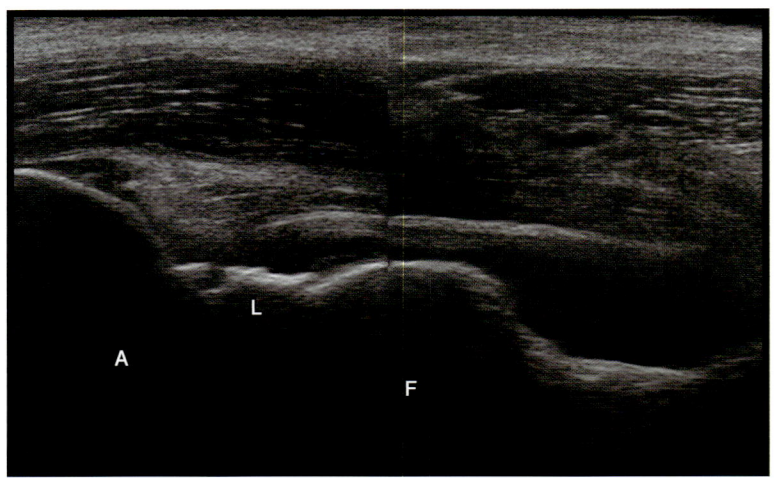

図9 股関節／前面／縦断像
大腿骨頸部から関節面にかけて，広範な滑膜肥厚または滑液貯留を認める
L：関節唇，A：臼蓋，F：大腿骨

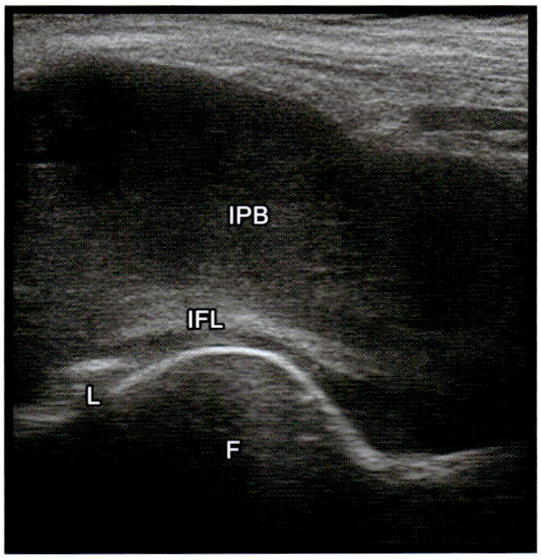

(Bモード 高度つづき)

図10 股関節／前面／縦断像
腸骨大腿靱帯の表層の腸恥包に，高度の滑膜肥厚および滑液貯留を認める．
また大腿骨頸部において，滑膜肥厚または滑液貯留を認める
IPB：腸恥包，IFL：腸骨大腿靱帯，L：関節唇，F：大腿骨

6 膝関節

観察部位

1. 膝蓋上窩
2. 膝関節（内側）
3. 膝関節（外側）
4. 膝関節（屈側）

[1] 膝蓋上窩

膝蓋上窩／縦断像

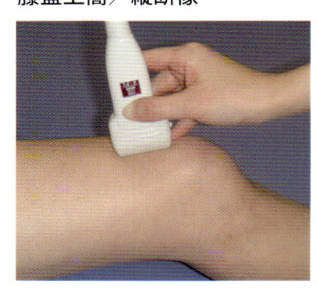

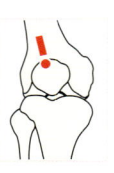

- 膝蓋上窩は膝関節で最も滑膜病変の検出頻度の高い部位である
- 健常者においても通常少量の滑液貯留が観察される

Bモード

正常像

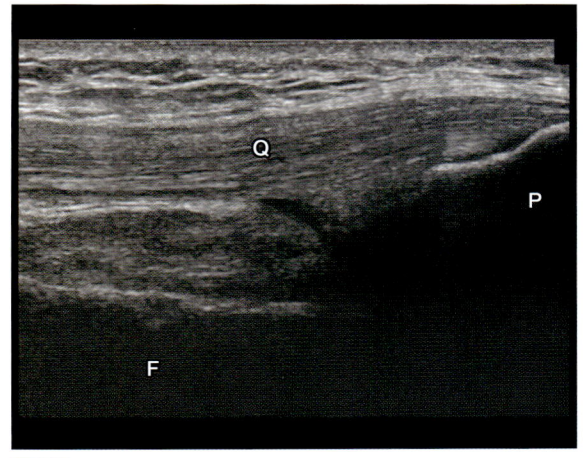

図1 膝蓋上窩／正中／縦断像
脂肪体の間に，無エコー領域として描出される正常範囲内の滑液貯留を認める
Q：大腿四頭筋腱，P：膝蓋骨，F：大腿骨

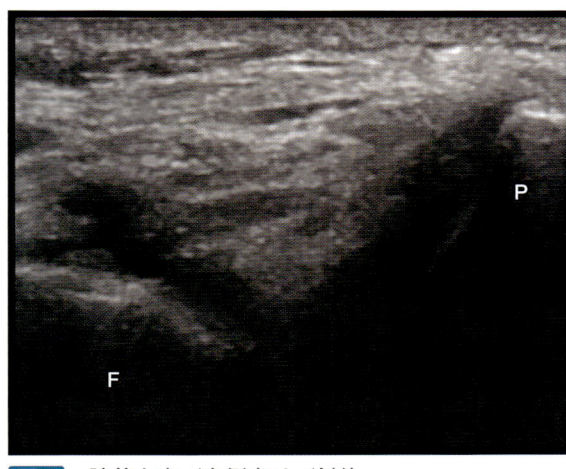

図2 膝蓋上窩／内側寄り／斜位
正常範囲内の滑液貯留を認める．図19のBモード
P：膝蓋骨，F：大腿骨

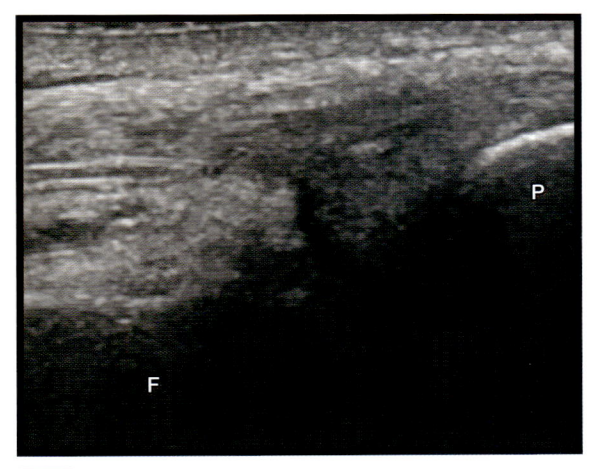

図3 膝蓋上窩／外側寄り／斜位
正常範囲内の滑液貯留を認める
P：膝蓋骨，F：大腿骨

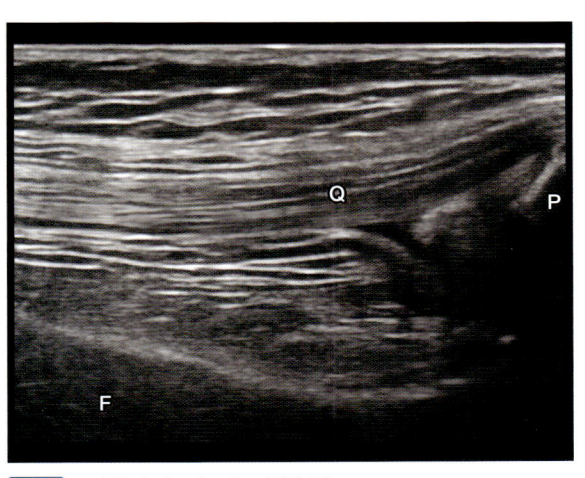

図4 膝蓋上窩／正中／縦断像
正常範囲内の滑液貯留を認める
Q：大腿四頭筋腱，P：膝蓋骨，F：大腿骨

軽度

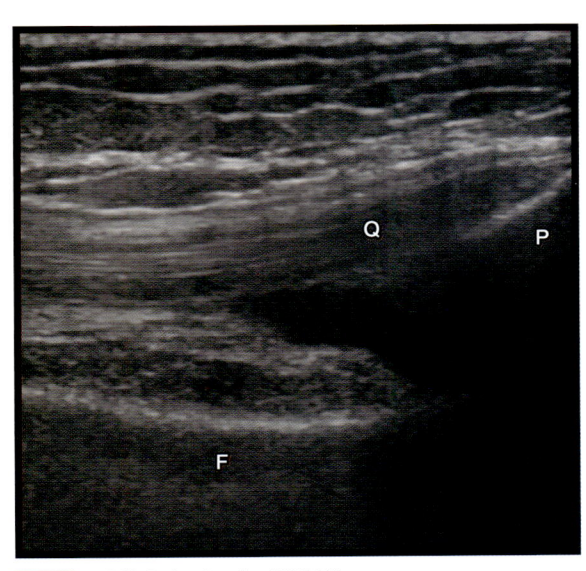

図5 膝蓋上窩／正中／縦断像
やや増加した滑液貯留を認める
Q：大腿四頭筋腱，P：膝蓋骨，F：大腿骨

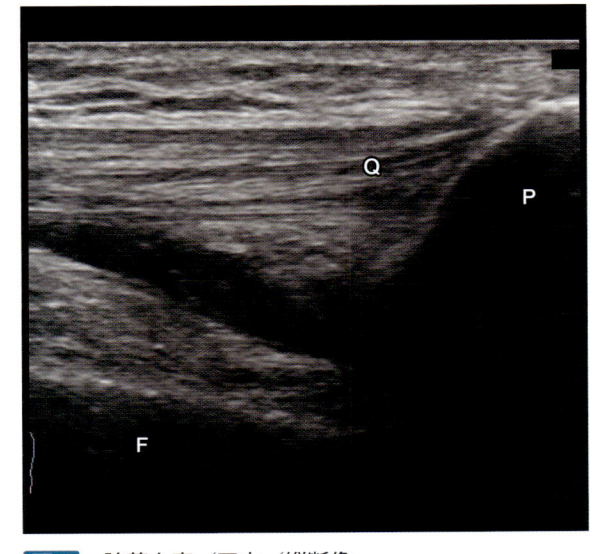

図6 膝蓋上窩／正中／縦断像
滑膜肥厚および滑液貯留を認める
Q：大腿四頭筋腱，P：膝蓋骨，F：大腿骨

(Bモード 軽度つづき)

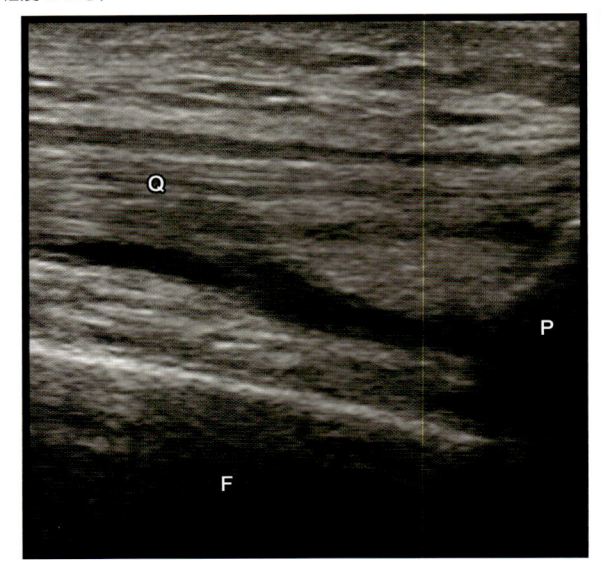

図7 膝蓋上窩／正中／縦断像
軽度の滑液貯留を認める
Q：大腿四頭筋腱，P：膝蓋骨，F：大腿骨

中等度

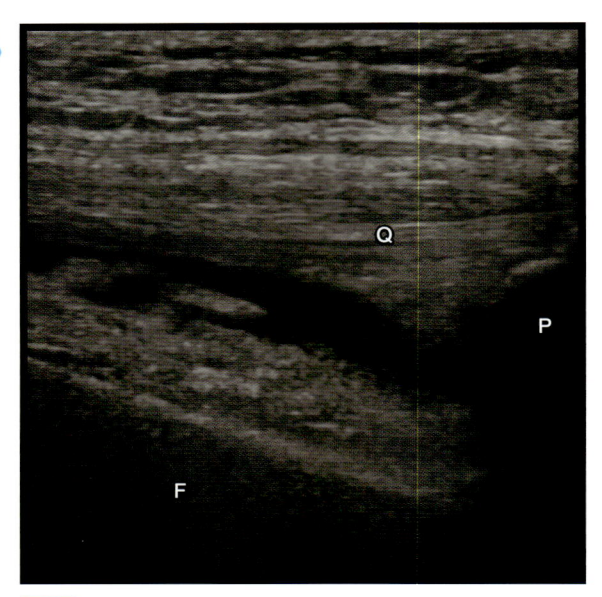

図8 膝蓋上窩／正中／縦断像
滑液貯留の増加および関節腔に突出する滑膜肥厚を認める
Q：大腿四頭筋腱，P：膝蓋骨，F：大腿骨

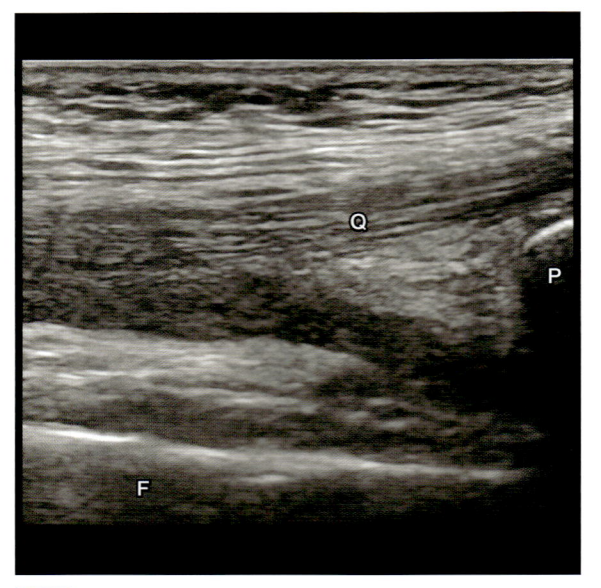

図9 膝蓋上窩／正中／縦断像
関節腔を充満する滑膜肥厚を認める
Q：大腿四頭筋腱，P：膝蓋骨，F：大腿骨

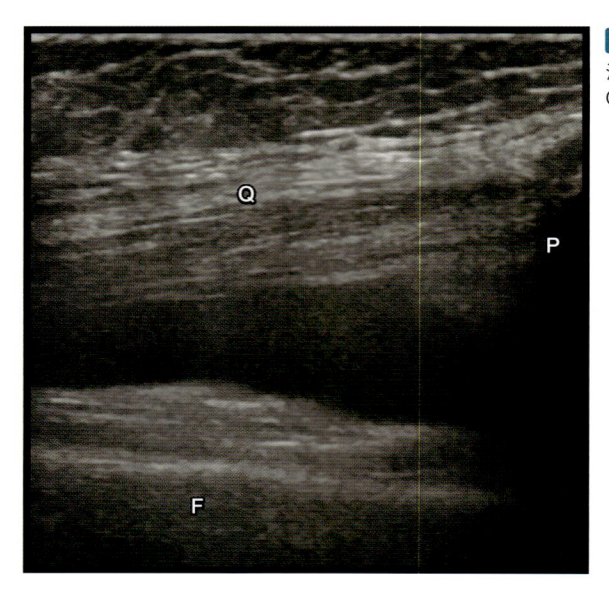

図10 膝蓋上窩／正中／縦断像
滑液貯留の増加を認めるが，滑膜肥厚は顕著ではない
Q：大腿四頭筋腱，P：膝蓋骨，F：大腿骨

高度

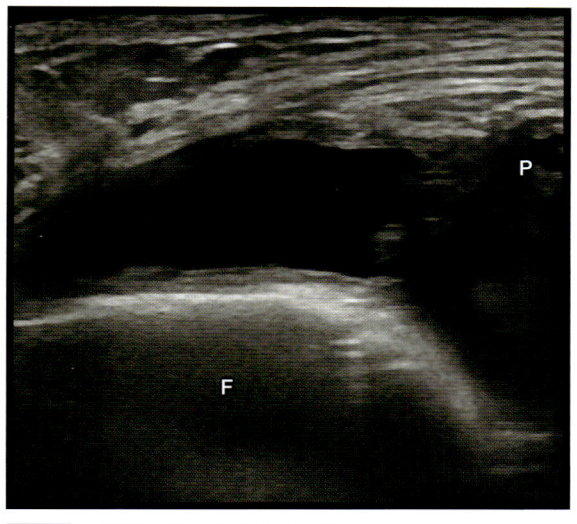

図11 膝蓋上窩／内側寄り／斜位
滑液貯留の増加を認める．また内膜全体の滑膜肥厚および一部関節腔に突出する滑膜肥厚を認める．図29のBモード
P：膝蓋骨，F：大腿骨

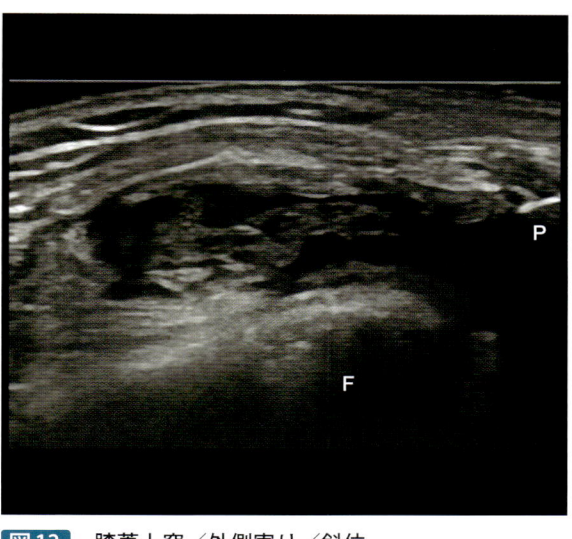

図12 膝蓋上窩／外側寄り／斜位
滑液貯留の増加を認める．また内膜全体の滑膜肥厚および関節腔の大半を占める滑膜肥厚を認める．図30のBモード
P：膝蓋骨，F：大腿骨

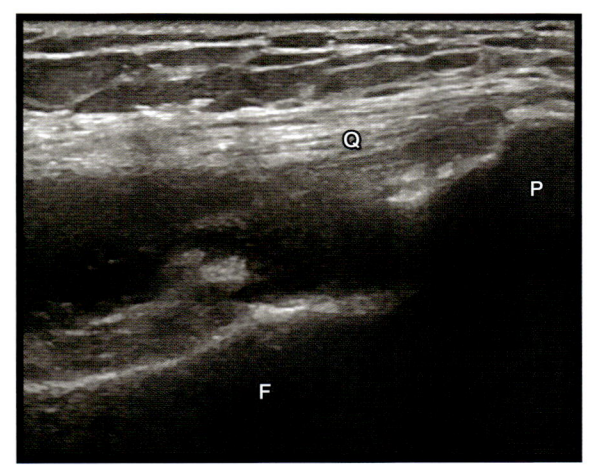

図13 膝蓋上窩／正中／縦断像
滑液貯留の増加および関節腔に突出する滑膜肥厚を認める．膝蓋骨の大腿四頭筋腱付着部に骨表不整を認める
Q：大腿四頭筋腱，P：膝蓋骨，F：大腿骨

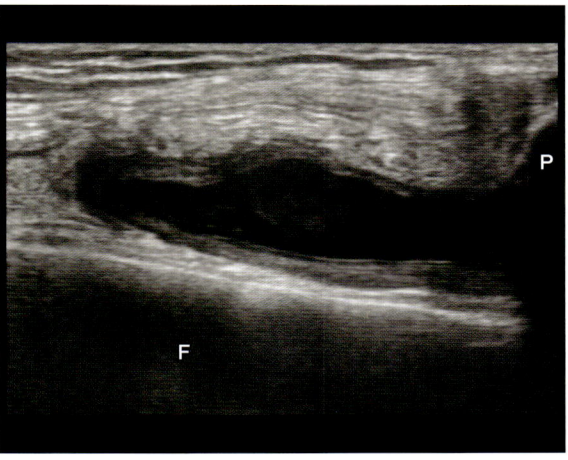

図14 膝蓋上窩／正中／縦断像
滑液貯留の増加を認める．また内膜全体の滑膜肥厚および関節腔の大半を占める滑膜肥厚を認める
P：膝蓋骨，F：大腿骨

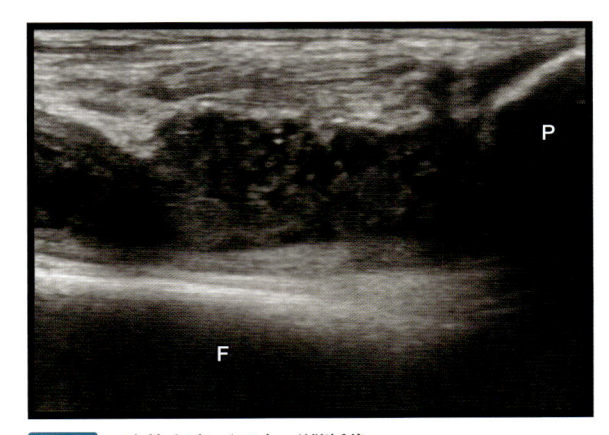

図15 膝蓋上窩／正中／縦断像
滑液貯留の増加および関節腔を充満する滑膜肥厚を認める
P：膝蓋骨，F：大腿骨

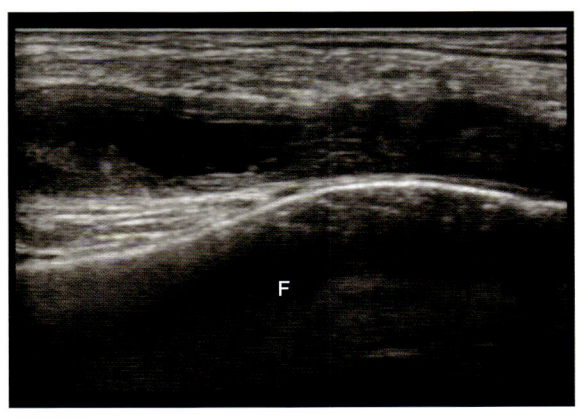

図16 膝蓋上窩／外側／縦断像
滑液貯留の増加を認める．また内膜全体の滑膜肥厚および関節腔の大半を占める滑膜肥厚を認める．図31のBモード
F：大腿骨

パワードプラ

正常像

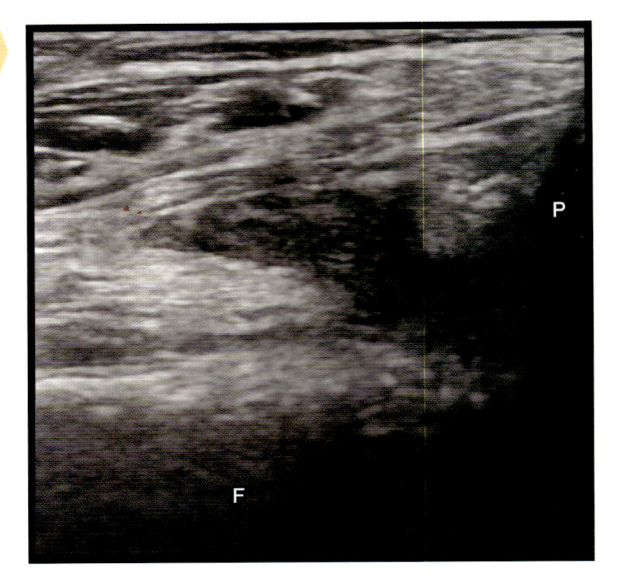

図17 膝蓋上窩／正中／縦断像
P：膝蓋骨，F：大腿骨

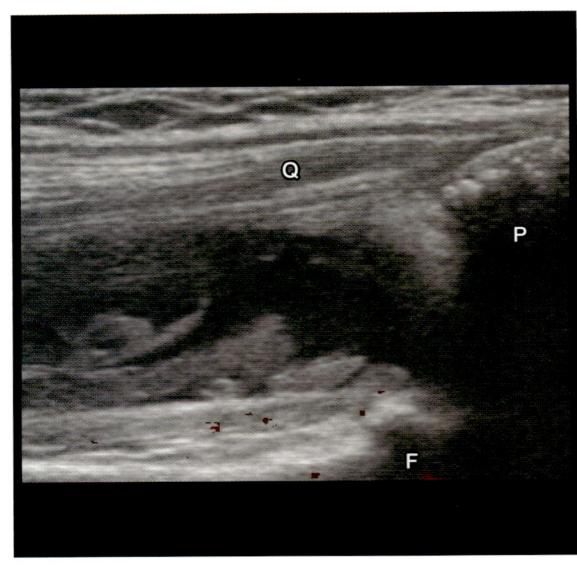

図18 膝蓋上窩／正中／縦断像
大腿骨骨表付近にアーチファクトによるドプラシグナルを認める．膝蓋骨の大腿四頭筋腱付着部に骨表不整を認める
Q：大腿四頭筋腱，P：膝蓋骨，F：大腿骨

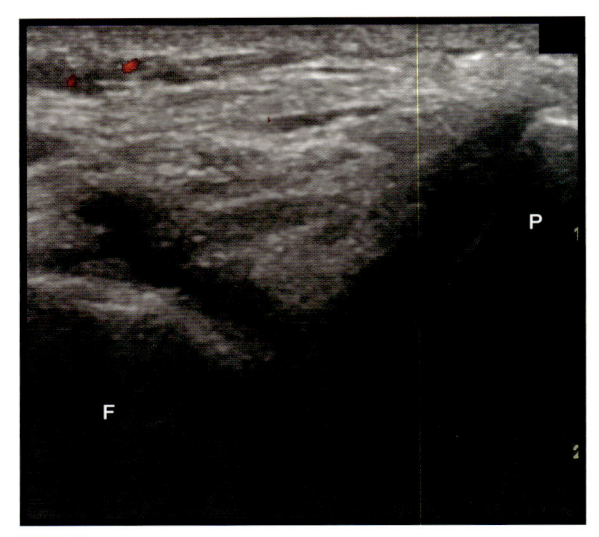

図19 膝蓋上窩／内側寄り／斜位
皮下の正常血管による血流シグナルを認める．図2のパワードプラ
P：膝蓋骨，F：大腿骨

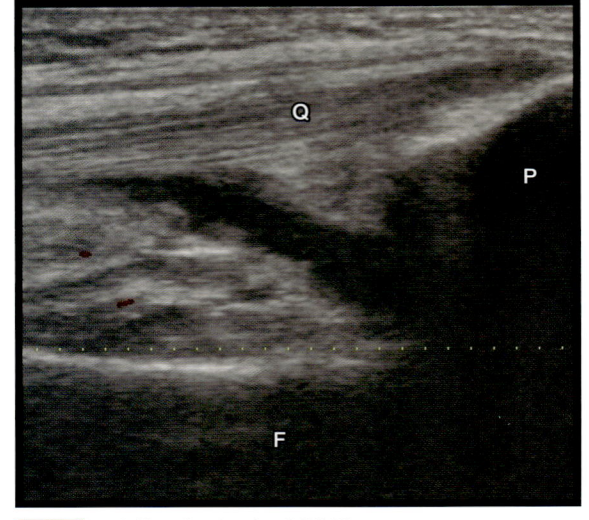

図20 膝蓋上窩／正中／縦断像
脂肪体の正常血管による血流シグナルを認める
Q：大腿四頭筋腱，P：膝蓋骨，F：大腿骨

（パワードプラ 正常像つづき）

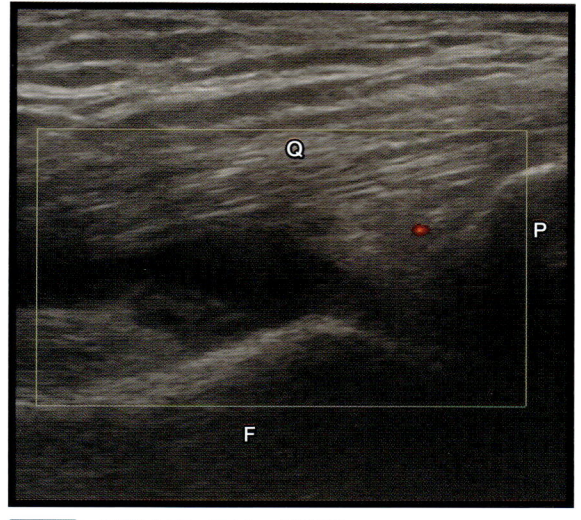

図21 膝蓋上窩／正中／縦断像
脂肪体の正常血管による血流シグナルを認める
Q：大腿四頭筋腱，P：膝蓋骨，F：大腿骨

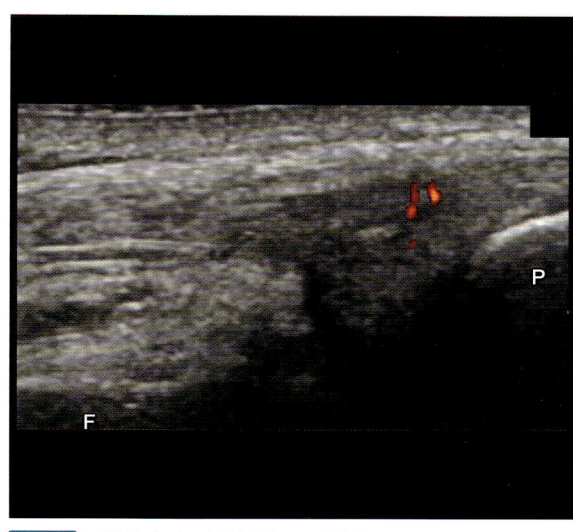

図22 膝蓋上窩／外側寄り／斜位
外側膝蓋支帯および脂肪体の正常血管による血流シグナルを認める
P：膝蓋骨，F：大腿骨

軽度

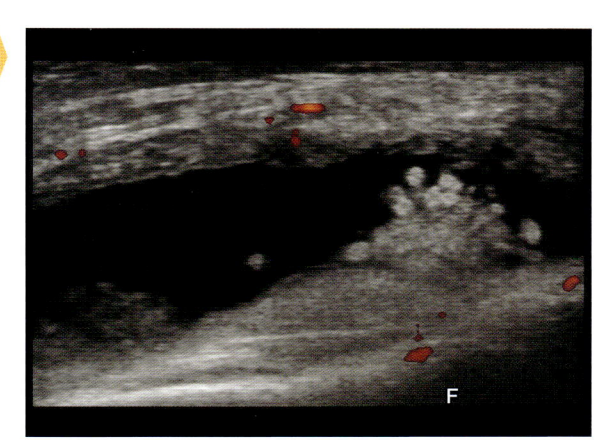

図23 膝蓋上窩／外側／斜位
関節内に散在する血流増加を認めるが，一部の点状血流シグナルが滑膜肥厚に一致する
F：大腿骨

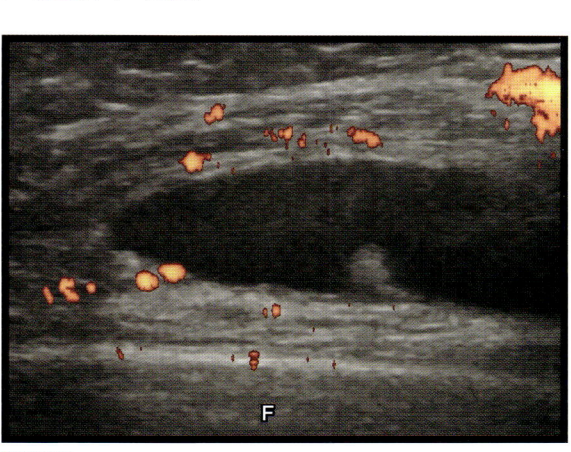

図24 膝蓋上窩／内側寄り／縦断像
関節内全体の血流増加を認めるが，一部の点状血流シグナルが滑膜肥厚に一致する
F：大腿骨

中等度

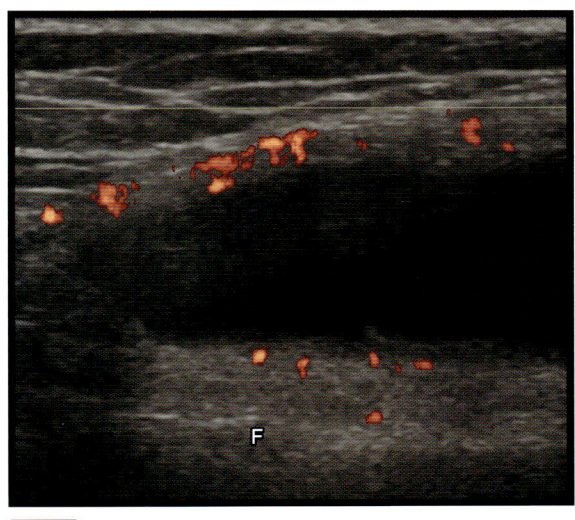

図25 膝蓋上窩／外側寄り／縦断像
滑膜肥厚に一致する，点状あるいは癒合する血流シグナルを認める
F：大腿骨

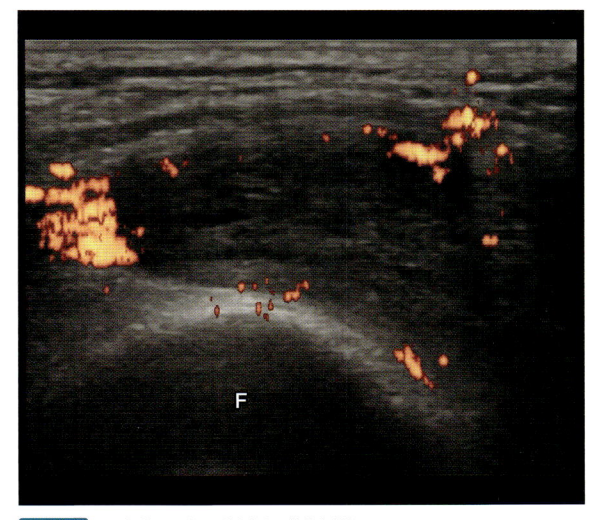

図26 膝蓋上窩／外側／横断像
滑膜肥厚に一致する，点状あるいは癒合する血流シグナルを認める
F：大腿骨

（パワードプラ 中等度つづき）

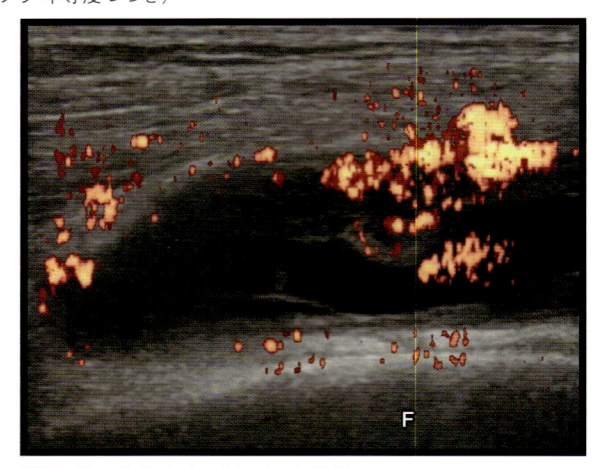

図27 膝蓋上窩／内側／縦断像
滑膜肥厚に一致する，点状あるいは癒合する血流シグナルを認める．アーチファクトによるドプラシグナルも混在する
F：大腿骨

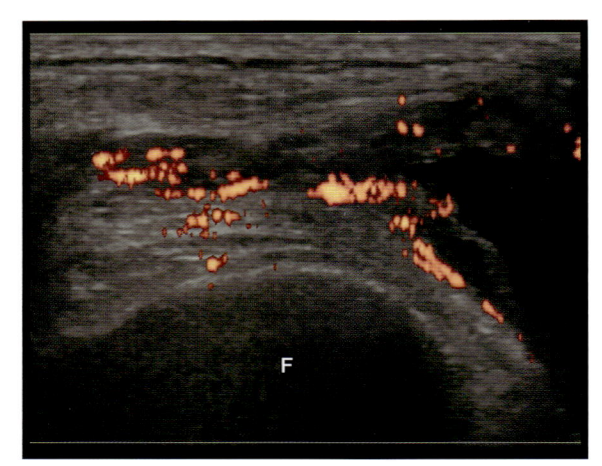

図28 膝蓋上窩／外側／横断像
滑膜肥厚に一致する，点状あるいは癒合する血流シグナルを認める
F：大腿骨

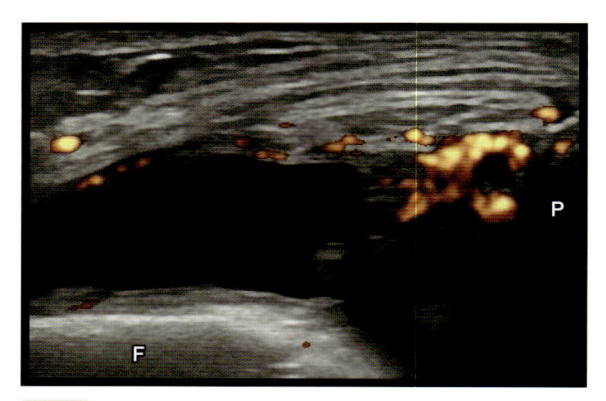

図29 膝蓋上窩／内側寄り／斜位
滑膜肥厚に一致する，点状あるいは癒合する血流シグナルを認める．図11のパワードプラ
P：膝蓋骨，F：大腿骨

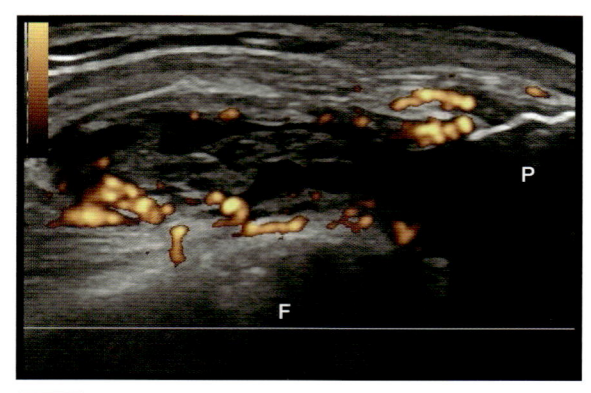

図30 膝蓋上窩／外側寄り／斜位
滑膜肥厚に一致する，点状あるいは癒合する血流シグナルを認める．図12のパワードプラ
P：膝蓋骨，F：大腿骨

高度

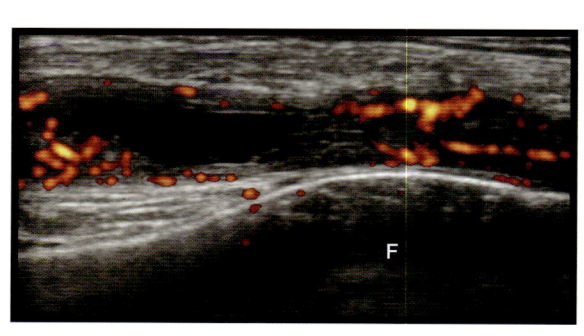

図31 膝蓋上窩／外側／縦断像
滑膜肥厚全体に，点状あるいは癒合する血流シグナルを認める．図16のパワードプラ
F：大腿骨

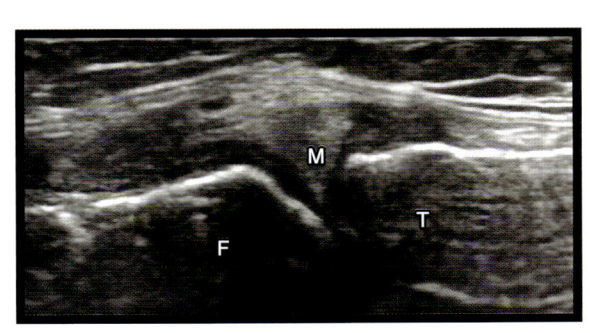

[2] 膝関節（内側）

膝関節内側／縦断像

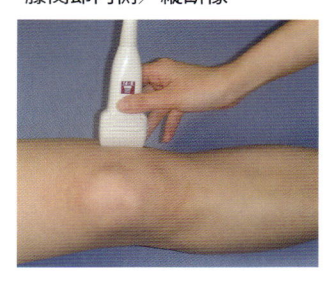

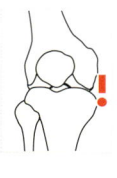

- 膝関節面では，非特異的な滑膜肥厚または滑液貯留を認めうる
- 骨，半月，靭帯がよいランドマークとなりうる

Bモード

正常像

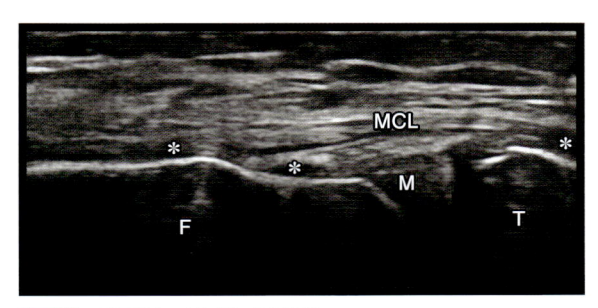

図1 膝関節／内側／縦断像
関節包の一部が低エコー領域（＊）として描出されている
MCL：内側側副靭帯，M：半月，F：大腿骨，T：脛骨

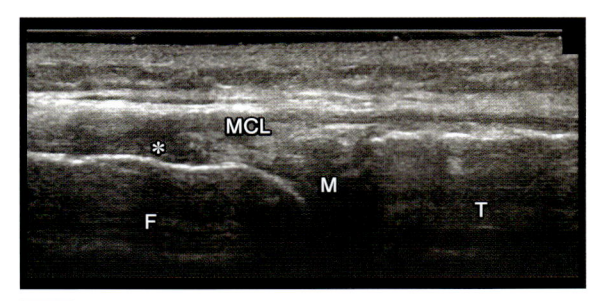

図2 膝関節／内側／縦断像
関節包の一部が低エコー領域（＊）として描出されている
MCL：内側側副靭帯，F：大腿骨，M：半月，T：脛骨

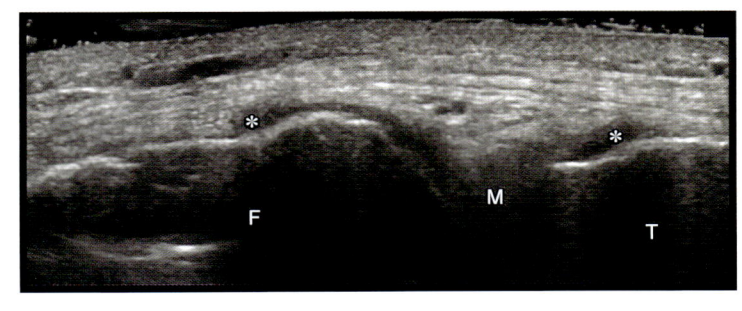

図3 膝関節／内側（伸側寄り）／縦断像
非特異的な滑膜肥厚または滑液貯留（＊）を認める
F：大腿骨，M：半月，T：脛骨

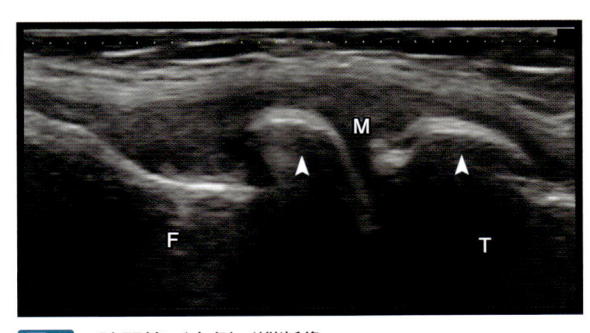

軽度

図4 膝関節／内側／縦断像
大腿骨，脛骨に骨棘（▷）を認め，その周囲に滑膜肥厚を認める
M：半月，F：大腿骨，T：脛骨

図5 膝関節／内側／縦断像
半月の近位および遠位に滑膜肥厚を認める．図11のBモード
M：半月，F：大腿骨，T：脛骨

中等度

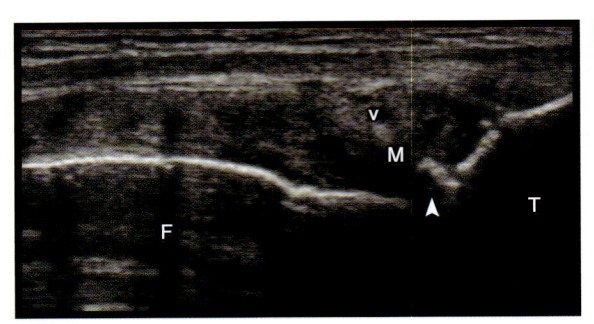

図6 膝関節／内側（伸側寄り）／縦断像
突出した半月と一体化した滑膜肥厚を認める．脛骨に骨棘（▷）を認める．図14のBモード
v：血管，M：半月，F：大腿骨，T：脛骨

高度

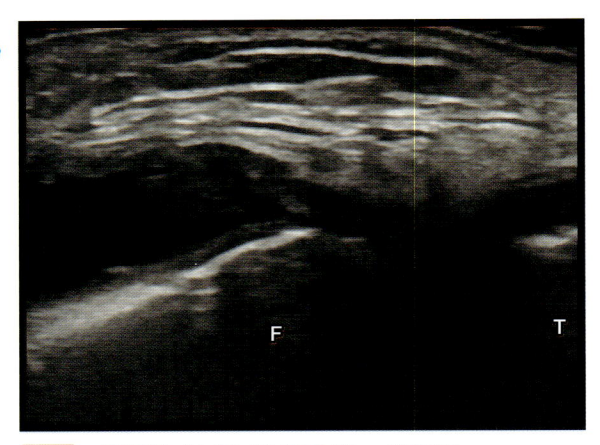

図7 膝関節／内側（伸側寄り）／縦断像
滑膜肥厚および滑液貯留を認める．近位側は膝蓋上窩に連続する．図15のBモード
F：大腿骨，T：脛骨

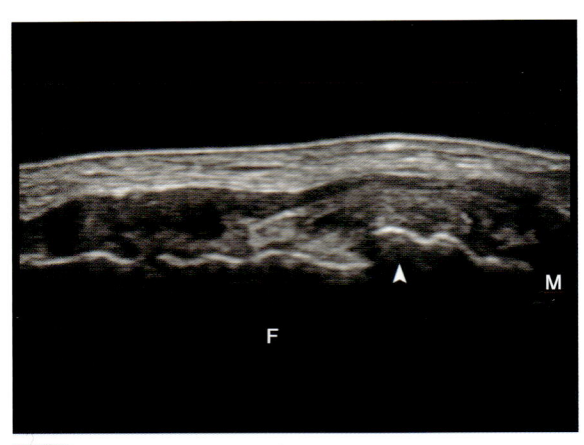

図8 膝関節／内側／縦断像
膝蓋上窩に連続する滑膜肥厚を認める．大腿骨に骨棘（▷）を認める
F：大腿骨，M：半月

パワードプラ

正常像

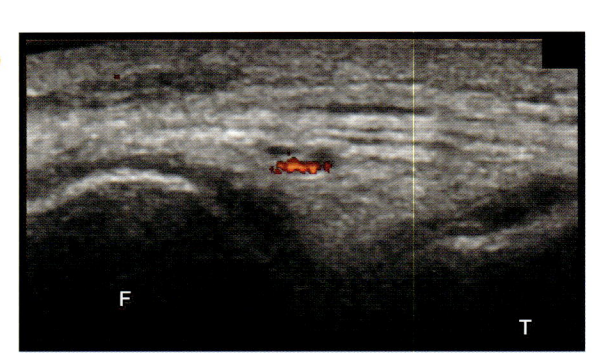

図9 膝関節／内側（伸側寄り）／縦断像
正常血管による血流シグナルを認める
F：大腿骨，T：脛骨

140　リウマチ診療のための関節エコー評価ガイドライン

軽度

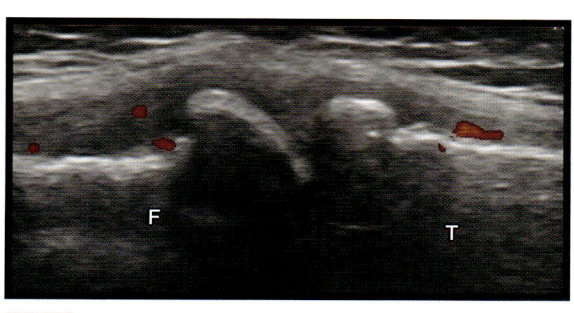

図10 膝関節／内側／縦断像
滑膜肥厚に一致する，点状の血流シグナルを認める
F：大腿骨，T：脛骨

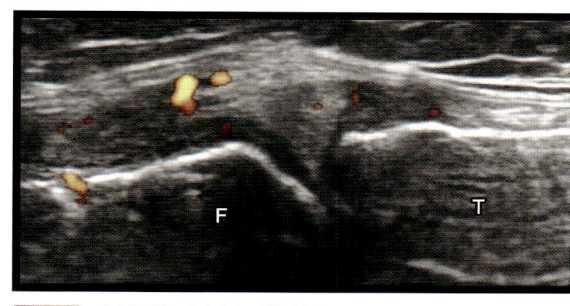

図11 膝関節／内側／縦断像
滑膜肥厚に一致する，点状の血流シグナルを認める．正常血管および大腿骨の栄養血管も描出されている．図5のパワードプラ
F：大腿骨，T：脛骨

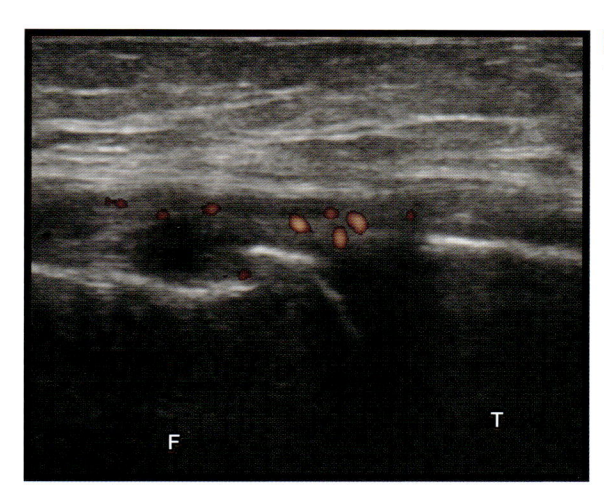

図12 膝関節／内側／縦断像
滑膜肥厚に一致する，点状の血流シグナルを認める
F：大腿骨，T：脛骨

中等度

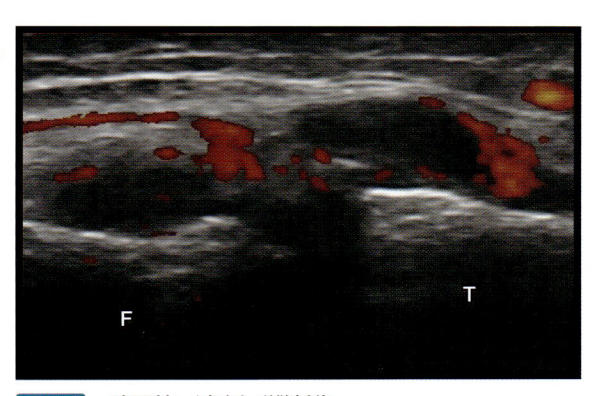

図13 膝関節／内側／縦断像
滑膜肥厚に一致する，点状あるいは癒合する血流シグナルを認める．周囲の血管の拡張も認める
F：大腿骨，T：脛骨

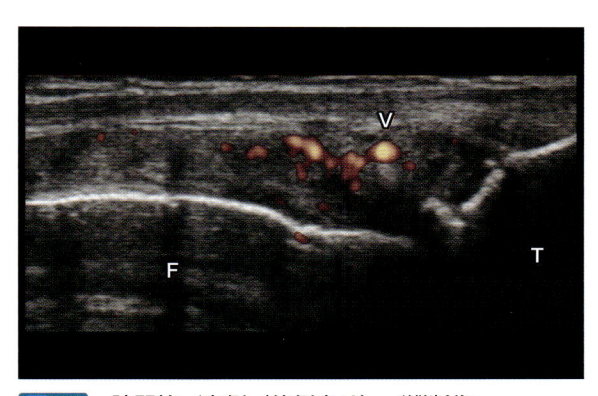

図14 膝関節／内側（伸側寄り）／縦断像
滑膜肥厚に一致する，点状あるいは癒合する血流シグナルを認める．正常血管による血流シグナルを認める．図6のパワードプラ
F：大腿骨，T：脛骨

（パワードプラ 中等度つづき）

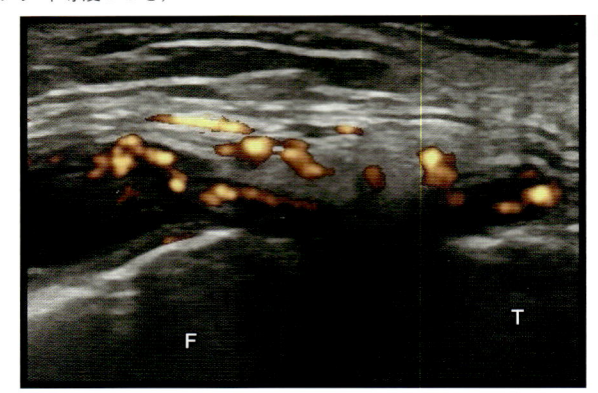

図15 膝関節／内側（伸側寄り）／縦断像
滑膜肥厚に一致する，癒合する血流シグナルを認める．周囲の血管の拡張も認める．図7のパワードプラ
F：大腿骨，T：脛骨

高度

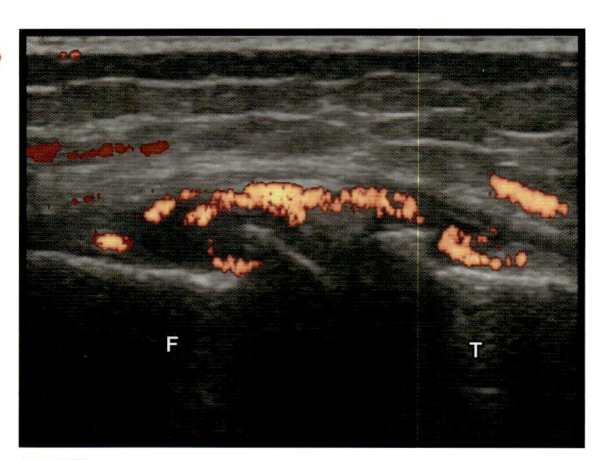

図16 膝関節／内側／縦断像
滑膜肥厚全体に，癒合する血流シグナルを認める．周囲の血管の拡張も認める
F：大腿骨，T：脛骨

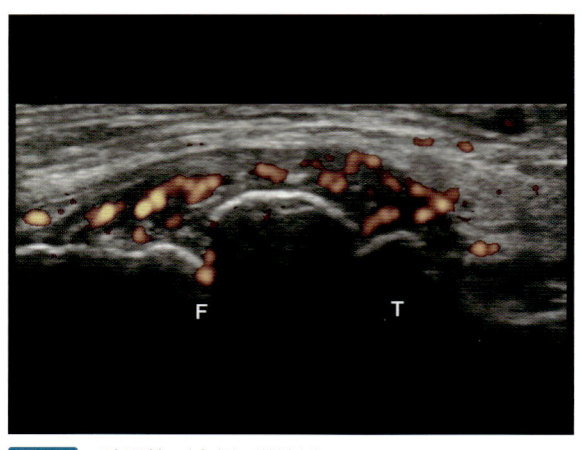

図17 膝関節／内側／縦断像
滑膜肥厚全体に，癒合する血流シグナルを認める
F：大腿骨，T：脛骨

[3] 膝関節（外側）

膝関節外側／縦断像

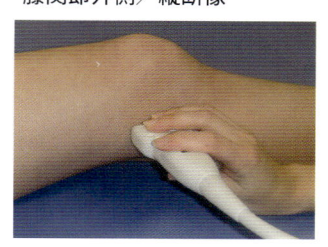

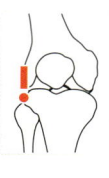

- 膝関節面では，非特異的な滑膜肥厚または滑液貯留を認めうる
- 骨，半月，靭帯がよいランドマークとなりうる

Bモード

正常像

図1　膝関節／外側／縦断像
ITB：腸脛靭帯，M：半月，T：脛骨，F：大腿骨，

図2　膝関節／外側／縦断像
F：大腿骨，M：半月，T：脛骨

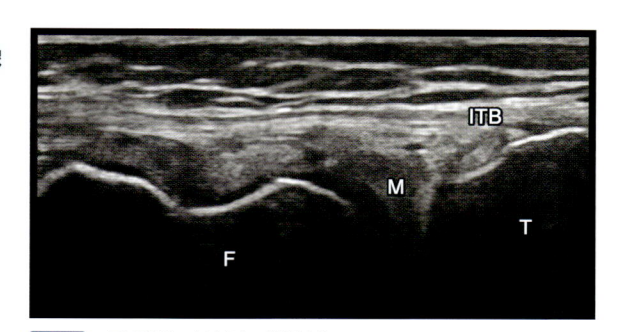

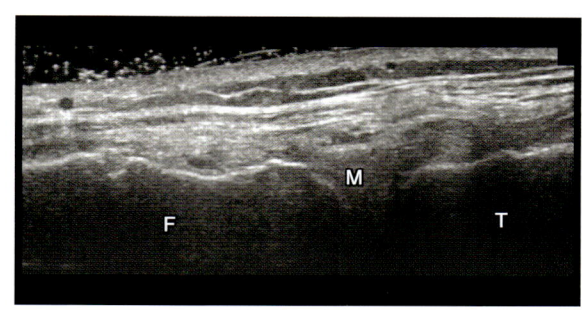

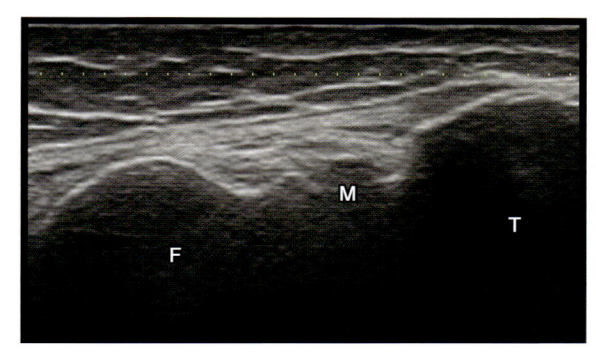

図3　膝関節／外側／縦断像
F：大腿骨，M：半月，T：脛骨

軽度

図4　膝関節／外側／縦断像
大腿骨側に，滑膜肥厚または滑液貯留を認める．図12のBモード
F：大腿骨，M：半月，T：脛骨

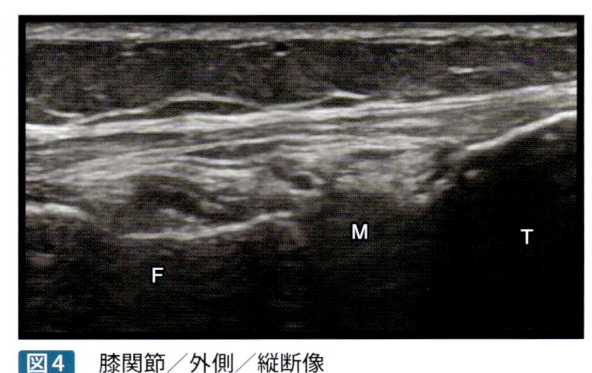

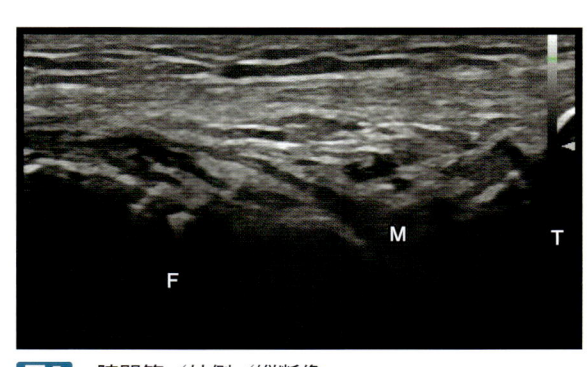

図5　膝関節／外側／縦断像
大腿骨側に，滑膜肥厚または滑液貯留を認める．図15のBモード
F：大腿骨，M：半月，T：脛骨

中等度

高度

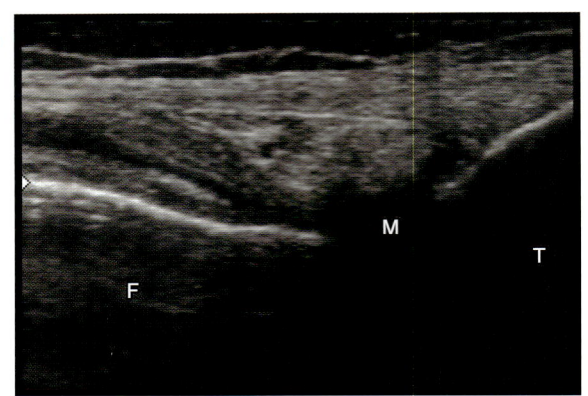

図6 膝関節／外側／縦断像
主に大腿骨側に，滑膜肥厚および滑液貯留を認める．図14のBモード
F：大腿骨，M：半月，T：脛骨

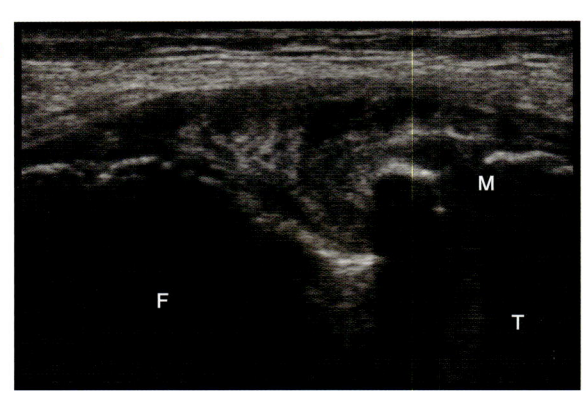

図7 膝関節／外側／縦断像
主に大腿骨側に，滑膜肥厚および滑液貯留を認める．大腿骨に骨棘を認める．図18のBモード
M：半月，F：大腿骨，T：脛骨

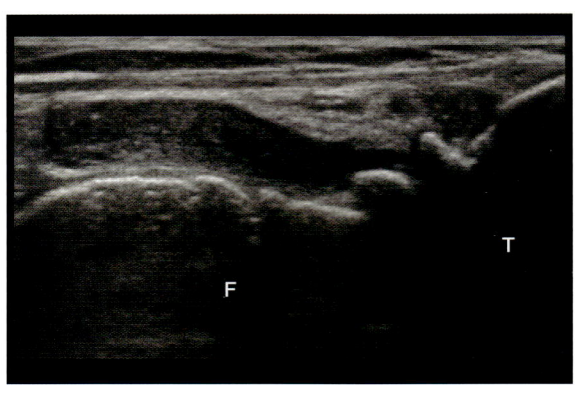

図8 膝関節／外側／縦断像
主に大腿骨側に，滑膜肥厚を認める．大腿骨，脛骨に骨棘を認める
T：脛骨，F：大腿骨

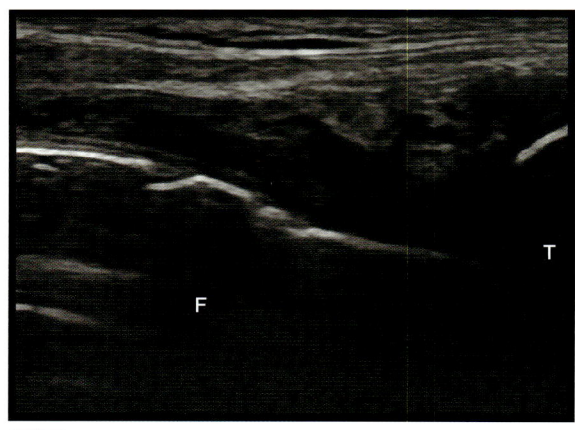

図9 膝関節／外側／縦断像
大腿骨側および脛骨側に，滑膜肥厚および滑液貯留を認める．図17のBモード
F：大腿骨，T：脛骨

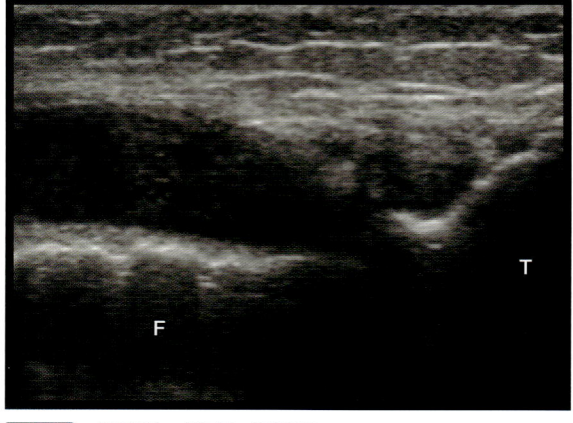

図10 膝関節／外側／縦断像
主に大腿骨側に，滑膜肥厚を認める．図20のBモード
F：大腿骨，T：脛骨

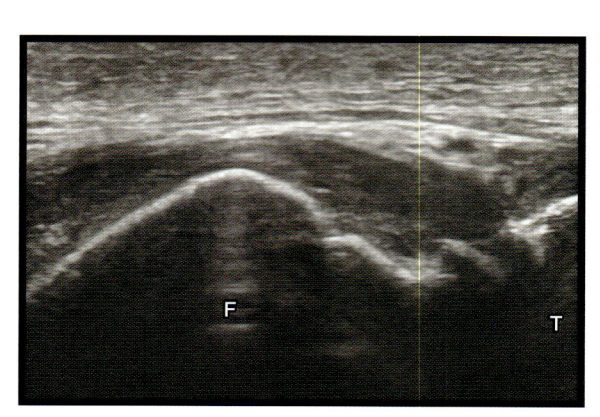

図11 膝関節／外側／縦断像
主に大腿骨側に，滑膜肥厚を認める．大腿骨に骨棘を認める．図21のBモード
F：大腿骨，T：脛骨

パワードプラ

正常像

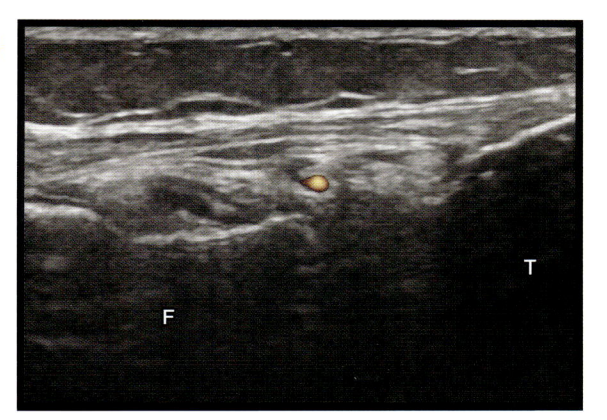

図12 膝関節／外側／縦断像
正常血管による血流シグナルを認める．図4のパワードプラ
F：大腿骨，T：脛骨

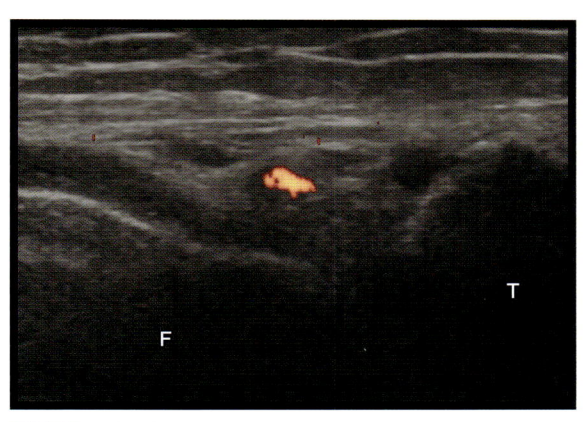

図13 膝関節／外側／縦断像
正常血管による血流シグナルを認める．アーチファクトによる微細なドプラシグナルも散見される
F：大腿骨，T：脛骨

軽度

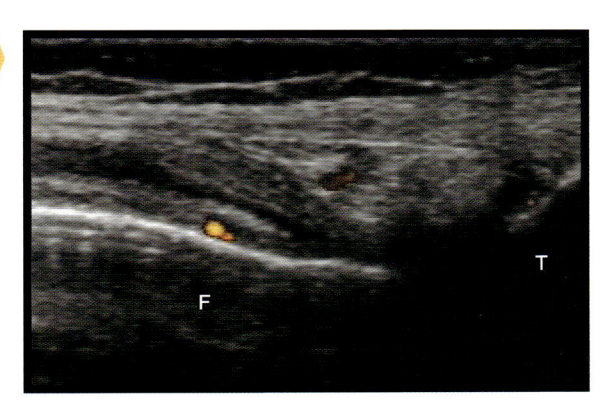

図14 膝関節／外側／縦断像
滑膜肥厚に一致する，点状の血流シグナルを認める．正常血管による血流シグナルも認める．図6のパワードプラ
F：大腿骨，T：脛骨

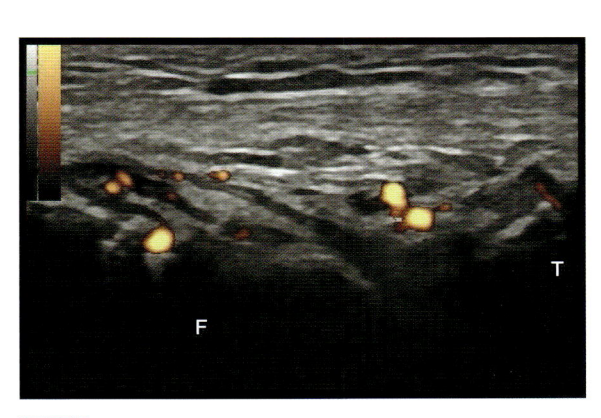

図15 膝関節／外側／縦断像
滑膜肥厚に一致する，点状の血流シグナルを認める．正常血管および骨の栄養血管の拡張も認める．図5のパワードプラ
F：大腿骨，T：脛骨

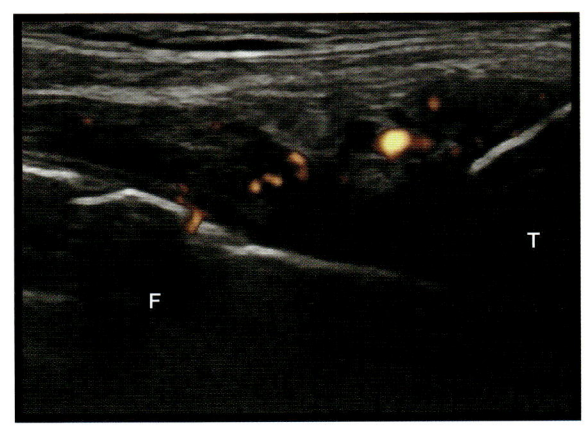

中等度

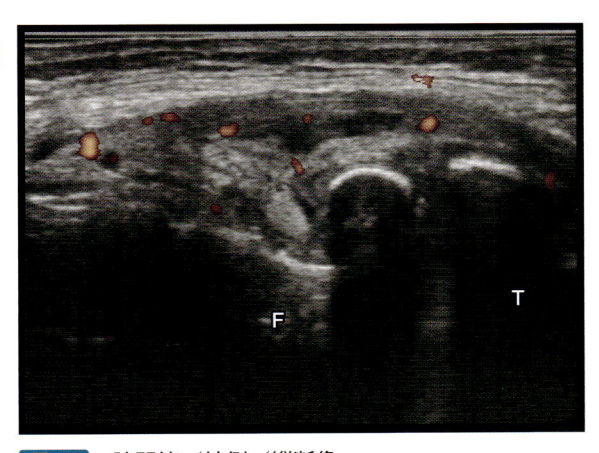

図16 膝関節／外側／縦断像
滑膜肥厚に一致する，点状の血流シグナルを認める．正常血管および骨の栄養血管の拡張も認める
F：大腿骨，T：脛骨

図17 膝関節／外側／縦断像
滑膜肥厚に一致する，点状あるいは癒合する血流シグナルを認める．正常血管および骨の栄養血管の拡張も認める．図9のパワードプラ
F：大腿骨，T：脛骨

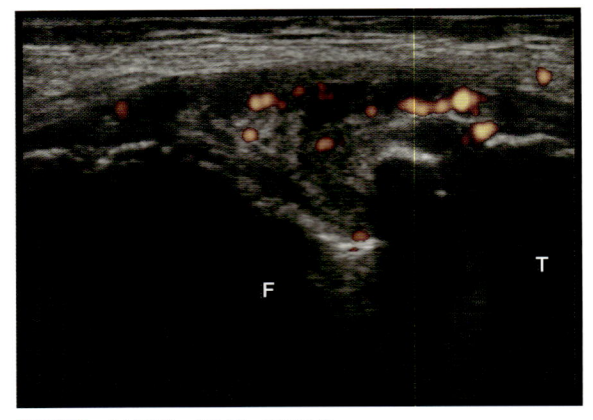

（パワードプラ 中等度つづき）

図18 膝関節／外側／縦断像
滑膜肥厚に一致する，点状あるいは癒合する血流シグナルを認める．正常血管および骨の栄養血管の拡張も認める．図7のパワードプラ
F：大腿骨，T：脛骨

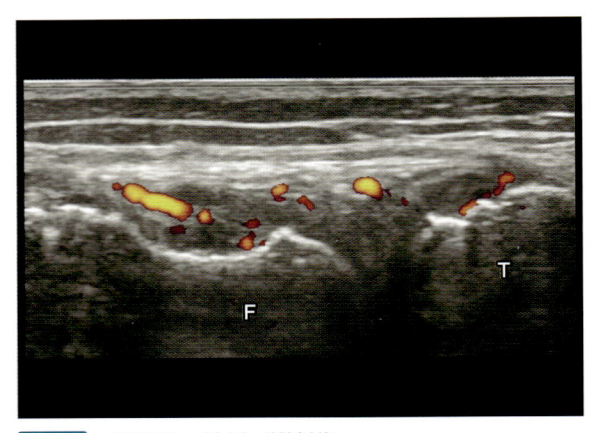

図19 膝関節／外側／縦断像
骨皮質にそって滑膜肥厚および滑液貯留を認め，同部位に血流シグナルを伴う
F：大腿骨，T：脛骨

高度

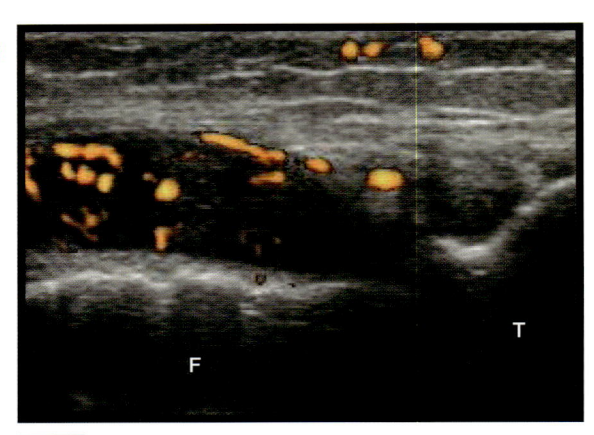

図20 膝関節／外側／縦断像
滑膜肥厚に一致する，点状あるいは癒合する血流シグナルを認める．皮下の血管の拡張も認める．図10のパワードプラ
F：大腿骨，T：脛骨

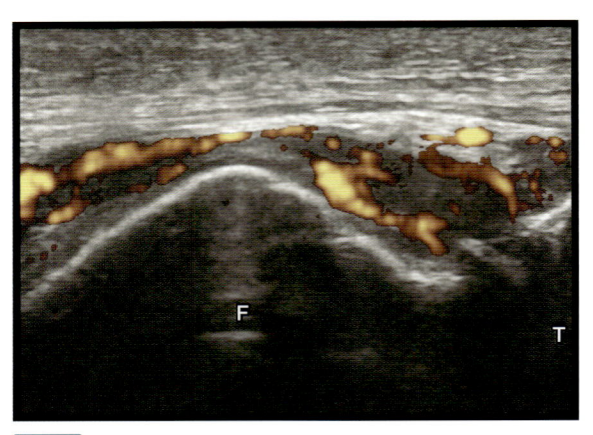

図21 膝関節／外側／縦断像
滑膜肥厚全体に，癒合する血流シグナルを認める．図11のパワードプラ
F：大腿骨，T：脛骨

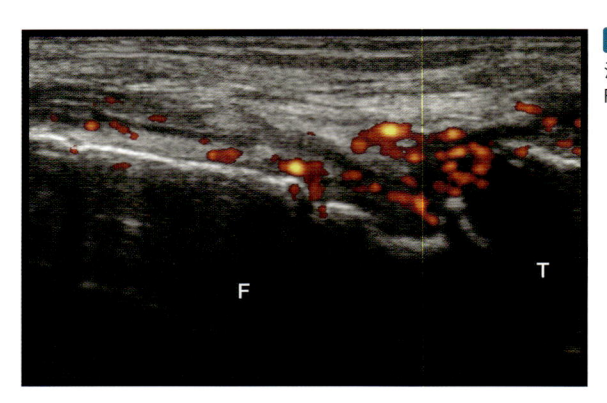

図22 膝関節／外側／縦断像
滑膜肥厚全体に，癒合する血流シグナルを認める
F：大腿骨，T：脛骨

[4] 膝関節（屈側）

膝関節屈側／横断像

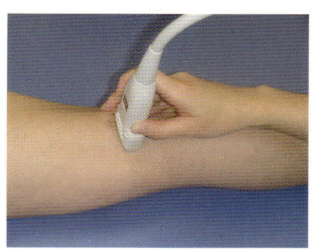

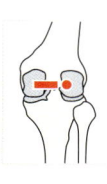

- 屈側から関節包の評価はしばしば困難である
- 膝窩嚢胞（ベイカー嚢胞）が主な評価対象となる
- 骨，筋肉，血管がよいランドマークとなりうる

Bモード

正常像

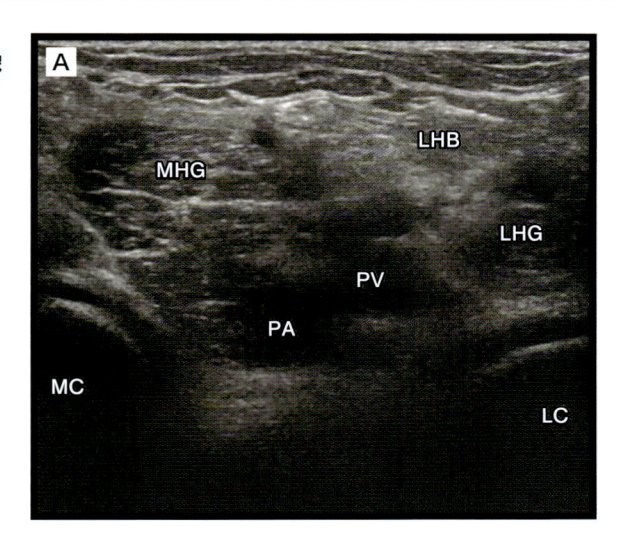

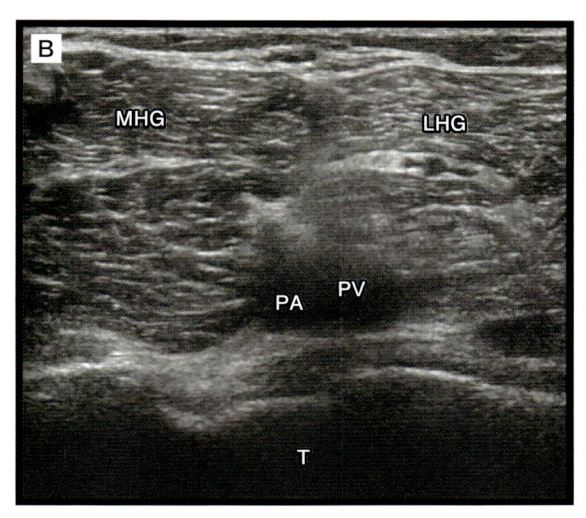

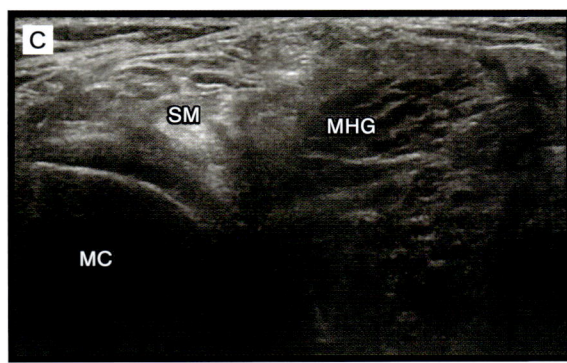

図1 膝関節／屈側

A）右，内側顆／外側顆の高さ／横断像．大腿骨の内側顆および外側顆の表面に，硝子軟骨が無エコー領域として描出される．B）右，脛骨近位端の高さ／横断像．C）右，内側顆／外側顆の高さ，内側寄り／横断像．通常，膝窩嚢胞は半膜様筋腱と腓腹筋内側頭の腱の間より検出される

LHB：大腿二頭筋長頭，MHG：腓腹筋内側頭，LHG：腓腹筋外側頭，PV：膝窩静脈，PA：膝窩動脈，MC：大腿骨内側顆，LC：大腿骨外側顆，T：脛骨，SM：半膜様筋腱

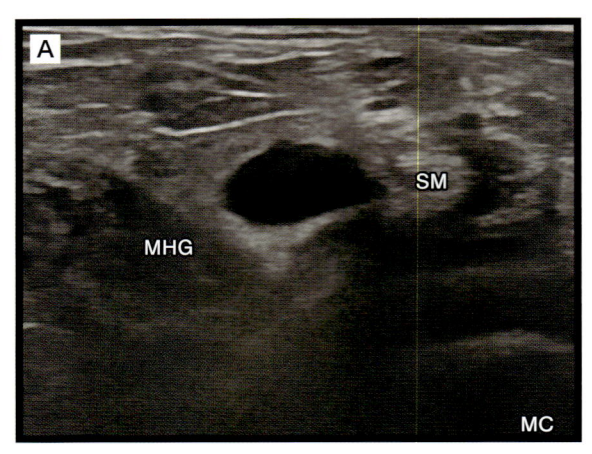

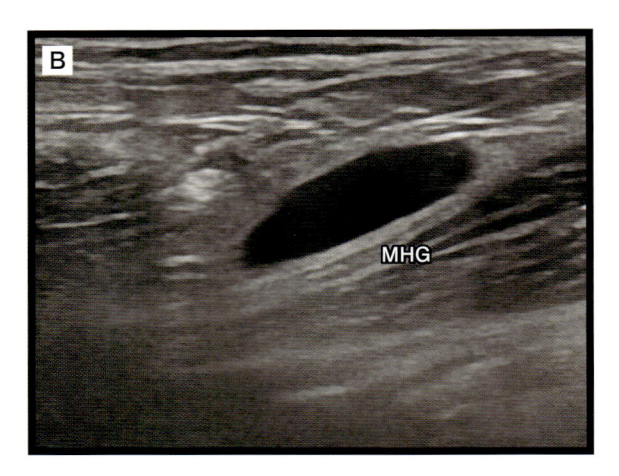

軽度

図2 膝関節／屈側
A）左，内側顆の高さ／横断像．膝窩嚢胞の滑液貯留を認める．B）左／縦断像．膝窩嚢胞の滑液貯留を認める．図11のBモード
SM：半膜様筋腱，MHG：腓腹筋内側頭，MC：大腿骨内側顆

中等度

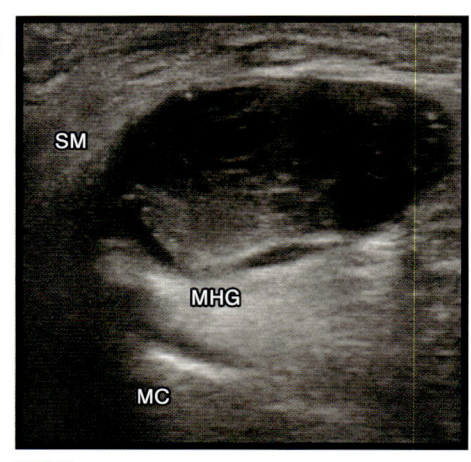

図3 膝関節／屈側（右）／横断像
膝窩嚢胞の滑膜肥厚および滑液貯留を認める
SM：半膜様筋腱，MHG：腓腹筋内側頭，MC：大腿骨内側顆

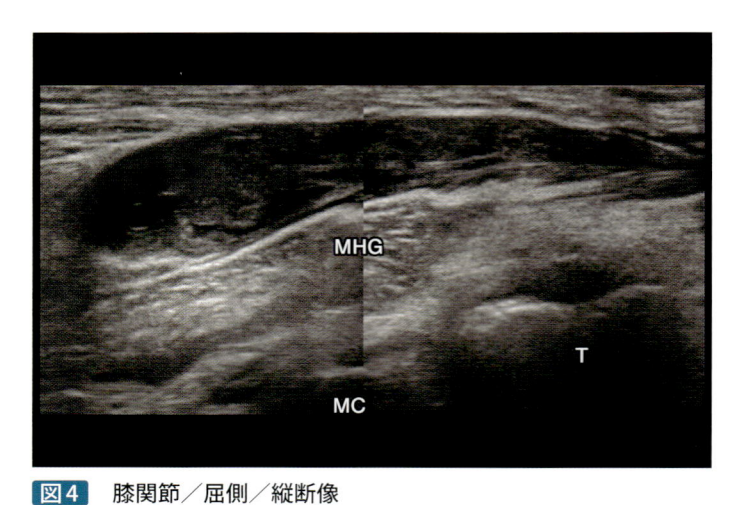

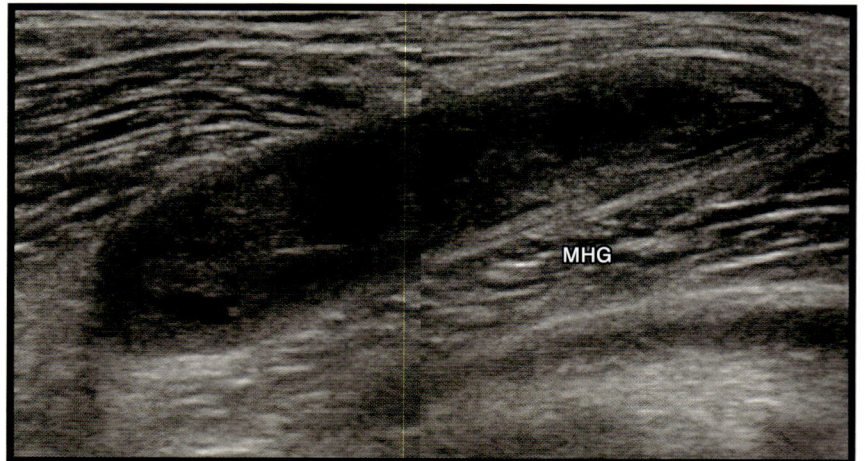

図4 膝関節／屈側／縦断像
膝窩嚢胞の滑膜肥厚および滑液貯留を認める
MHG：腓腹筋内側頭，MC：大腿骨内側顆，T：脛骨

図5 膝関節／屈側／縦断像
膝窩嚢胞の滑膜肥厚および滑液貯留を認める
MHG：腓腹筋内側頭

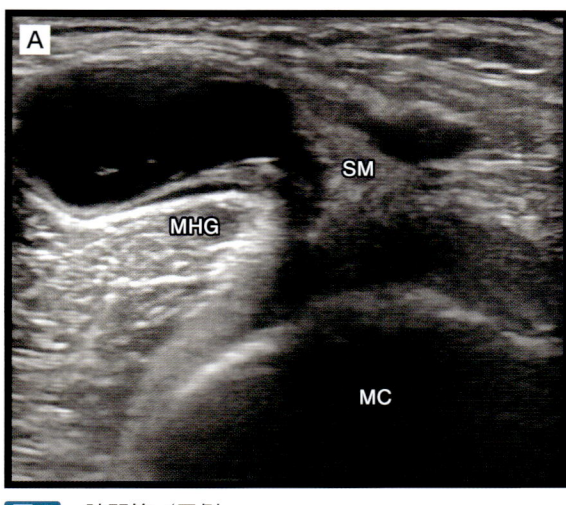

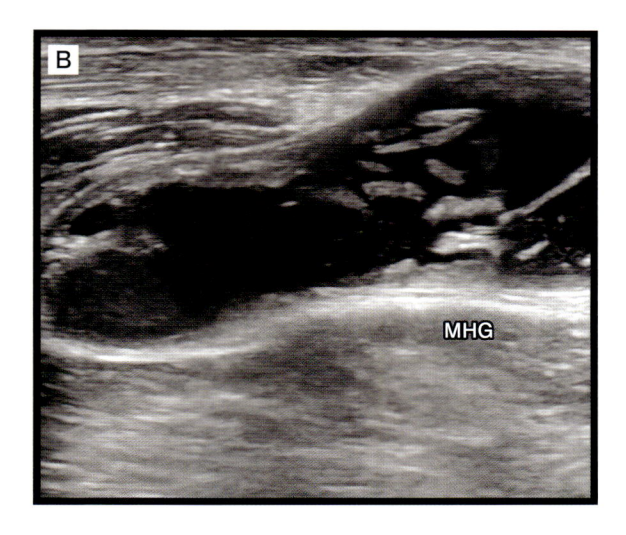

(Bモード 中等度つづき)

図6 膝関節／屈側
A）左，内側顆の高さ／横断像．膝窩嚢胞の滑膜肥厚および滑液貯留を認める．典型的な膝窩嚢胞は腓腹筋内側頭に沿って広がり，横断像でC字（左側では逆C字）に描出される．図10のBモード．B）左／縦断像．膝窩嚢胞の滑膜肥厚および滑液貯留を認める
SM：半膜様筋腱，MHG：腓腹筋内側頭，MC：大腿骨内側顆

高度

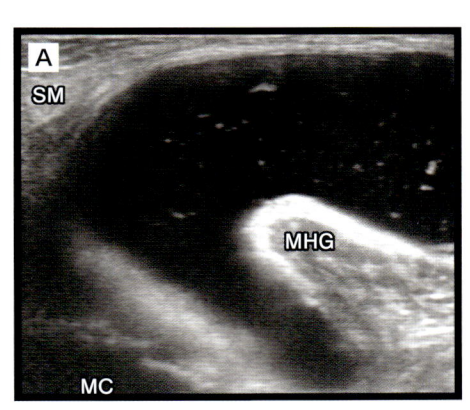

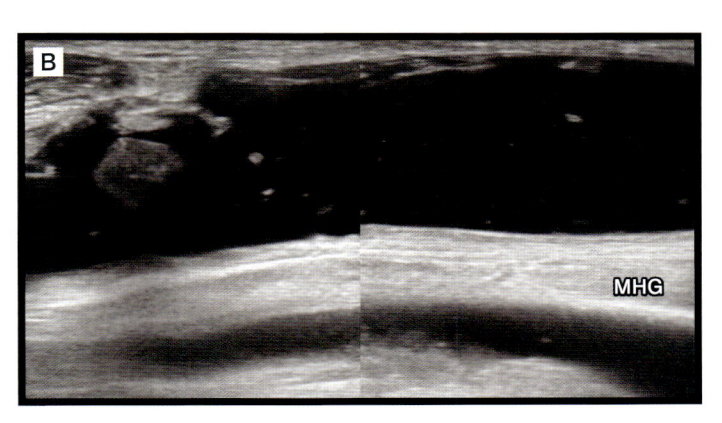

図7 膝関節／屈側
A）右，内側顆の高さ／横断像．膝窩嚢胞の滑膜肥厚および滑液貯留を認める．B）右／縦断像．膝窩嚢胞の滑膜肥厚および滑液貯留を認める．典型的な膝窩嚢胞は，縦断像において，腓腹筋内側頭により上下に分離して描出される
SM：半膜様筋腱，MHG：腓腹筋内側頭，MC：大腿骨内側顆

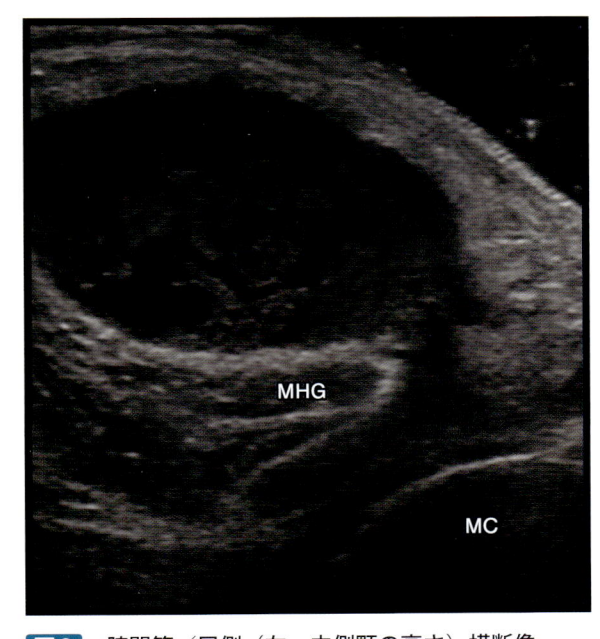

図8 膝関節／屈側（左，内側顆の高さ）横断像
膝窩嚢胞の滑液貯留，および滑液包内をほぼ充満する滑膜肥厚を認める
MHG：腓腹筋内側頭，MC：大腿骨内側顆

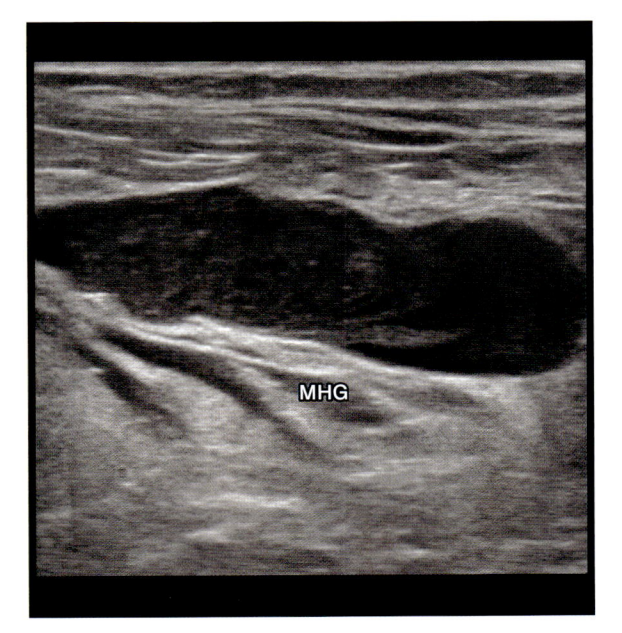

図9 膝関節／屈側／縦断像
膝窩嚢胞の滑液貯留，および滑液包内をほぼ充満する滑膜肥厚を認める
MHG：腓腹筋内側頭

パワードプラ

正常像

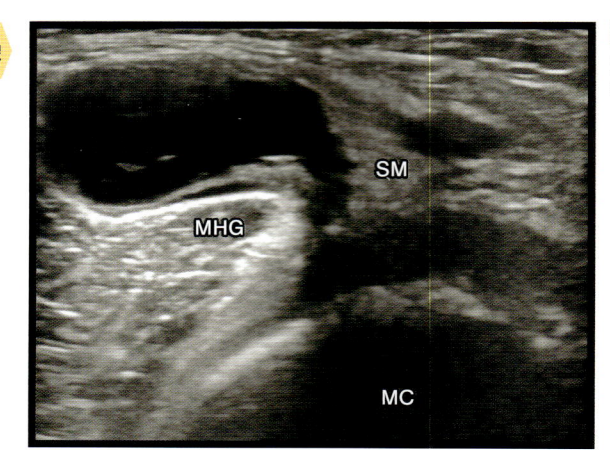

図10 膝関節／屈側（左，内側顆の高さ）／横断像
図6 Aのパワードプラ
SM：半膜様筋腱，MHG：腓腹筋内側頭，MC：大腿骨内側顆

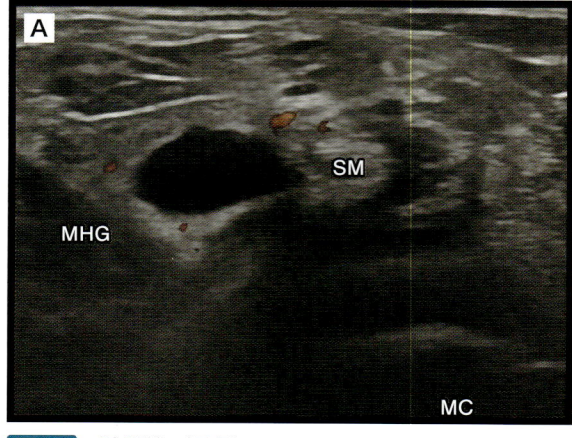

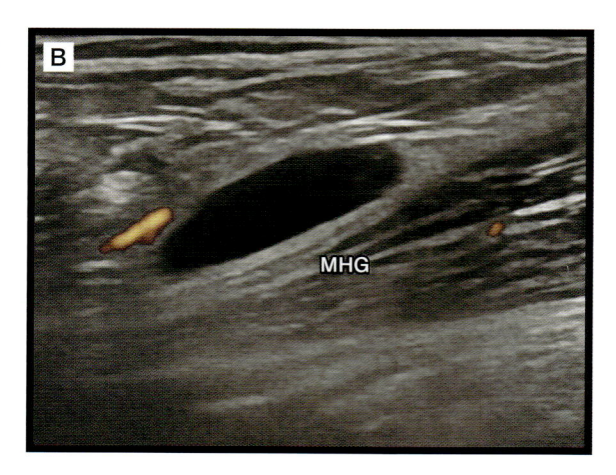

図11 膝関節／屈側
A）左，内側顆の高さ／横断像．膝窩嚢胞周囲の血流増加を認めるが，明らかな滑膜肥厚およびそれに一致する血流シグナルは同定されない．B）左／縦断像．膝窩嚢胞周囲の血流増加を認めるが，明らかな滑膜肥厚およびそれに一致する血流シグナルは同定されない．図2のパワードプラ
SM：半膜様筋腱，MHG：腓腹筋内側頭，MC：大腿骨内側顆

軽度

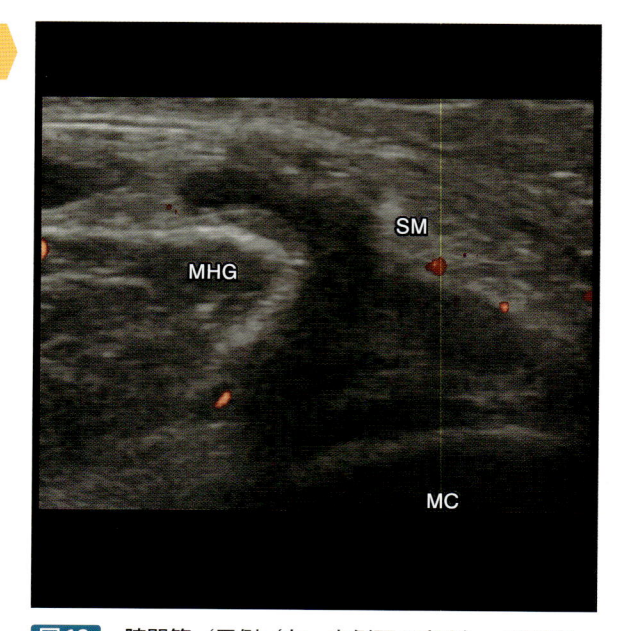

図12 膝関節／屈側（左，内側顆の高さ）／横断像
膝窩嚢胞の滑膜肥厚に一致する，点状の血流シグナルを認める
SM：半膜様筋腱，MHG：腓腹筋内側頭，MC：大腿骨内側顆

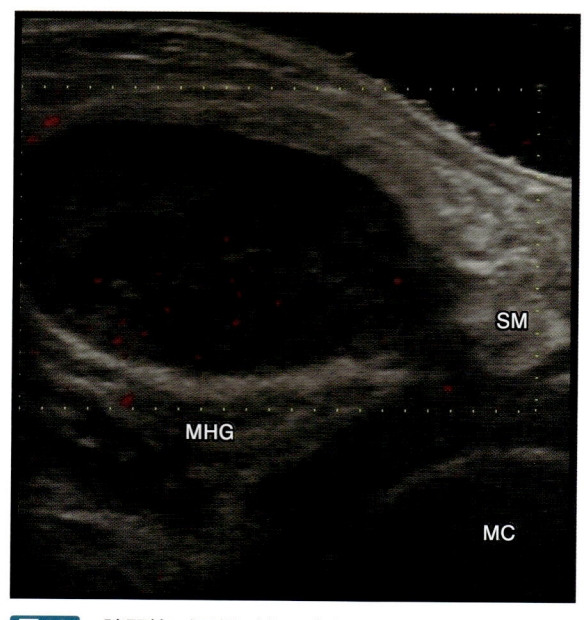

図13 膝関節／屈側（左，内側顆の高さ）／横断像
膝窩嚢胞の滑膜肥厚に一致する，点状の血流シグナルを認める．明らかな滑液貯留（無エコー領域）に一致するものはアーチファクトである
SM：半膜様筋腱，MHG：腓腹筋内側頭，MC：大腿骨内側顆

中等度

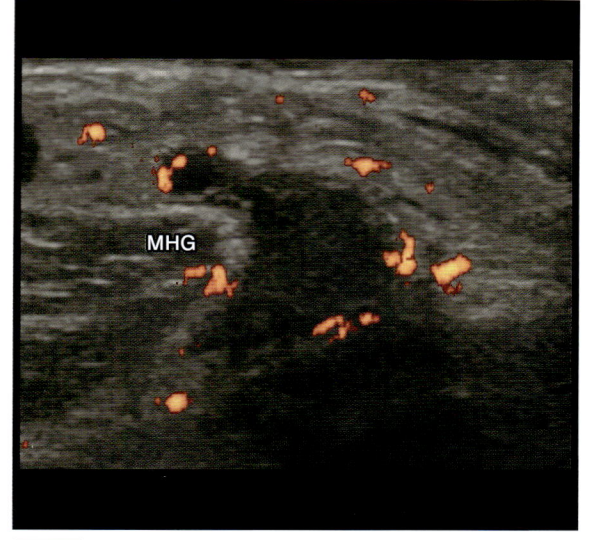

図14 膝関節／屈側（左，内側顆の高さ）／横断像
膝窩嚢胞の滑膜肥厚に一致する，点状あるいは癒合する血流シグナルを認める．周囲の組織の血流増加も認める
MHG：腓腹筋内側頭

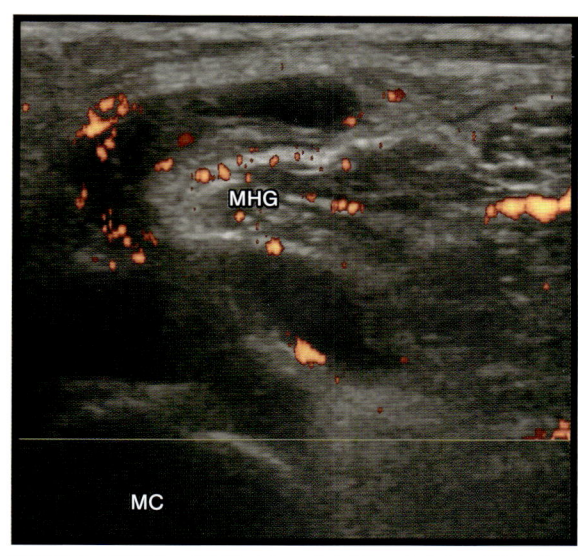

図15 膝関節／屈側（右，内側顆の高さ）／横断像
膝窩嚢胞の滑膜肥厚に一致する，点状あるいは癒合する血流シグナルを認める．周囲の組織の血流増加，アーチファクトも認める
MHG：腓腹筋内側頭，MC：大腿骨内側顆

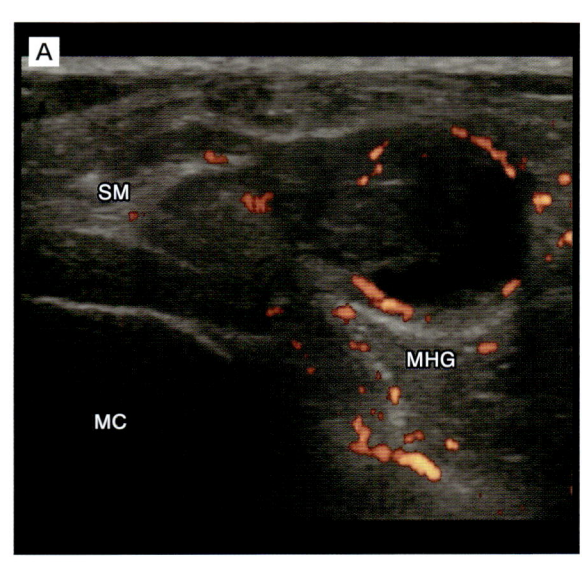

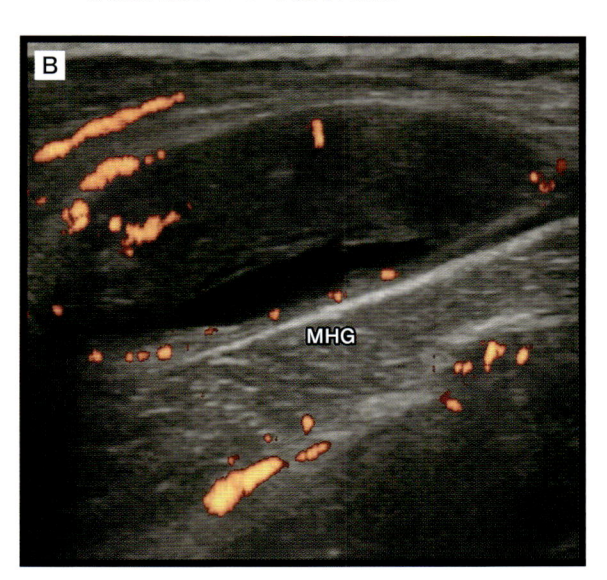

図16 膝関節／屈側
A）右，内側顆の高さ／横断像．膝窩嚢胞の滑膜肥厚に一致する，点状あるいは癒合する血流シグナルを認める．周囲の組織の血流増加も認める．B）右／縦断像．膝窩嚢胞の滑膜肥厚に一致する，点状あるいは癒合する血流シグナルを認める．周囲の組織の血流増加も認める
SM：半膜様筋腱，MHG：腓腹筋内側頭，MC：大腿骨内側顆

高度

図17 膝関節／屈側（右，内側顆の高さ）／横断像
膝窩嚢胞の滑膜肥厚に一致する，点状あるいは癒合する血流シグナルを認める．周囲の組織の血流増加も認める
MHG：腓腹筋内側頭

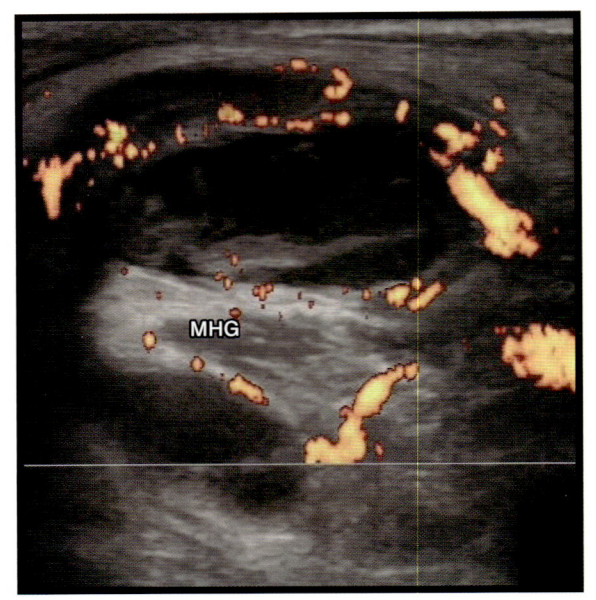

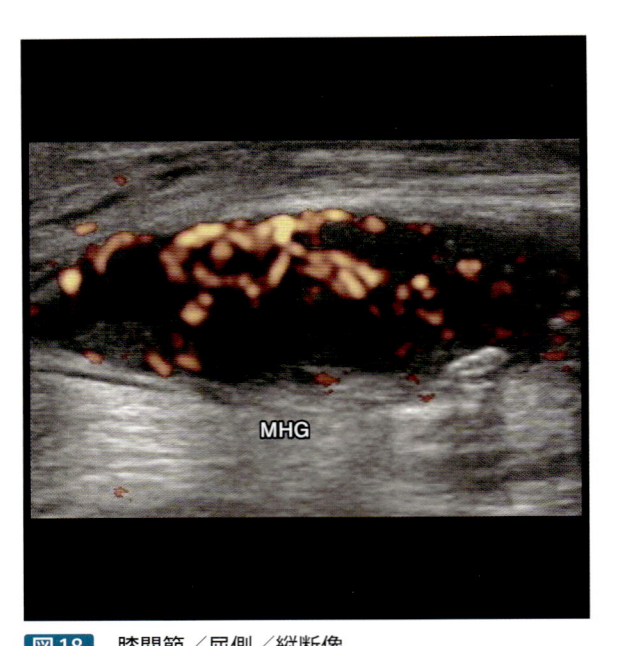

図18 膝関節／屈側／縦断像
膝窩嚢胞の滑膜肥厚に一致する，点状あるいは癒合する血流シグナルを認める
MHG：腓腹筋内側頭

7 足関節／足趾

観察部位

1. 距腿関節
2. 伸筋腱群
3. 内側屈筋腱群
4. 長短腓骨筋腱
5. 中足趾節間関節（MTP関節）

[1] 距腿関節

距腿関節／前面／縦断像

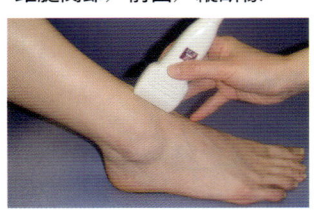

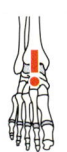

- 足関節前方正中で長軸方向にプローブをあて距腿関節を観察する
- 脛骨遠位端と距骨が描出される
- 距骨はドーム状の距骨滑車，距骨頸部のくびれ，その遠位の距骨頭からなる
- 距骨滑車表面の軟骨は無エコー層として確認される
- 脛骨遠位端と距骨滑車は逆三角形の関節裂隙を形成し，体表側の腱との間は高エコーの脂肪体で占められる

Bモード

正常像

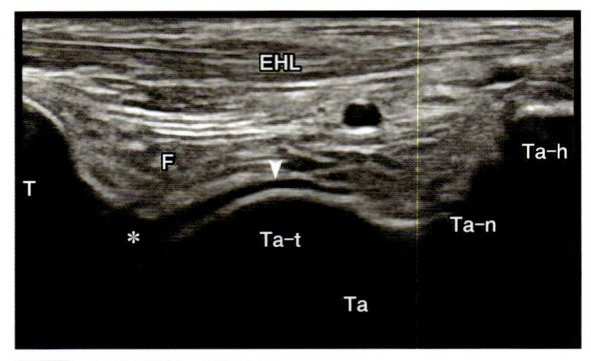

図1 距腿関節／縦断像
正常でも極く少量の滑液（＊）を関節裂隙部に認めることがある
EHL：長母趾伸筋（腱），F：脂肪体，▷：距骨滑車の軟骨，
Ta-h：距骨頭，T：脛骨，Ta-t：距骨滑車，Ta-n：距骨頸部，
Ta：距骨

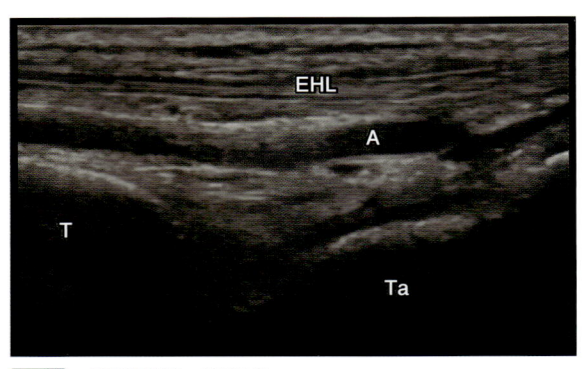

図2 距腿関節／縦断像
EHL：長母趾伸筋腱，A：足背動脈，T：脛骨，Ta：距骨

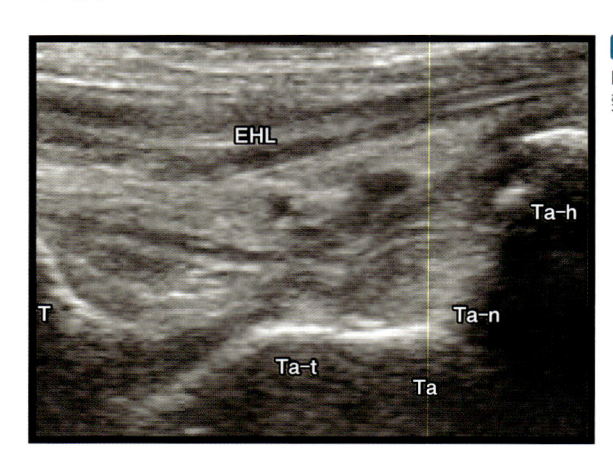

図3 距腿関節／縦断像
EHL：長母趾伸筋（腱），Ta-h：距骨頭，T：脛骨，Ta-n：距骨頸部，Ta-t：距骨滑車，Ta：距骨

memo
- 健常者でも極少量の滑液を関節裂隙部に認めることがある
- 滑液貯留や滑膜肥厚が生じると，脂肪体は体表側へ押し上げられ，さらに進むと距骨頸部まで無/低エコー域が広がる

軽度

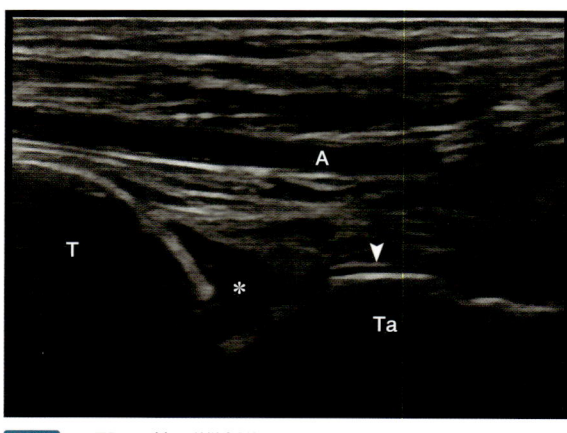

図4 距腿関節／縦断像
少量の滑液（＊）貯留は関節裂隙部に認めることが多い
A：足背動脈，T：脛骨，▷：距骨滑車の軟骨，Ta：距骨

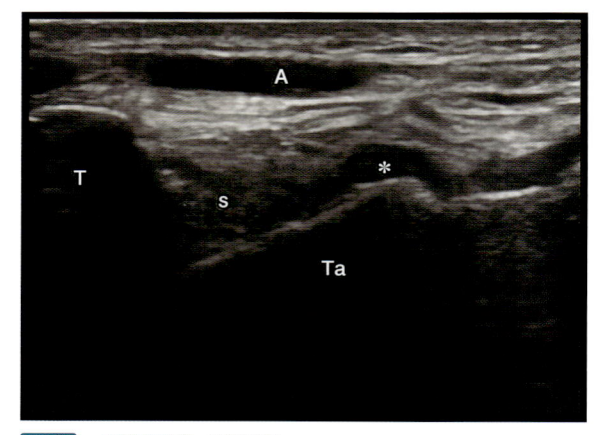

図5 距腿関節／縦断像
軽度の滑膜肥厚（s）と極少量の滑液（＊）を認める．図16のBモード
A：足背動脈，T：脛骨，Ta：距骨

中等度

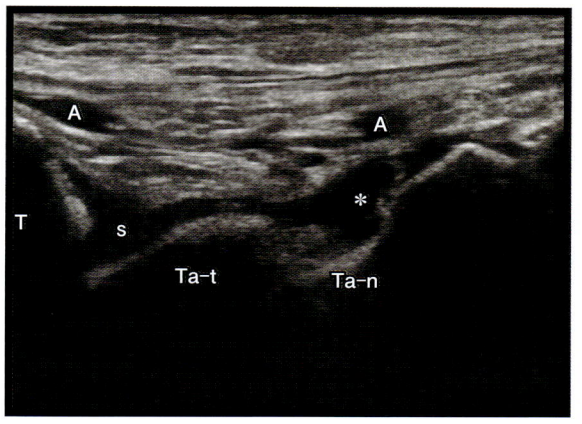

図6 距腿関節／縦断像
滑膜肥厚（s）と滑液（*）を裂隙部と距骨頸部（Ta-n）に認める
A：足背動脈，T：脛骨，Ta-t：距骨滑車

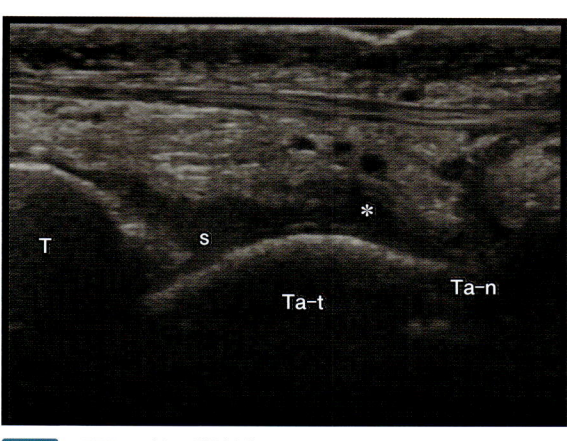

図7 距腿関節／縦断像
滑膜肥厚（s）と滑液（*）が距骨滑車（Ta-t）上から距骨頸部（Ta-n）まで広がるが，上に凸ではない．図21のBモード
T：脛骨

高度

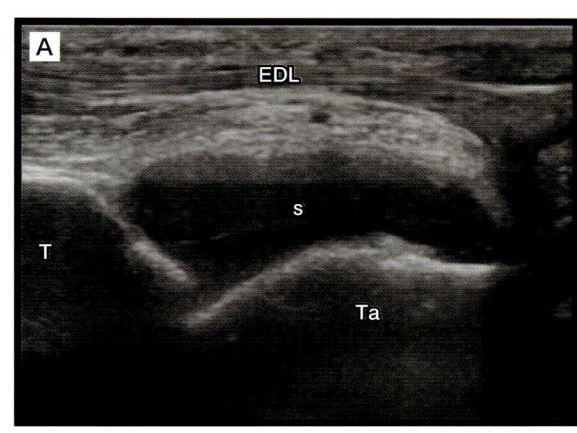

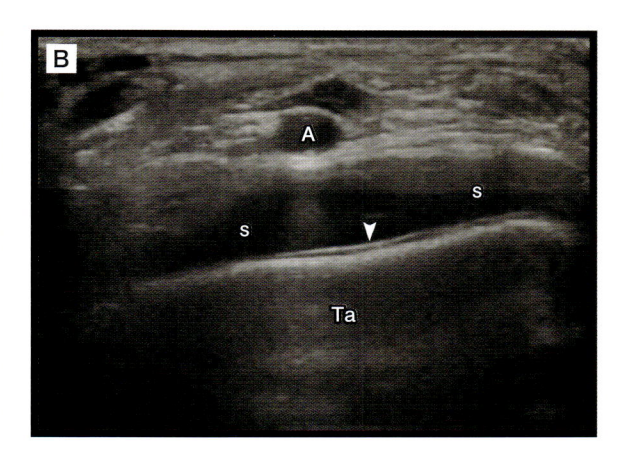

図8 距腿関節
A）縦断像．やや外側よりの縦断像．上に凸の滑膜肥厚（s）を認める．図18のBモード．B）横断像．距骨上に幅広い滑膜肥厚（s）を認める
EDL：長趾伸筋腱，T：脛骨，Ta：距骨，A：足背動脈，▷：距骨滑車の軟骨

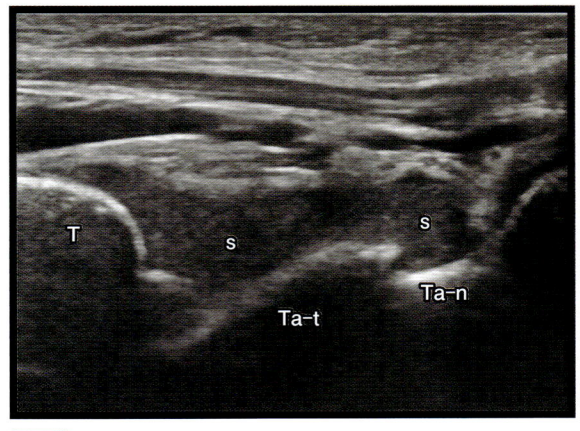

図9 距腿関節／縦断像
高度な滑膜肥厚（s）が距骨滑車（Ta-t）上から距骨頸部（Ta-n）まで広がる
T：脛骨

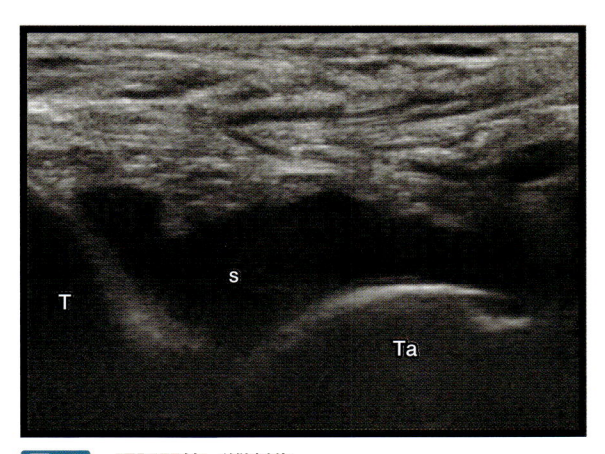

図10 距腿関節／縦断像
上に凸の滑膜肥厚（s）を認める
T：脛骨，Ta：距骨

パワードプラ

正常像

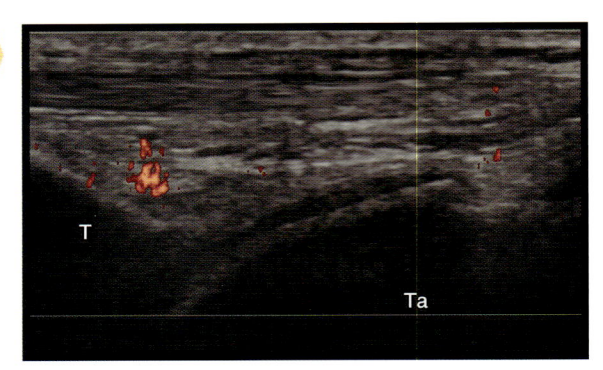

図11 距腿関節／縦断像
関節包内に血流を認めるが滑膜の血流ではない
T：脛骨，Ta：距骨

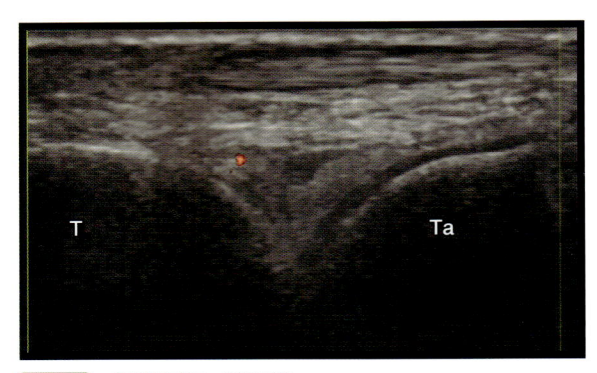

図12 距腿関節／縦断像
T：脛骨，Ta：距骨

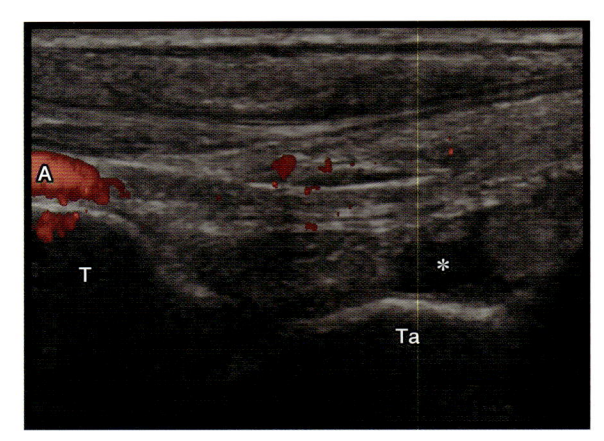

図13 距腿関節／縦断像
足背動脈(A)の一部が描出されている
T：脛骨，＊：滑液，Ta：距骨

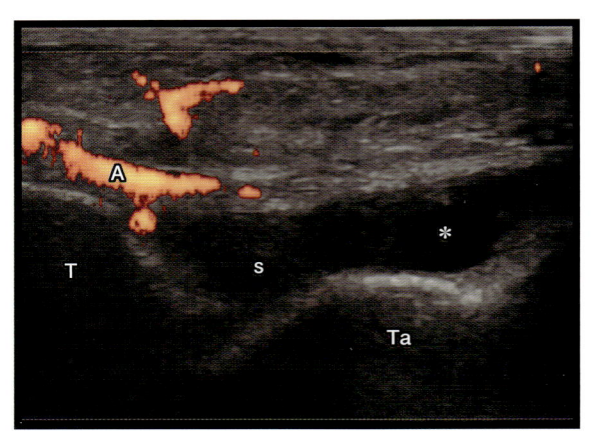

図14 距腿関節／縦断像
足背動脈（A）の一部が描出されている
T：脛骨，s：滑膜肥厚，＊：滑液，Ta：距骨

軽度

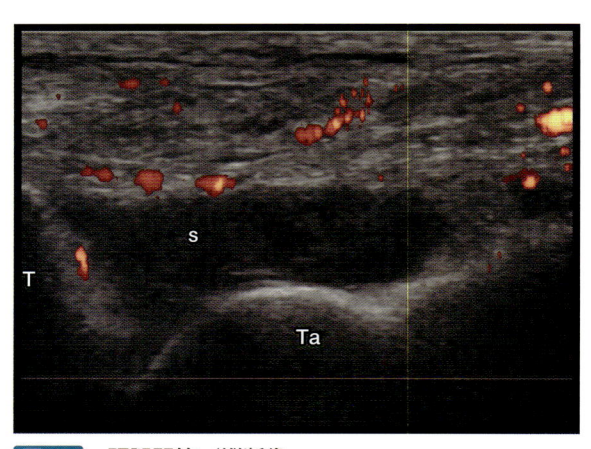

図15 距腿関節／縦断像
高度に肥厚した滑膜（s）の上縁に少数の血流シグナルの散在を認める
T：脛骨，Ta：距骨

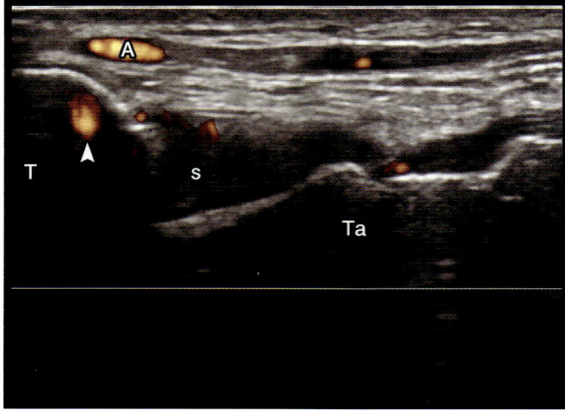

図16 距腿関節／縦断像
軽度に肥厚した滑膜（s）の上縁に限局的な血流シグナルを認める．図5のパワードプラ
A：足背動脈，▷：足背動脈血流の脛骨骨表によるミラーアーチファクト，T：脛骨，Ta：距骨

（パワードプラ 軽度つづき）

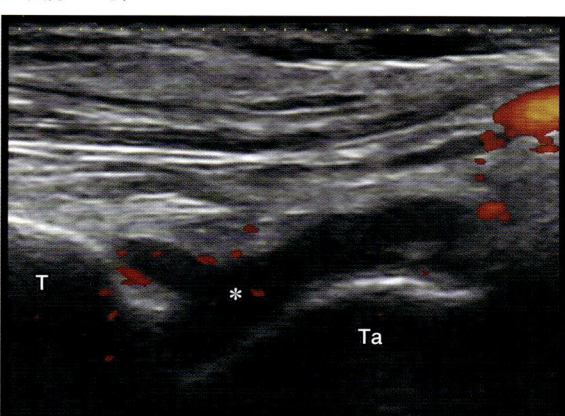

図17 距腿関節／縦断像
中等度の滑液（＊）で押し上げられた滑膜の上縁に少数の血流シグナルの散在を認める
T：脛骨，Ta：距骨

中等度

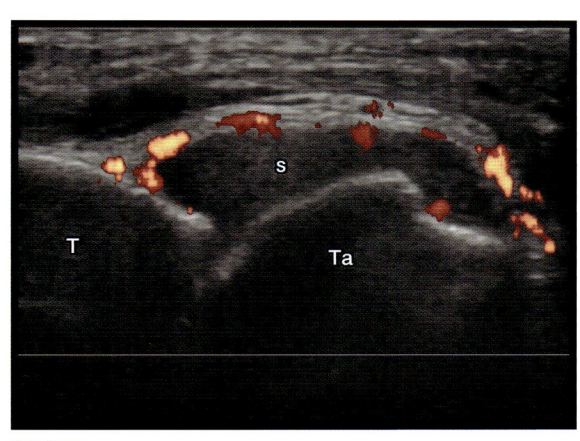

図18 距腿関節／外側寄り／縦断像
やや外側よりの縦断像．肥厚した滑膜（s）の上縁全長に渡って血流シグナルを認める．正中よりも外側，内側の方が血流の検出はよい．図8Aのパワードプラ
T：脛骨，Ta：距骨

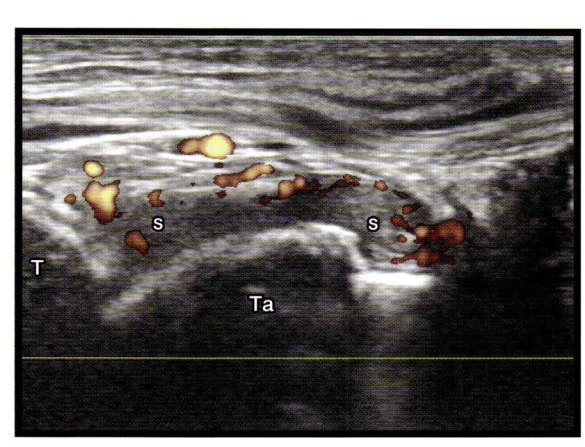

図19 距腿関節／外側寄り／縦断像
肥厚した滑膜（s）の上縁全長に渡って血流シグナルを認める
T：脛骨，Ta：距骨

高度

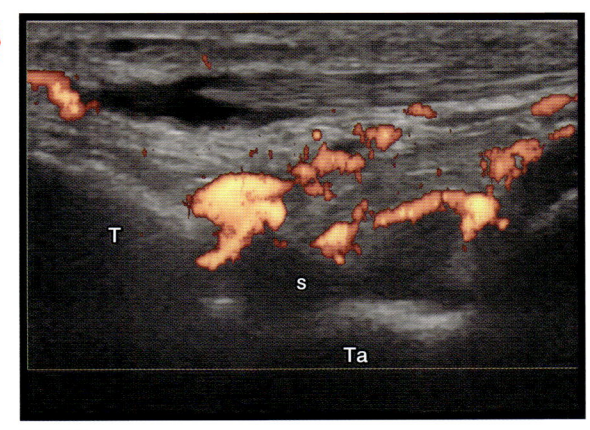

図20 距腿関節／縦断像
肥厚した滑膜（s）の上縁に癒合した血流シグナルを認める
T：脛骨，Ta：距骨

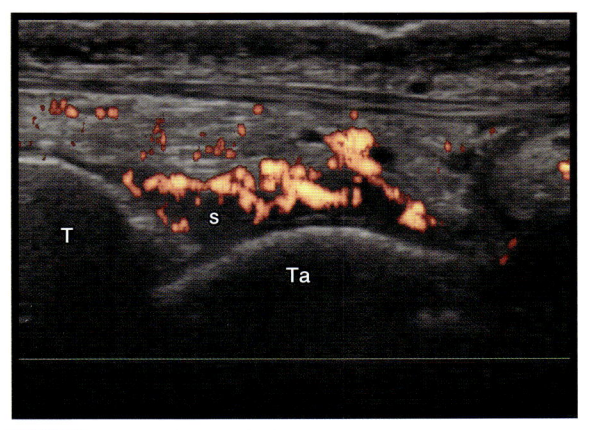

図21 距腿関節／縦断像
肥厚した滑膜（s）の内部まで癒合した血流シグナルを認める．図7のパワードプラ
T：脛骨，Ta：距骨

[2] 伸筋腱群

伸筋腱群／横断像

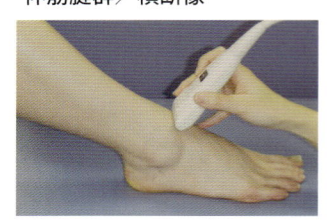

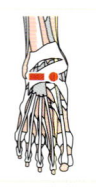

- 足関節前方正中で短軸方向にプローブをあて，距骨滑車を描出する
- 距骨滑車の横断面の前方には内側から前脛骨筋腱，長母趾伸筋腱，足背動脈，長趾伸筋腱の横断面が描出される
- これらの腱を遠位まで観察する
- 滑液貯留，滑膜肥厚，滑膜の血流増加を中心に評価する

Bモード

正常像

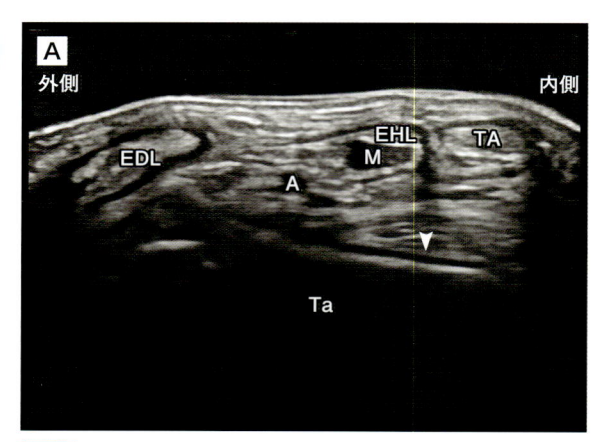

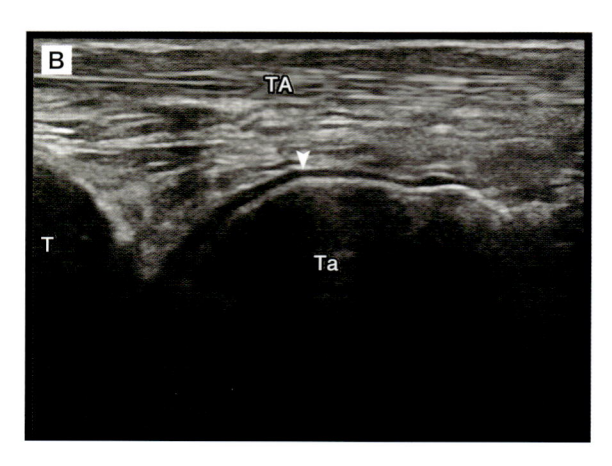

図1　伸筋腱群
A）横断像．長趾伸筋腱の腱鞘は正常でも他の腱鞘よりも厚めである．長母趾伸筋腱の下面には長母趾伸筋の筋肉（M）が低エコーに描出されている．B）縦断像
EDL：長趾伸筋腱，EHL：長母趾伸筋腱，TA：前脛骨筋腱，A：足背動脈，▷：距骨滑車の軟骨，Ta：距骨，T：脛骨

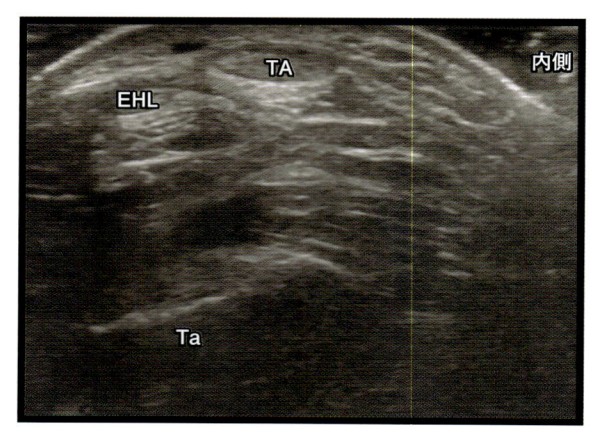

図2　伸筋腱群／内側寄り／横断像
図8のBモード
TA：前脛骨筋腱，EHL：長母趾伸筋腱，Ta：距骨

memo
- 長趾伸筋腱の腱鞘は正常でも他の腱鞘よりも厚めである
- 近位では長母趾伸筋腱の下面に長母趾伸筋の筋腱移行部が描出される

軽度

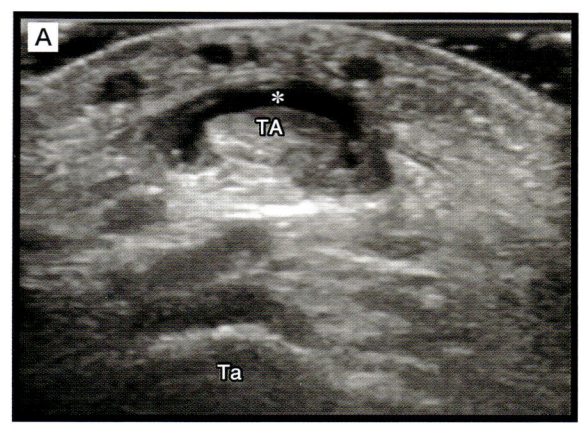

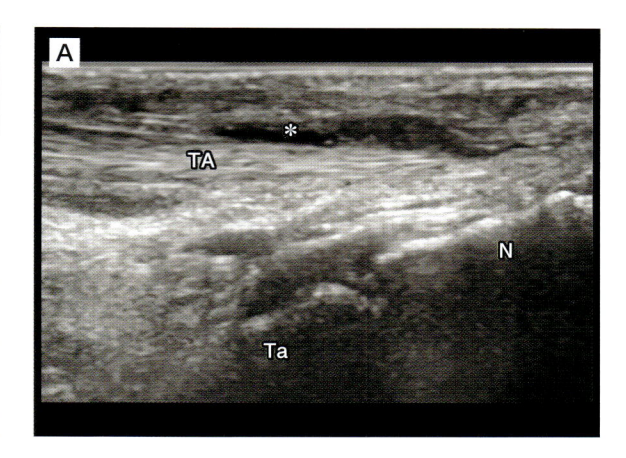

図3 前脛骨筋腱
A）横断像．腱鞘の遠位盲端付近に軽度の滑液（＊）貯留を認める．B）縦断像．腱鞘の遠位盲端付近に限局した滑液（＊）貯留を認める
TA：前脛骨筋腱，Ta：距骨，N：舟状骨

中等度

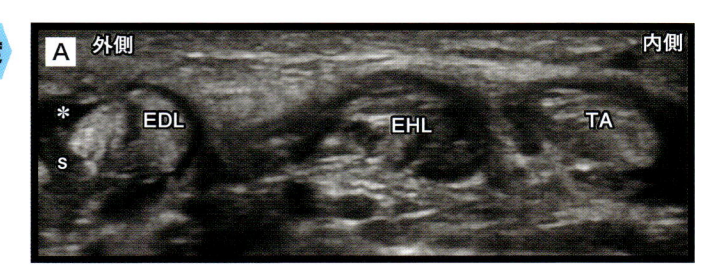

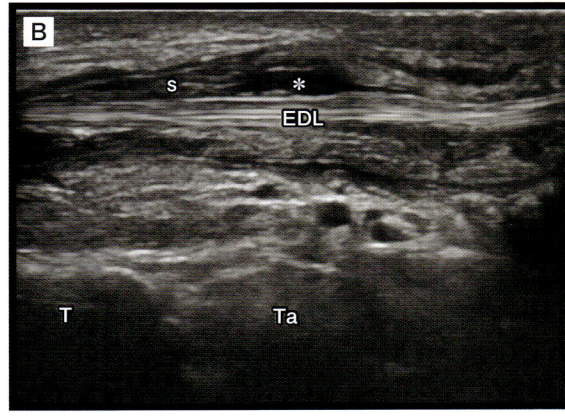

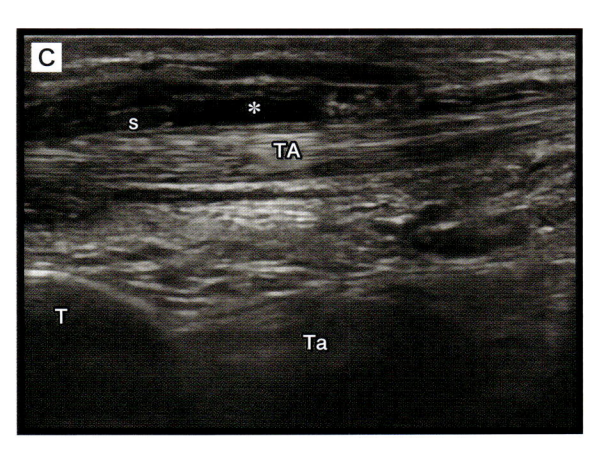

図4 伸筋腱群
A）横断像．3つの伸筋腱に腱鞘滑膜（s）肥厚と滑液（＊）貯留を軽度認める．B）長趾伸筋腱／縦断像．腱鞘滑膜の肥厚と水腫をやや広い範囲に認める．C）前脛骨筋腱／縦断像
EDL：長趾伸筋腱，EHL：長母趾伸筋腱，TA：前脛骨筋腱，T：脛骨，Ta：距骨

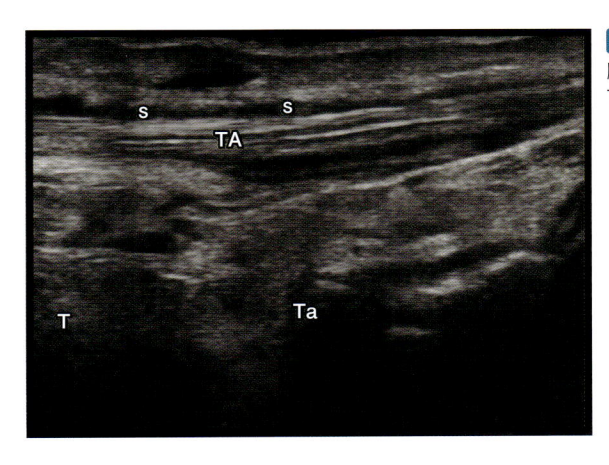

図5 前脛骨筋腱／縦断像
腱鞘滑膜（s）が長い範囲に渡って肥厚している．図10のBモード
TA：前脛骨筋腱，T：脛骨，Ta：距骨

高度

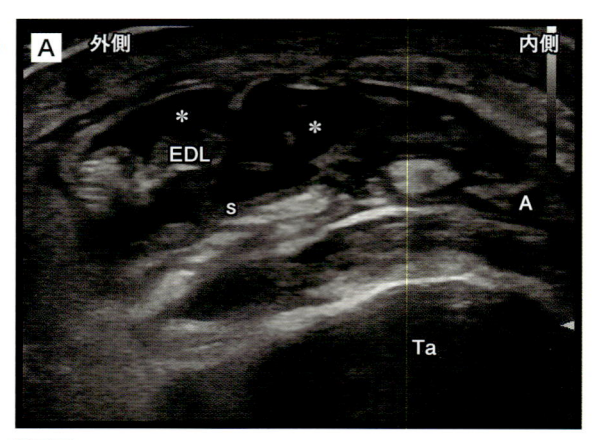

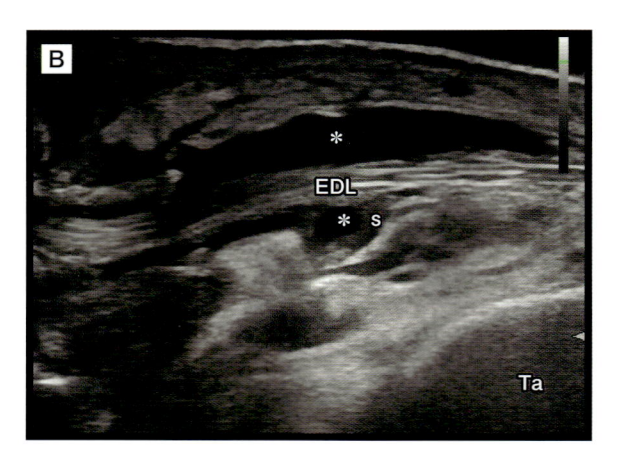

図6 長趾伸筋腱
A）横断像．滑膜（s）肥厚と高度の滑液（＊）貯留を認める．B）縦断像．滑膜（s）肥厚と高度の滑液（＊）貯留を認める．図12のBモード
EDL：長趾伸筋腱，A：動脈，Ta：距骨

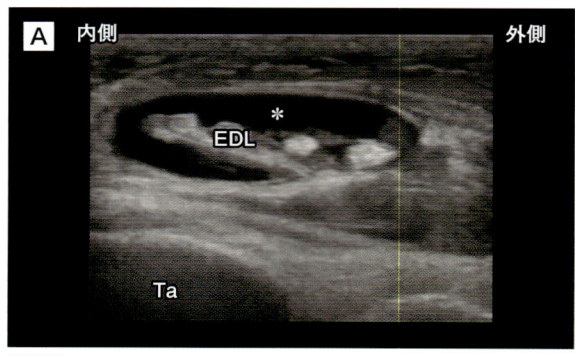

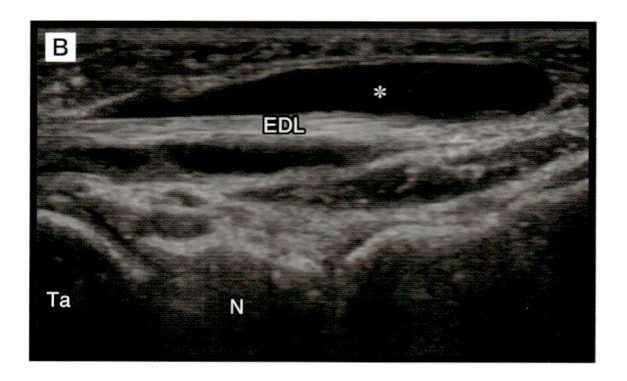

図7 長趾伸筋腱
A）横断像．B）縦断像．高度の滑液（＊）貯留を遠位まで認める
EDL：長趾伸筋腱，Ta：距骨，N：舟状骨

パワードプラ

正常像

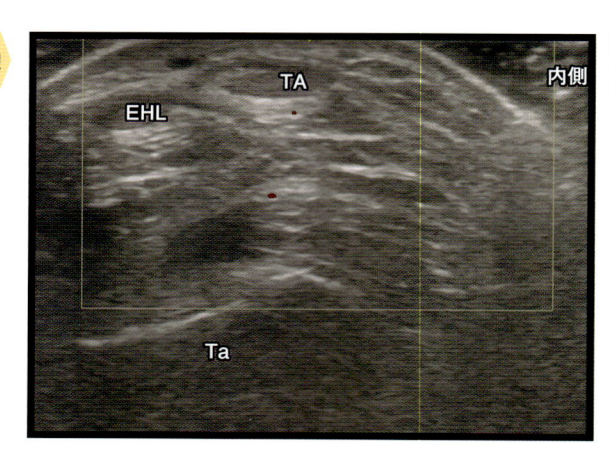

図8 伸筋腱群／内側寄り／横断像
図2のパワードプラ
TA：前脛骨筋腱，EHL：長母趾伸筋腱，Ta：距骨

160　リウマチ診療のための関節エコー評価ガイドライン

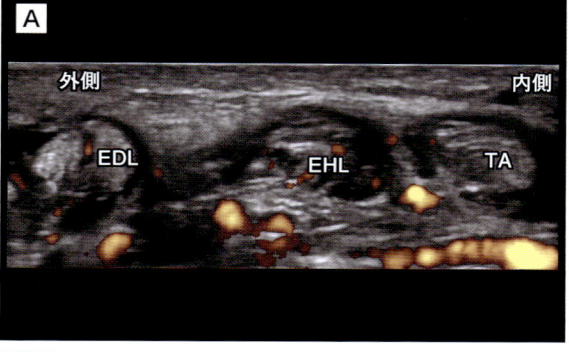

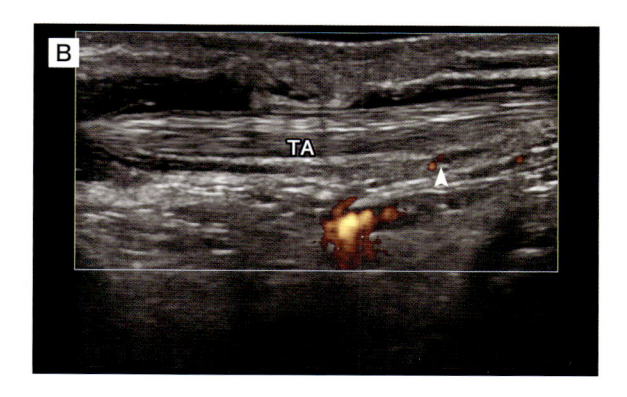

図9 伸筋腱群
A）横断像．3つの伸筋腱の腱鞘に点状の血流シグナルを認める．B）前脛骨筋腱／縦断像．血流シグナル（▷）は軽度であり限局している
EDL：長趾伸筋腱，EHL：長母趾伸筋腱，TA：前脛骨筋腱

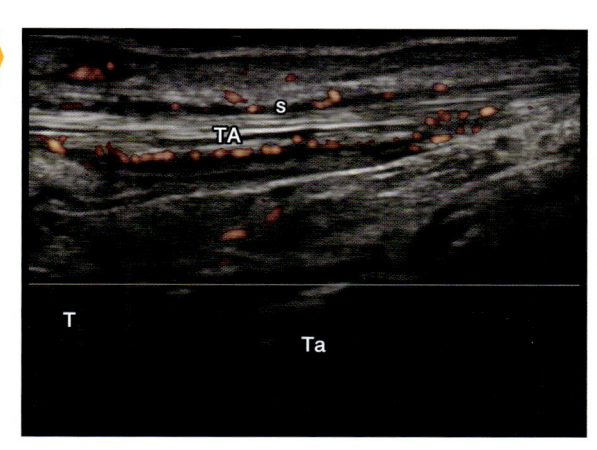

図10 前脛骨筋腱／縦断像
腱鞘滑膜（s）の長い範囲に渡って点状の血流シグナルを認める．
図5のパワードプラ
TA：前脛骨筋腱，T：脛骨，Ta：距骨

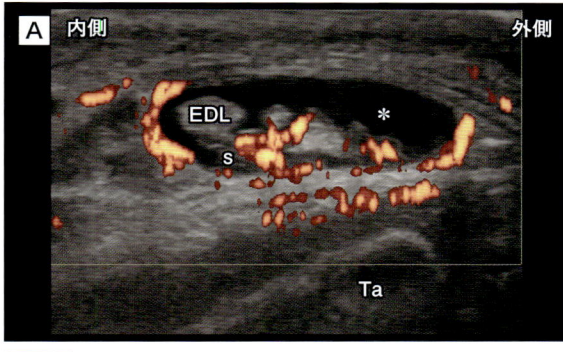

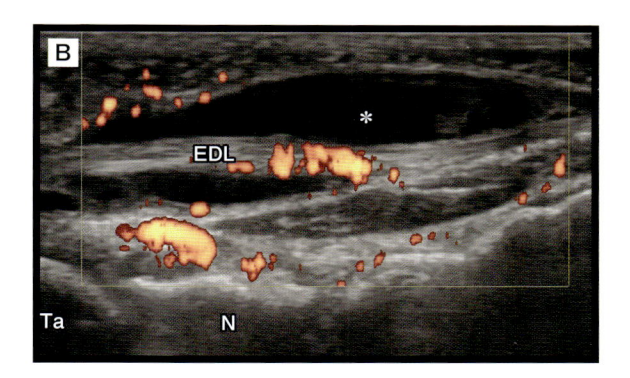

図11 長趾伸筋腱
A）横断像．腱鞘滑膜（s）に癒合する血流シグナルを認める．B）縦断像．腱鞘滑膜の一部に点状の，腱に接して癒合した血流シグナルを認める
EDL：長趾伸筋腱，＊：滑液，Ta：距骨，N：舟状骨

高度

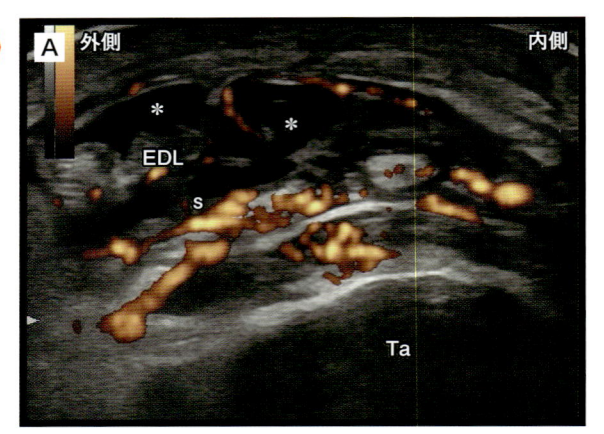

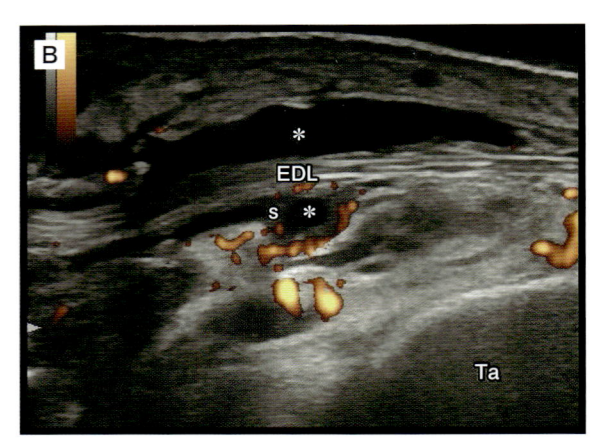

図12 長趾伸筋腱
A）横断像．腱鞘滑膜（s）に癒合する血流シグナルを認める．B）縦断像．肥厚した腱鞘滑膜（s）に癒合する血流シグナルを認める．
図6のパワードプラ
＊：滑液，EDL：長趾伸筋腱，Ta：距骨

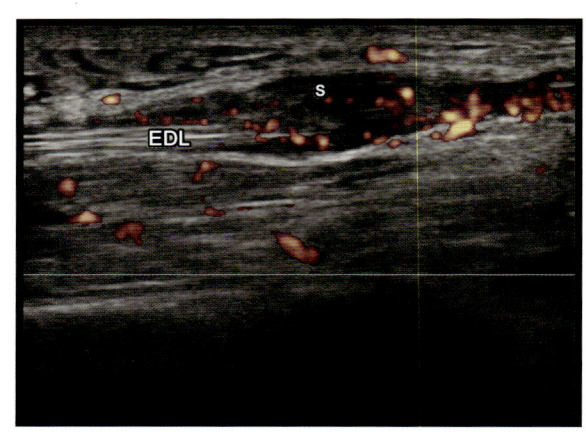

図13 長趾伸筋腱／縦断像
肥厚した腱鞘滑膜（s）に癒合する血流シグナルを長い範囲に認める
EDL：長趾伸筋腱

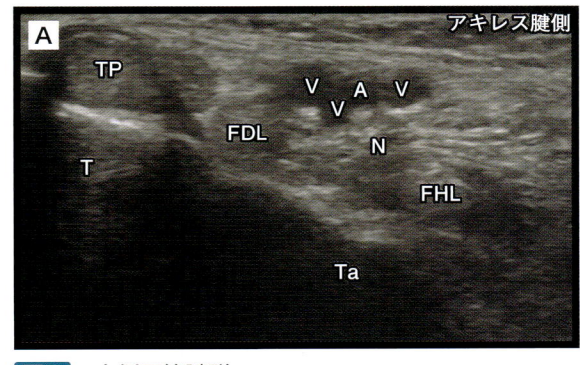

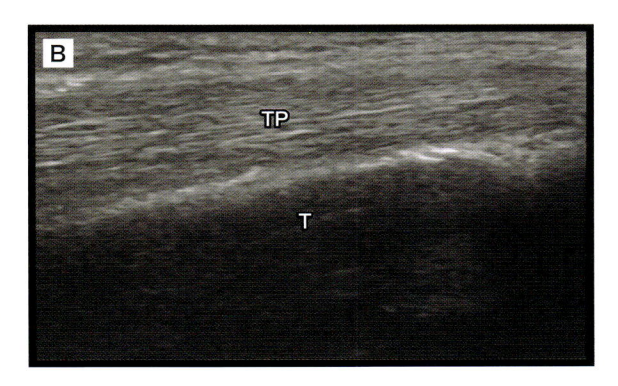

[3] 内側屈筋腱群

内側屈筋腱群／横断像

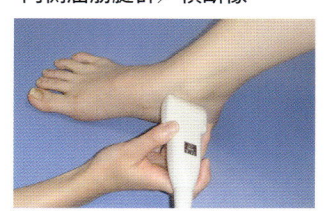

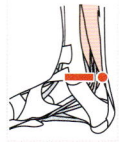

- 内果の後方で下腿の短軸方向にプローブをあてる
- 内果の後方に，前方から後脛骨筋腱，長趾屈筋腱，後脛骨動脈と静脈，神経を挟み長母趾屈筋腱が描出される
- 内果を回り込むように走行するこれらの腱を遠位まで観察する
- 滑液貯留，滑膜肥厚，滑膜の血流増加を中心に評価する

Bモード

正常像

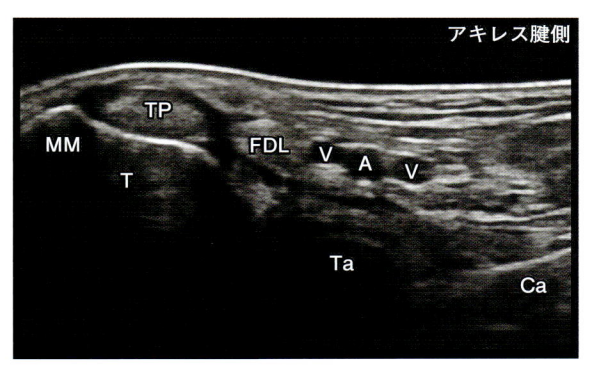

図1 内側屈筋腱群／横断像
TP：後脛骨筋腱，MM：内果，FDL：長趾屈筋腱，V：静脈，A：後脛骨動脈，T：脛骨，Ta：距骨，Ca：踵骨

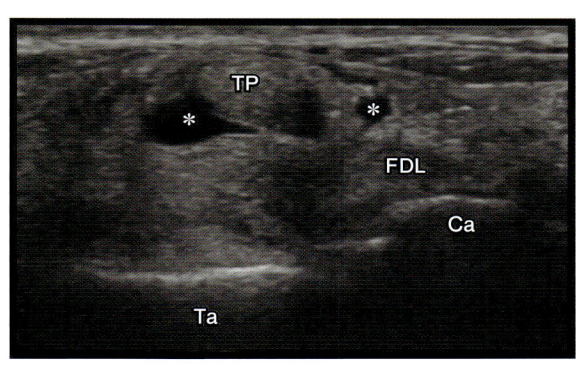

図2 内側屈筋腱群／横断像
後脛骨筋腱鞘の遠位端付近に正常範囲の滑液（＊）を認める．図11のBモード
TP：後脛骨筋腱，FDL：長趾屈筋腱，Ca：踵骨，Ta：距骨

図3 内側屈筋腱群
A）横断像．B）後脛骨筋腱／縦断像．図10のBモード
TP：後脛骨筋腱，V：静脈，A：後脛骨動脈，FDL：長趾屈筋腱，N：神経，T：脛骨，FHL：長母趾屈筋腱，Ta：距骨

memo
後脛骨筋腱鞘の遠位端には正常でも少量の滑液貯留を認めることが多い

軽度

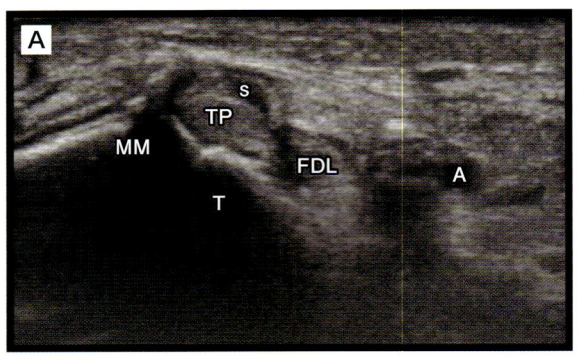

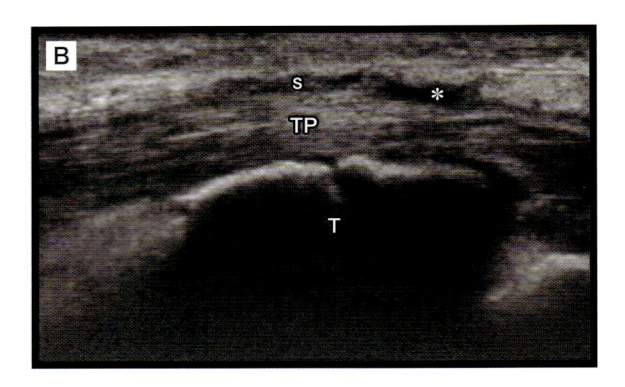

図4 内側屈筋腱群
A) 横断像．後脛骨筋腱鞘滑膜（s）の軽度の肥厚を認める．B) 後脛骨筋腱／縦断像．後脛骨筋腱鞘滑膜（s）の軽度の肥厚と滑液（*）を認める
TP：後脛骨筋腱，MM：内果，FDL：長趾屈筋腱，A：後脛骨動脈，T：脛骨

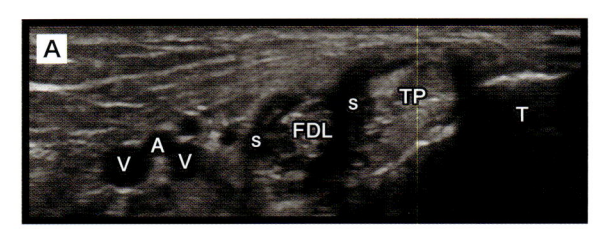

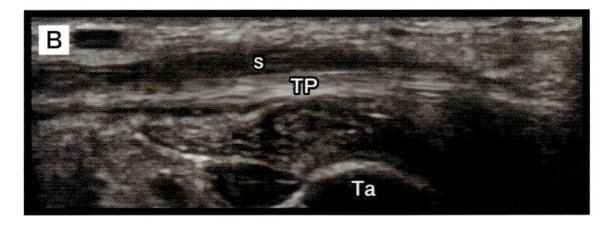

図5 内側屈筋腱群
A) 横断像．後脛骨筋腱鞘および長趾屈筋腱鞘に滑膜（s）の軽度の肥厚を認める．B) 後脛骨筋腱／縦断像．腱鞘滑膜（s）の軽度の肥厚を認める．図13のBモード
V：静脈，A：後脛骨動脈，FDL：長趾屈筋腱，TP：後脛骨筋腱，T：脛骨，Ta：距骨

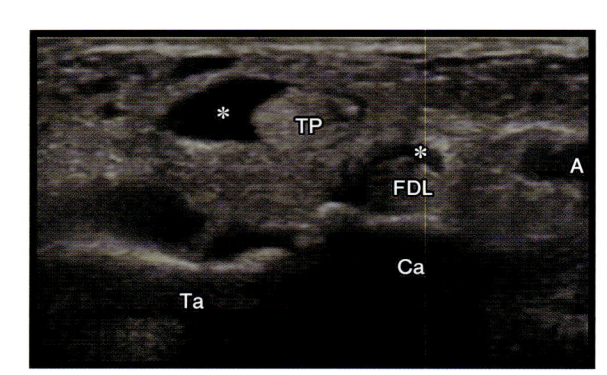

図6 内側屈筋腱群／横断像
後脛骨筋腱鞘の滑液（*）貯留は正常より増加している．長趾屈筋腱鞘にも滑液を認める
TP：後脛骨筋腱，FDL：長趾屈筋腱，A：動脈，Ca：踵骨，Ta：距骨

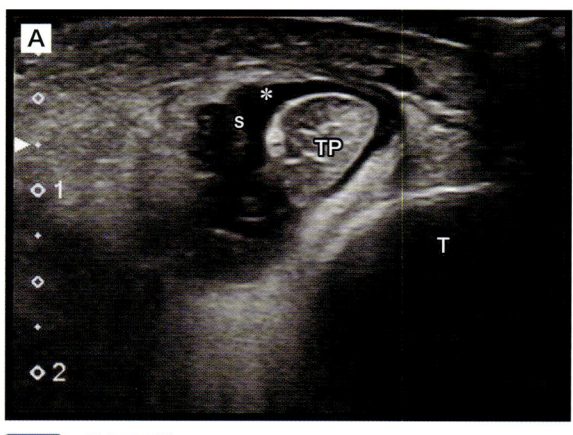

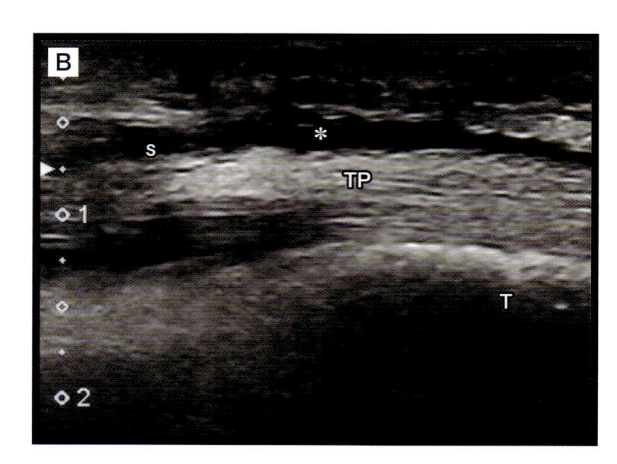

中等度

図7 後脛骨筋
A) 横断像．後脛骨筋腱鞘の滑膜（s）肥厚と滑液（*）貯留を認める．B) 縦断像．後脛骨筋腱鞘の滑膜（s）肥厚と滑液（*）貯留を認める．図14のBモード
TP：後脛骨筋腱，T：脛骨

(Bモード 中等度つづき)

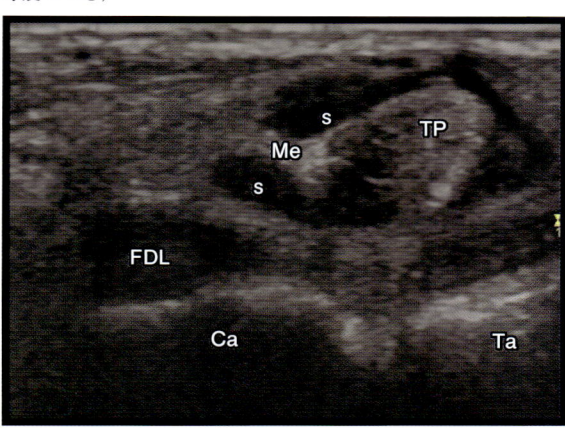

図8 内側屈筋腱群／横断像
後脛骨筋腱鞘の滑膜（s）肥厚を認める．腱間膜（Me）が描出されている．図15のBモード
TP：後脛骨筋腱，FDL：長趾屈筋腱，Ca：踵骨，Ta：距骨

高度

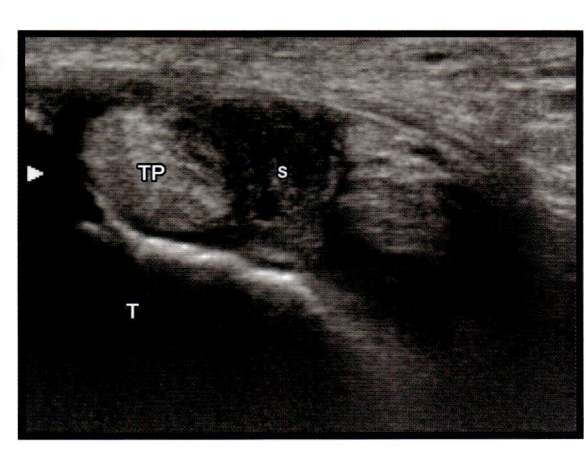

図9 後脛骨筋腱／横断像
後脛骨筋腱鞘滑膜（s）の非常に高度な肥厚を認める
TP：後脛骨筋腱，T：脛骨

パワードプラ

正常像

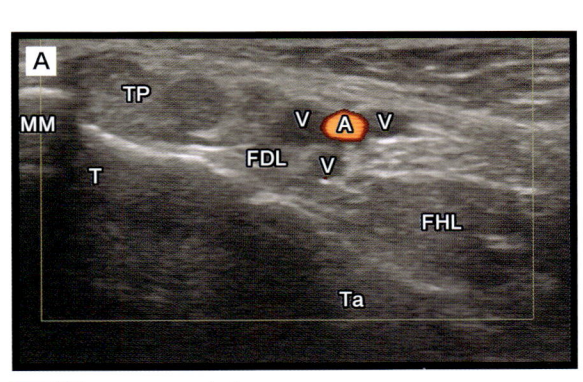

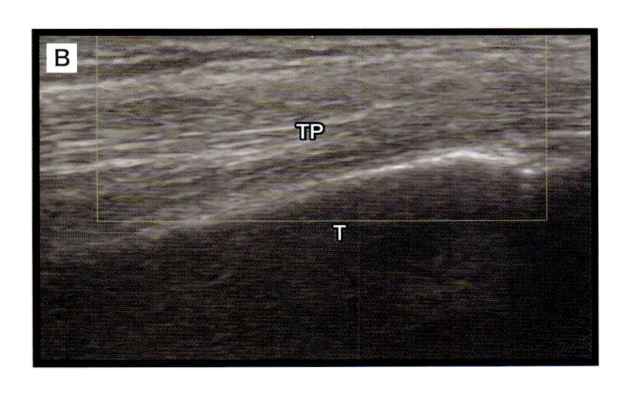

図10 内側屈筋腱群
A）横断像．B）後脛骨筋腱／縦断像．図3のパワードプラ
TP：後脛骨筋腱，MM：内果，V：静脈，A：後脛骨動脈，FDL：長趾屈筋腱，T：脛骨，FHL：長母趾屈筋腱，Ta：距骨

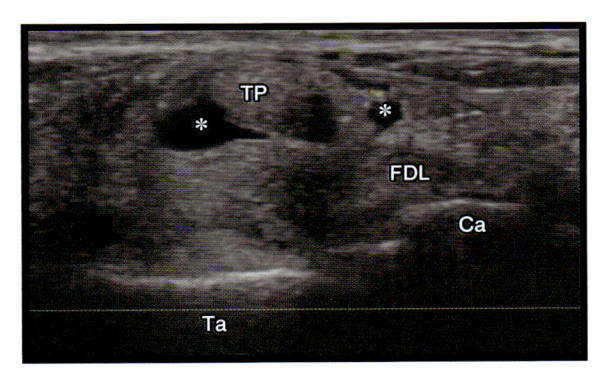

図11 内側屈筋腱群／横断像
図2のパワードプラ
TP：後脛骨筋腱，＊：滑液，FDL：長趾屈筋腱，Ca：踵骨，Ta：距骨

軽度

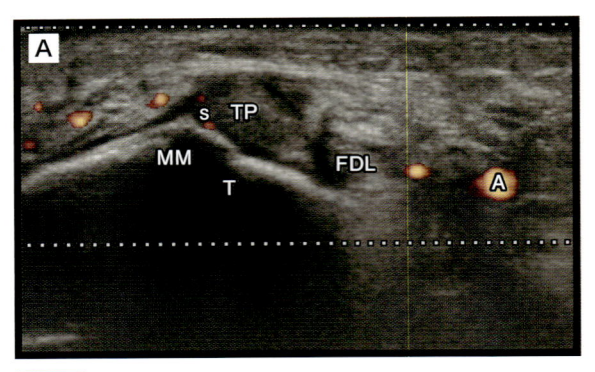

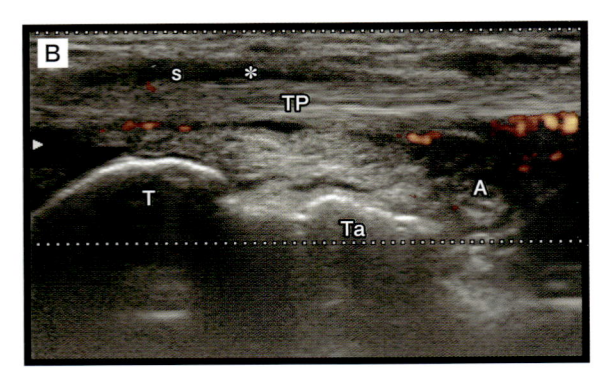

図12 内側屈筋腱群
A）横断像．後脛骨筋腱鞘滑膜（s）の点状の血流増加を認める．B）後脛骨筋腱／縦断像．後脛骨筋腱鞘滑膜（s）に点状の血流増加を認める
TP：後脛骨筋腱，MM：内果，FDL：長趾屈筋腱，T：脛骨，A：後脛骨動脈，＊：滑液，Ta：距骨

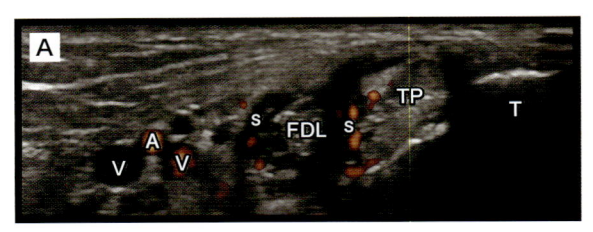

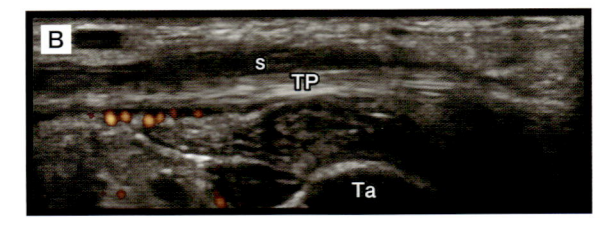

図13 内側屈筋腱群
A）横断像．後脛骨筋腱鞘と長趾屈筋腱鞘の滑膜（s）に点状の血流増加を認める．B）後脛骨筋腱／縦断像．後脛骨筋腱鞘滑膜（s）に点状の血流増加を認める．図5のパワードプラ
A：後脛骨動脈，FDL：長趾屈筋腱，TP：後脛骨筋腱，T：脛骨，Ta：距骨

中等度

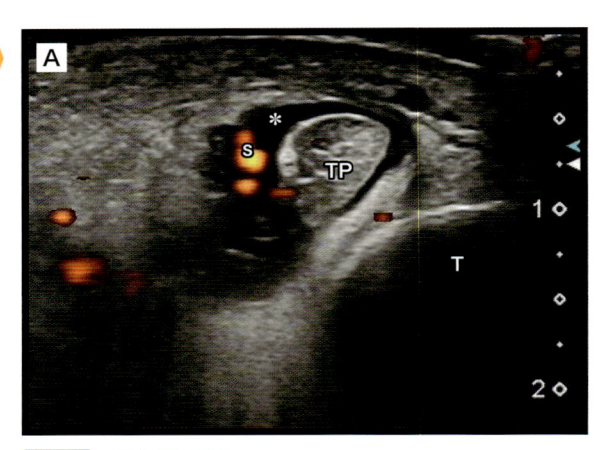

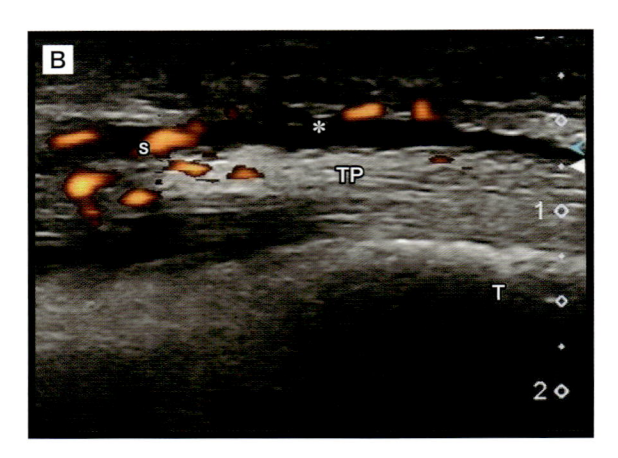

図14 後脛骨筋腱
A）横断像．後脛骨筋腱鞘の滑膜（s）に癒合する血流シグナルを認める．B）縦断像．後脛骨筋腱鞘の滑膜（s）に癒合する血流シグナルを認める．図7のパワードプラ
＊：滑液，TP：後脛骨筋腱，T：脛骨

（パワードプラ 中等度つづき）

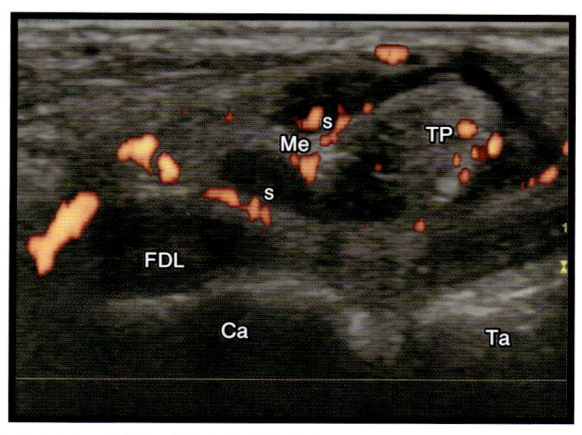

図15 内側屈筋腱群／横断像
後脛骨筋腱鞘の滑膜（s）に癒合する血流シグナルを認める．図8のパワードプラ
TP：後脛骨筋腱，Me：腱間膜，FDL：長趾屈筋腱，Ca：踵骨，Ta：距骨

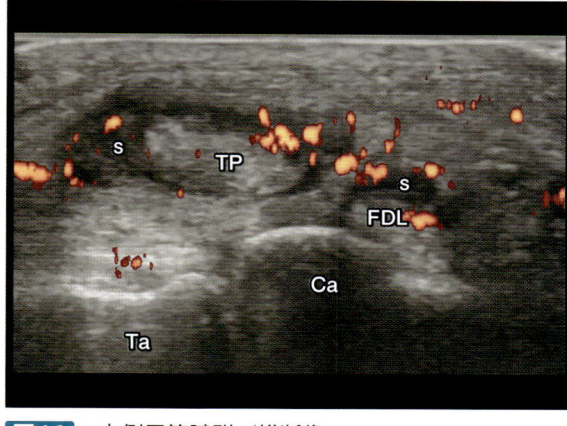

図16 内側屈筋腱群／横断像
後脛骨筋および長趾屈筋の腱鞘滑膜（s）に癒合する血流シグナルを認める
TP：後脛骨筋腱，FDL：長趾屈筋腱，Ca：踵骨，Ta：距骨

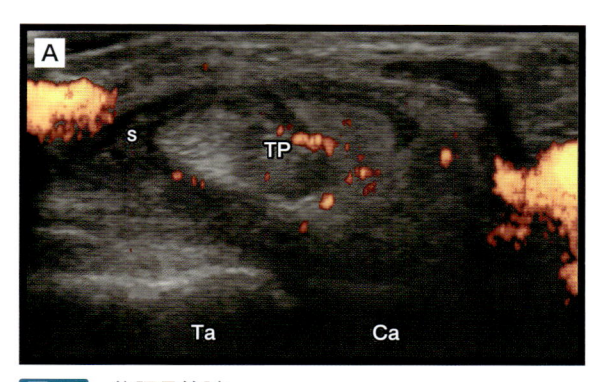

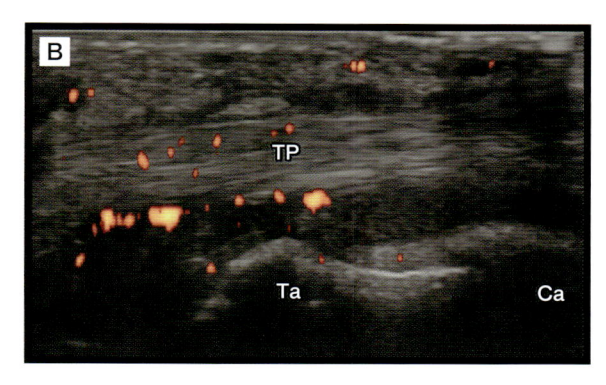

図17 後脛骨筋腱
A）横断像．後脛骨筋腱鞘滑膜（s）および腱内に血流シグナルを認める．B）縦断像
TP：後脛骨筋腱，Ta：距骨，Ca：踵骨

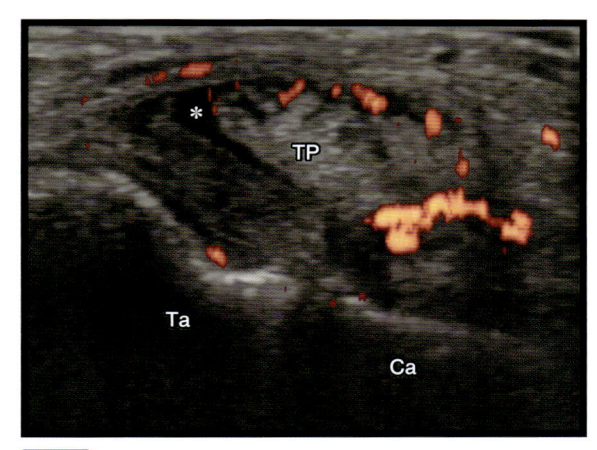

図18 後脛骨筋腱／横断像
後脛骨筋腱鞘滑膜および腱内に血流シグナルを認める
＊：滑液，TP：後脛骨筋腱，Ta：距骨，Ca：踵骨

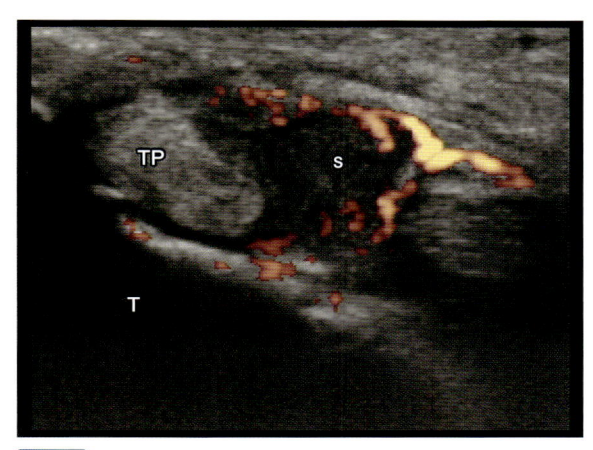

図19 後脛骨筋腱／横断像
非常に高度に肥厚した後脛骨筋腱鞘滑膜（s）の辺縁に癒合する血流シグナルを認める
TP：後脛骨筋腱，T：脛骨

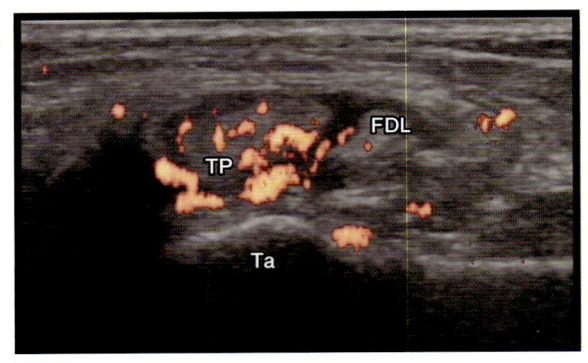

図20 内側屈筋腱群／横断像
後脛骨筋腱鞘滑膜および腱内に癒合する血流シグナルを認める
FDL：長趾屈筋腱，TP：後脛骨筋腱，Ta：距骨

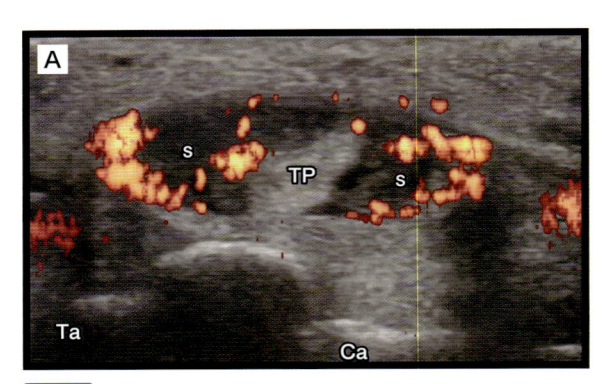

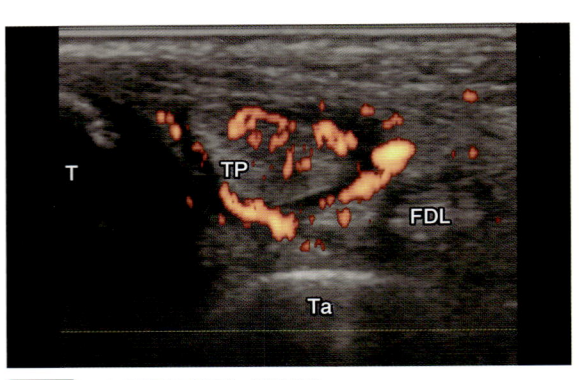

図21 内側屈筋腱群／横断像
後脛骨筋腱鞘滑膜および腱内に癒合する血流シグナルを認める
T：脛骨，TP：後脛骨筋腱，FDL：長趾屈筋腱，Ta：距骨

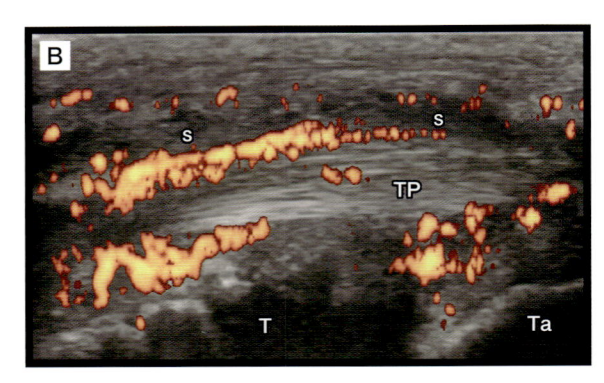

図22 後脛骨筋腱
A）横断像．非常に高度に肥厚した後脛骨筋腱鞘滑膜（s）の周辺および内部に癒合した血流シグナルを認める．B）縦断像．後脛骨筋腱鞘滑膜（s）に癒合した高度の血流シグナルを認める
TP：後脛骨筋腱，Ta：距骨，Ca：踵骨，T：脛骨

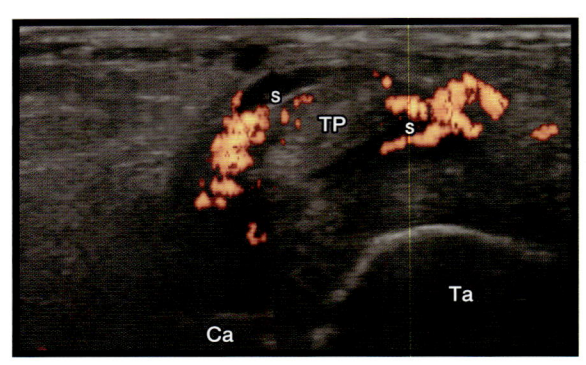

図23 後脛骨筋腱／横断像
高度に肥厚した後脛骨筋腱鞘滑膜（s）の周辺および内部に癒合した血流シグナルを認める
TP：後脛骨筋腱，Ta：距骨，Ca：踵骨

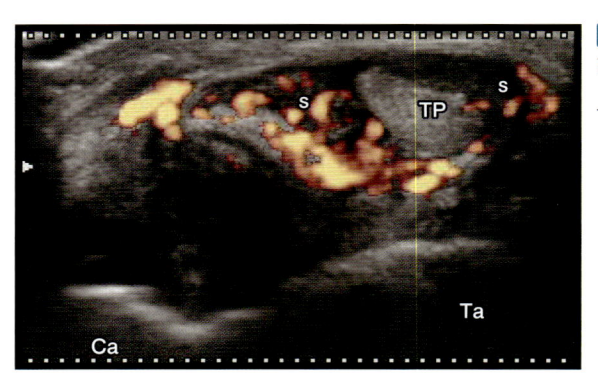

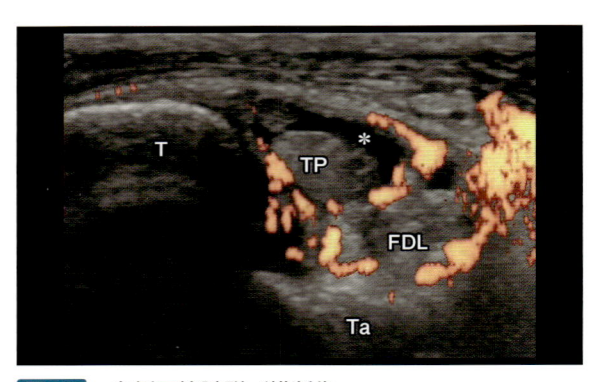

図24 内側屈筋腱群／横断像
後脛骨筋および長趾屈筋の腱鞘に癒合する血流シグナルを認める
T：脛骨，＊：滑液，TP：後脛骨筋腱，FDL：長趾屈筋腱，Ta：距骨

図25 後脛骨筋腱／横断像
高度に肥厚した後脛骨筋腱鞘滑膜（s）の周辺および内部に癒合した血流シグナルを認める
TP：後脛骨筋腱，Ca：踵骨，Ta：距骨

[4] 長短腓骨筋腱

腓骨筋腱／縦断像

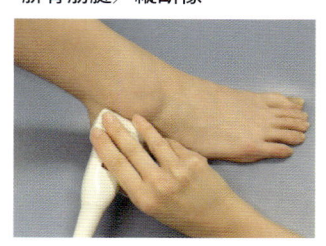

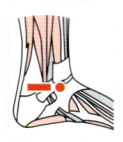

- 外果の後方で下腿の短軸方向にプローブをあてると，体表側から長腓骨筋腱，短腓骨筋腱が隣り合って描出される
- 外果を回り込むように走行するこれらの腱を遠位まで観察する
- 近位では短腓骨筋の筋腱移行部が描出され，遠位では短腓骨筋腱が前方，長腓骨筋腱が後方に分離する
- 滑液貯留，滑膜肥厚，滑膜の血流増加を中心に評価する

Bモード

正常像

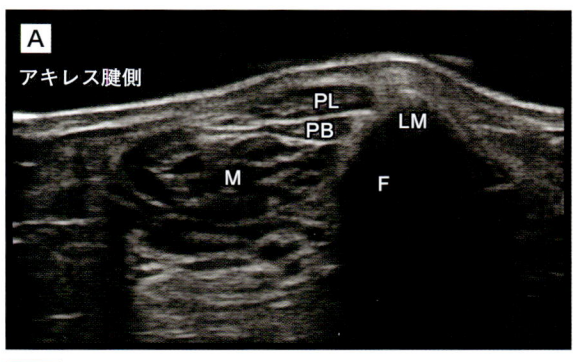

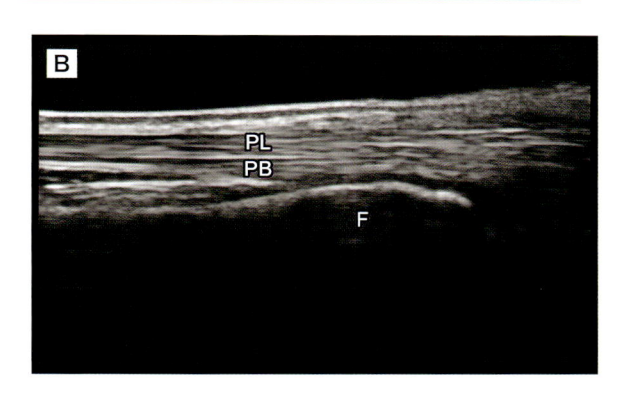

図1 腓骨筋腱
A）横断像．外果の高さでの横断像．B）縦断像
PL：長腓骨筋腱，PB：短腓骨筋腱，LM：外果，M：短腓骨筋，F：腓骨

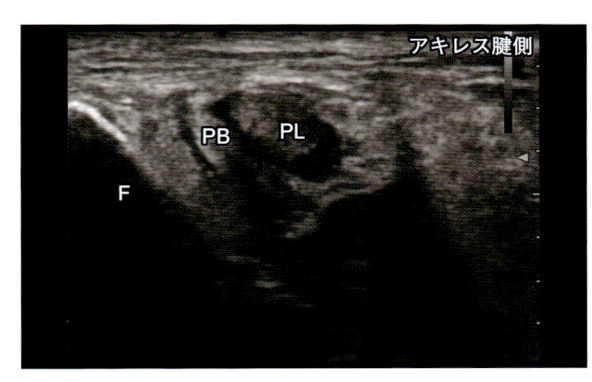

図2 腓骨筋腱／横断像
外果の少し下での横断像
PB：短腓骨筋腱，PL：長腓骨筋腱，F：腓骨

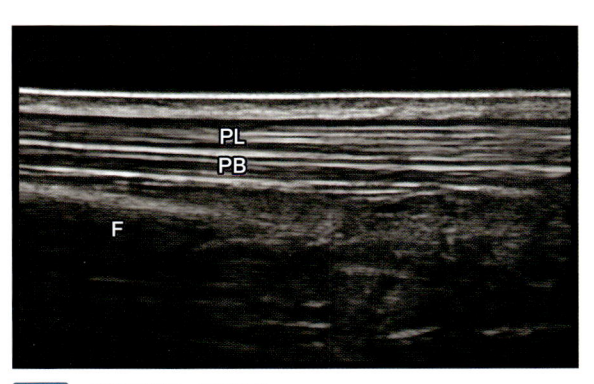

図3 腓骨筋腱／縦断像
PL：長腓骨筋腱，PB：短腓骨筋腱，F：腓骨

軽度

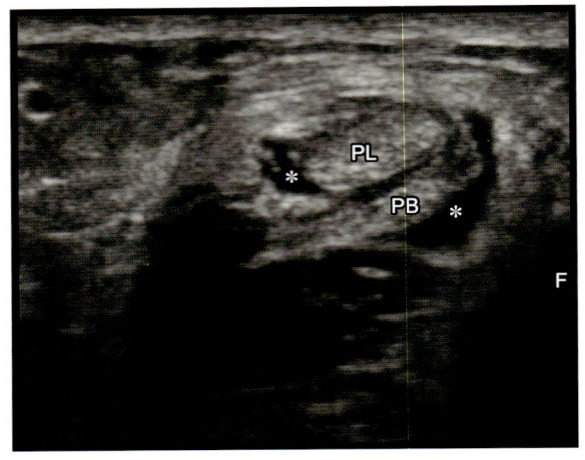

図4 腓骨筋腱／横断像
腱鞘に少量の滑液（*）貯留を認める
PL：長腓骨筋腱，PB：短腓骨筋腱，F：腓骨

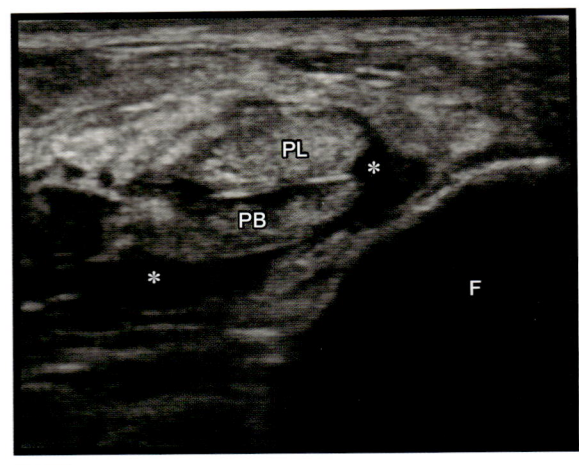

図5 腓骨筋腱／横断像
腱鞘に少量の滑液（*）貯留を認める．図14のBモード
PL：長腓骨筋腱，PB：短腓骨筋腱，F：腓骨

中等度

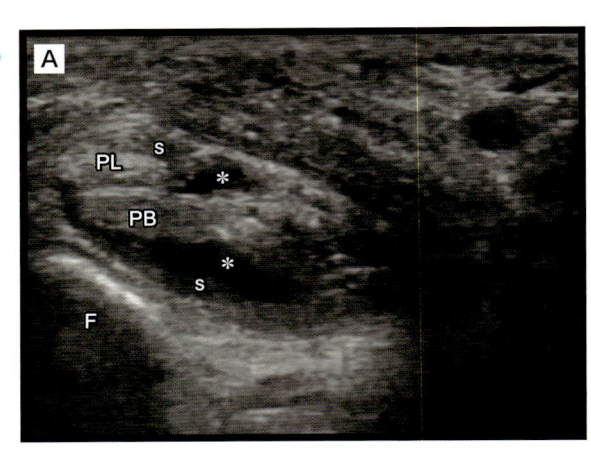

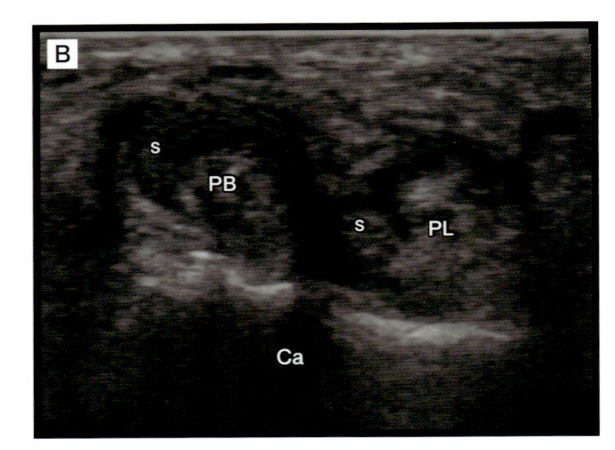

図6 腓骨筋腱
A）横断像．長・短腓骨筋腱鞘の滑膜（s）肥厚と滑液（*）貯留を認める．B）遠位の横断像．長・短腓骨筋腱鞘の滑膜（s）肥厚を認める
PL：長腓骨筋腱，PB：短腓骨筋腱，F：腓骨，Ca：踵骨

高度

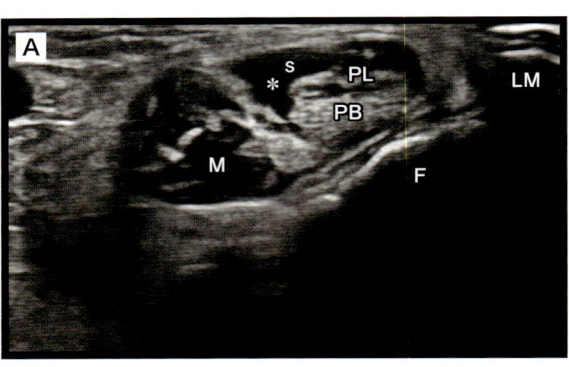

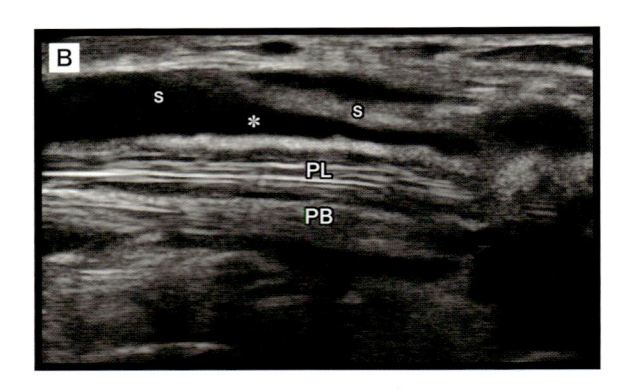

図7 腓骨筋腱
A）横断像．長腓骨筋腱鞘に高度の滑液（*）貯留と滑膜（s）肥厚を認める．B）長腓骨筋腱／縦断像．長腓骨筋腱鞘に高度の滑液（*）貯留と滑膜（s）肥厚を認める
PL：長腓骨筋腱，LM：外果，M：短腓骨筋，PB：短腓骨筋腱，F：腓骨

（Bモード 高度つづき）

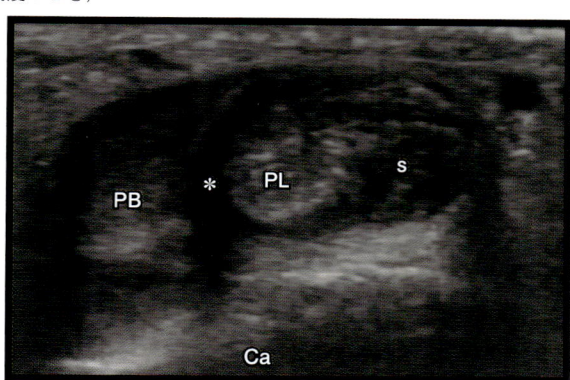

図8 腓骨筋腱／横断像
長腓骨筋腱鞘に高度の滑膜（s）肥厚と滑液（＊）貯留を認める．
図21AのBモード
PB：短腓骨筋腱，PL：長腓骨筋腱，Ca：踵骨

パワードプラ

正常像

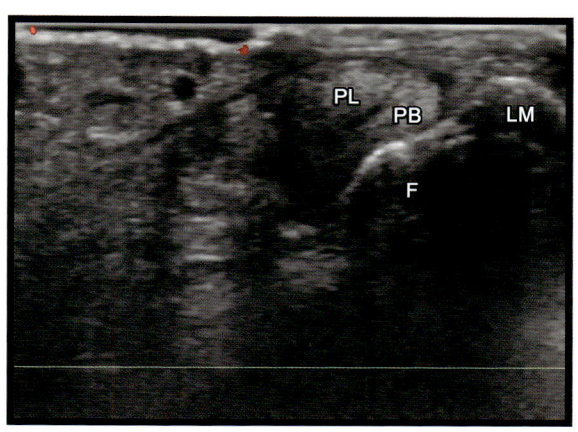

図9 腓骨筋腱／横断像
PL：長腓骨筋腱，PB：短腓骨筋腱，LM：外果，F：腓骨

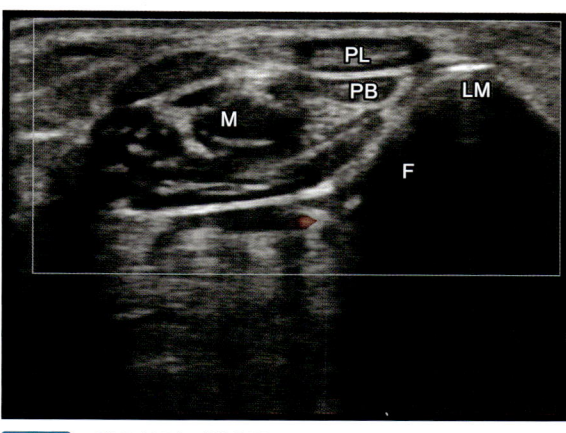

図10 腓骨筋腱／横断像
PL：長腓骨筋腱，PB：短腓骨筋腱，LM：外果，M：短腓骨筋，F：腓骨

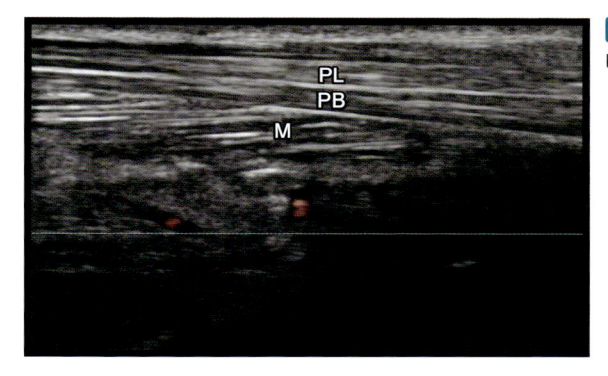

図11 腓骨筋腱／縦断像
PL：長腓骨筋腱，PB：短腓骨筋腱，M：短腓骨筋

軽度

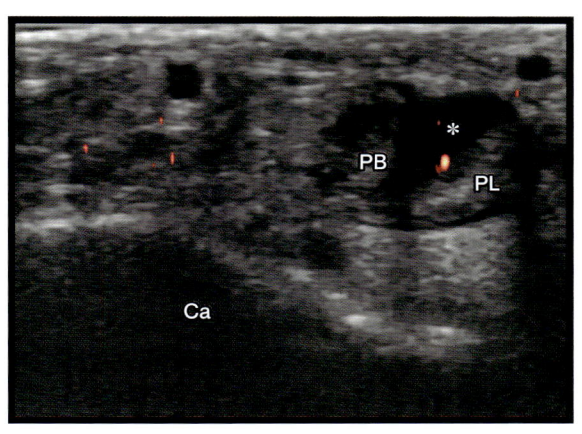

図12 腓骨筋腱／横断像
滑液（＊）で拡張した長腓骨筋腱鞘の一部に点状の血流シグナルを認める
PB：短腓骨筋腱，PL：長腓骨筋腱，Ca：踵骨

中等度

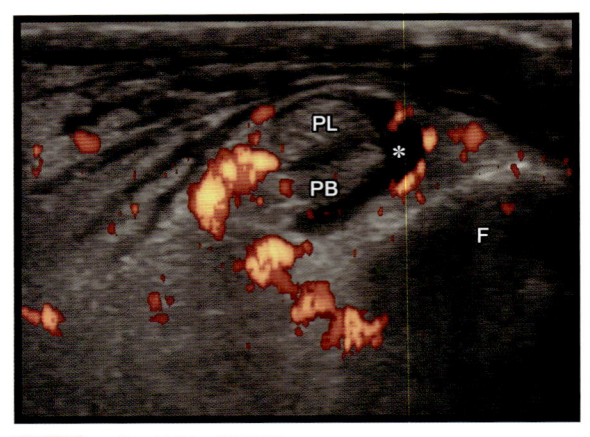

図13 腓骨筋腱／横断像
長・短腓骨筋腱鞘の滑膜辺縁に癒合した血流シグナルを認める．周辺組織の血流増加もみられる
PL：長腓骨筋腱，＊：滑液，PB：短腓骨筋腱，F：腓骨

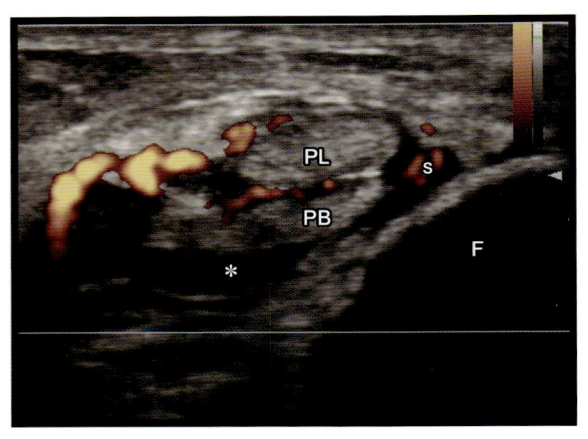

図14 腓骨筋腱／横断像
長・短腓骨筋の腱鞘滑膜に癒合した血流シグナルを認める．周辺組織の血流増加もみられる．図5のパワードプラ
PL：長腓骨筋腱，S：滑膜，PB：短腓骨筋腱，＊：滑液，F：腓骨

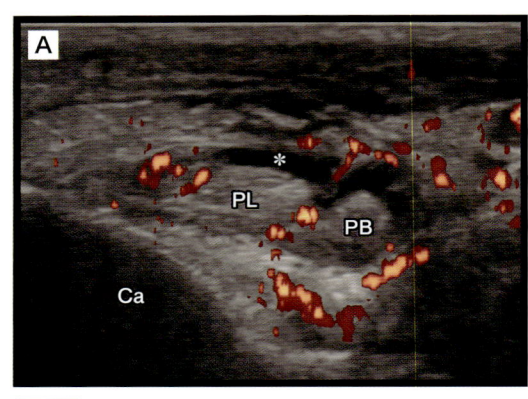

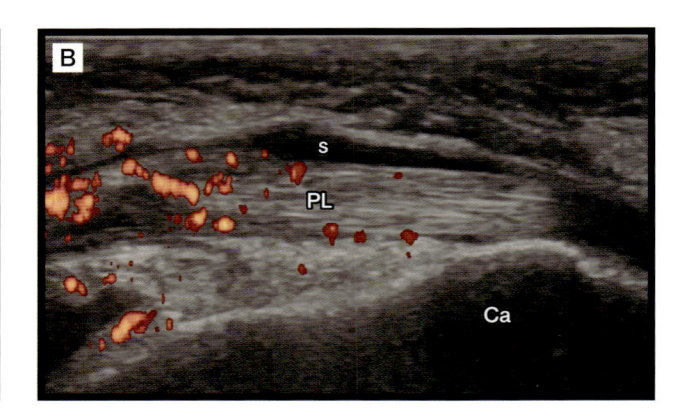

図15 腓骨筋腱
A）横断像．長・短腓骨筋腱鞘の滑膜辺縁に癒合した血流シグナルを認める．周辺組織の血流増加もみられる．B）長腓骨筋腱／縦断像．血流シグナルは全長よりも限局して認められる
＊：滑液，PL：長腓骨筋腱，PB：短腓骨筋腱，Ca：踵骨，s：滑膜

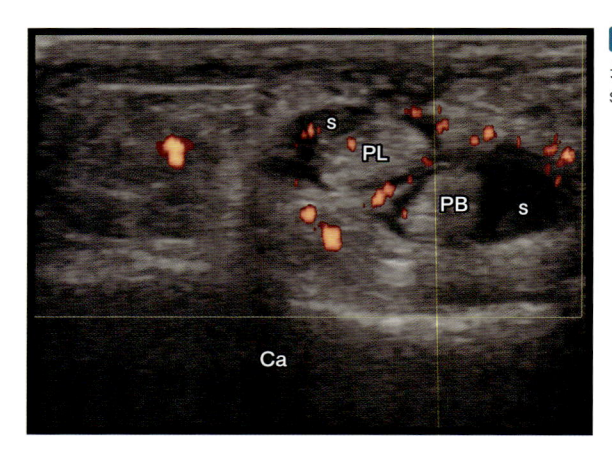

図16 腓骨筋腱／横断像
長・短腓骨筋腱鞘の滑膜辺縁に点状の血流シグナルを多数認める
s：滑膜，PL：長腓骨筋腱，PB：短腓骨筋腱，Ca：踵骨

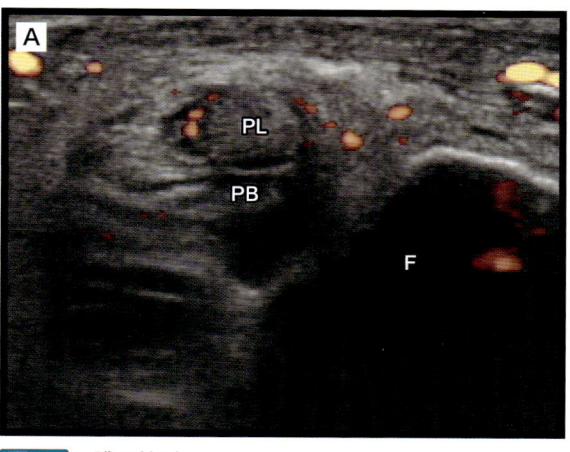

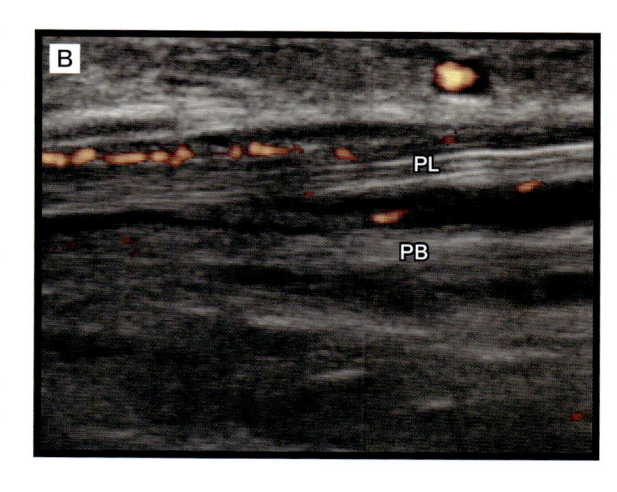

（パワードプラ 中等度つづき）

図17 腓骨筋腱
A）横断像．長腓骨筋の腱鞘滑膜に点状の血流シグナルを認める．B）長腓骨筋腱／縦断像．血流シグナルは横断像（A）のように各断面では軽度だが，長い範囲に認められる
PL：長腓骨筋腱，PB：短腓骨筋腱，F：腓骨

高度

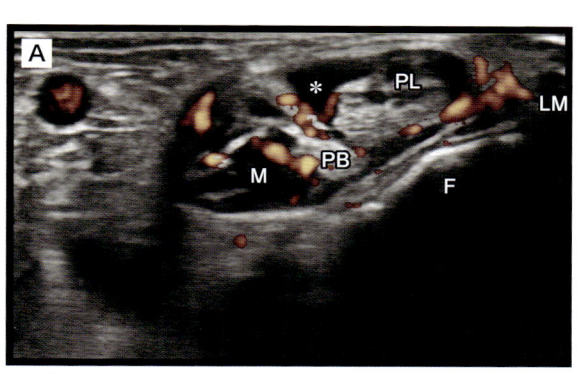

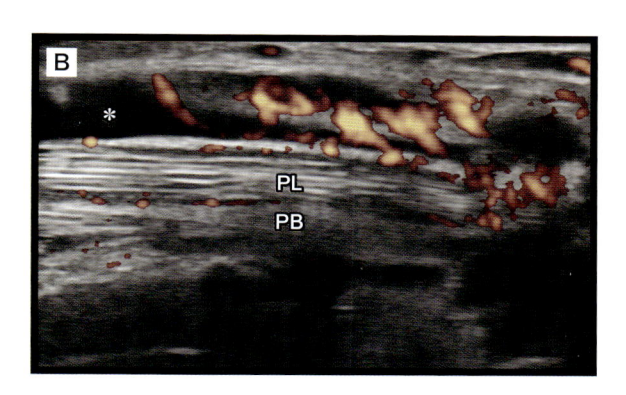

図18 腓骨筋腱
A）横断像．長・短腓骨筋の腱鞘滑膜に癒合した血流シグナルを認める．B）長腓骨筋腱／縦断像．長腓骨筋の腱鞘滑膜に癒合した血流シグナルを長い範囲に渡って認める
＊：滑液，PL：長腓骨筋腱，PB：短腓骨筋腱，LM：外果，M：短腓骨筋，F：腓骨

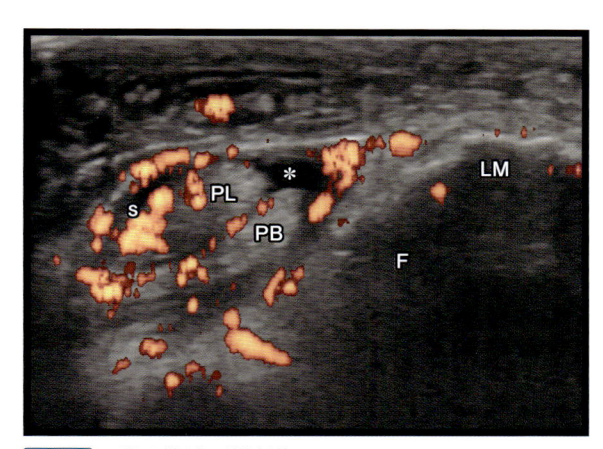

図19 腓骨筋腱／横断像
長・短腓骨筋の腱鞘滑膜と腱内部に癒合した血流シグナルを認める．周辺組織の血流増加もみられる
s：滑膜，PL：長腓骨筋腱，＊：滑液，LM：外果，PB：短腓骨筋腱，F：腓骨

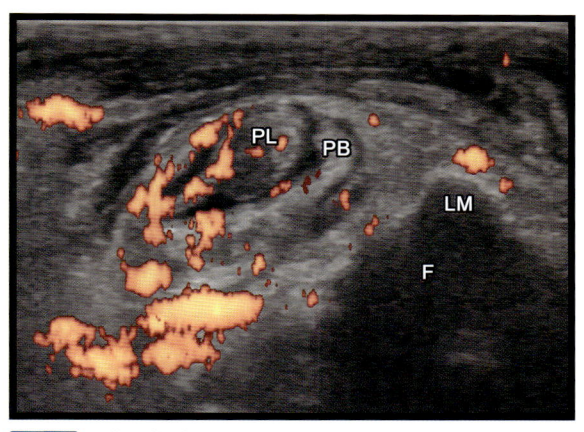

図20 腓骨筋腱／横断像
長腓骨筋の腱鞘滑膜と腱内部に癒合した血流シグナルを認める．周辺組織の血流増加もみられる．腱間膜が描出されている
PL：長腓骨筋腱，PB：短腓骨筋腱，LM：外果，F：腓骨

（パワードプラ 高度つづき）

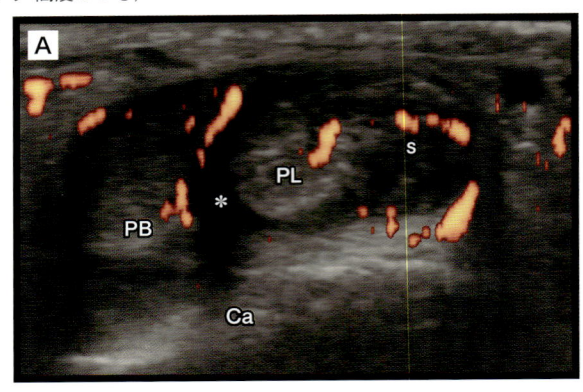

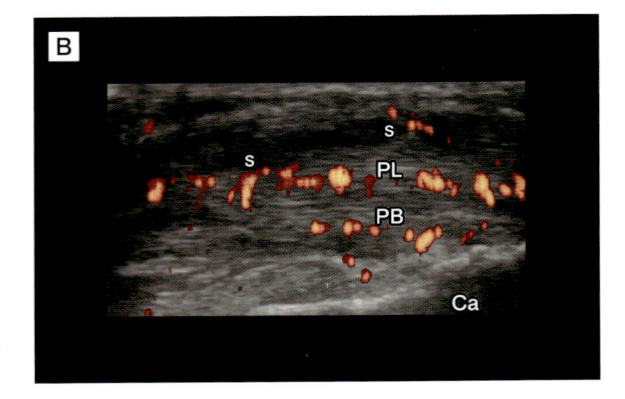

図21 腓骨筋腱
A）横断像．高度に肥厚した長腓骨筋腱鞘の辺縁と腱内部に癒合した血流シグナルを認める．図8のパワードプラ．B）縦断像．長腓骨筋の腱鞘滑膜と腱内部に癒合した血流シグナルを長い範囲に渡って認める
PB：短腓骨筋腱，＊：滑液，PL：長腓骨筋腱，s：滑膜，Ca：踵骨

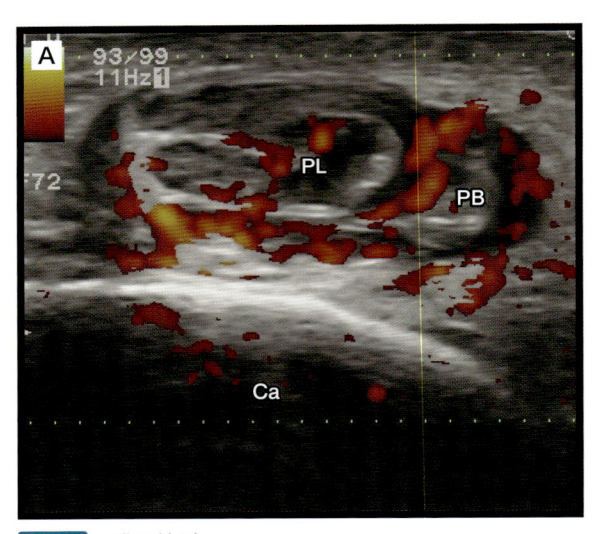

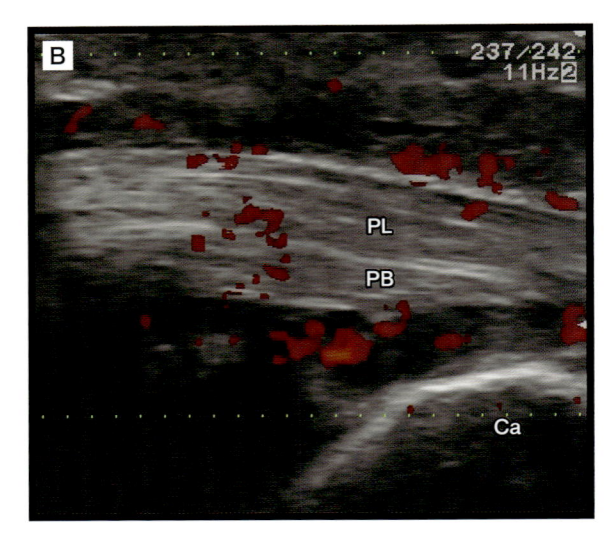

図22 腓骨筋腱
A）横断像．長・短腓骨筋の腱鞘滑膜と腱内部に癒合した血流シグナルを認める．B）縦断像．周辺組織の血流増加もみられる
PL：長腓骨筋腱，PB：短腓骨筋腱，Ca：踵骨

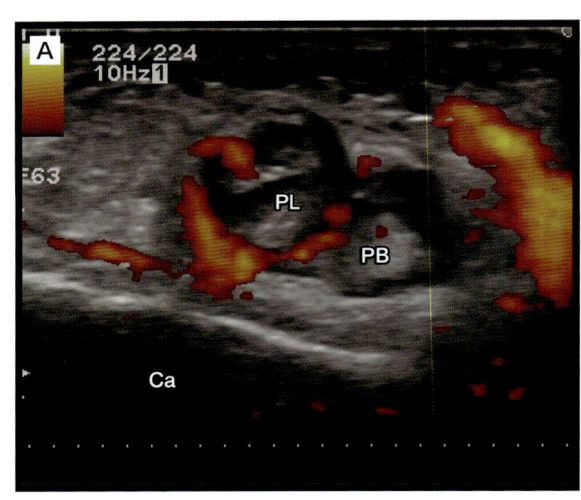

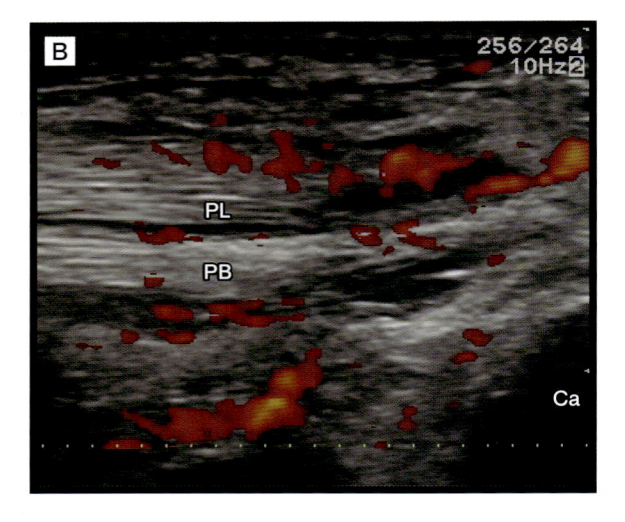

図23 腓骨筋腱
A）横断像．長腓骨筋腱鞘の辺縁と腱内部に癒合した血流シグナルを認める．B）縦断像．長・短腓骨筋腱鞘の辺縁と腱内部に癒合した血流シグナルを認める．周辺組織の血流増加もみられる
PL：長腓骨筋腱，PB：短腓骨筋腱，Ca：踵骨

[5] 中足趾節間関節（MTP関節）

第2趾MTP関節／背側／縦断像

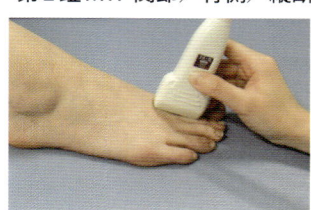

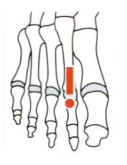

- MTP関節背側正中において長軸方向にプローブをあてる
- 中足骨と基節骨の骨皮質を描出する
- 体表側には伸筋腱の縦断像が観察できる
- 関節裂隙には低エコー像を呈する関節軟骨が観察される
- 滑液貯留と滑膜肥厚の程度は，近位の骨幹部までの広がり，体表側への盛り上がりなどで評価する
- 内側および外側への広がりは横断像で確認しやすい

Bモード

正常像

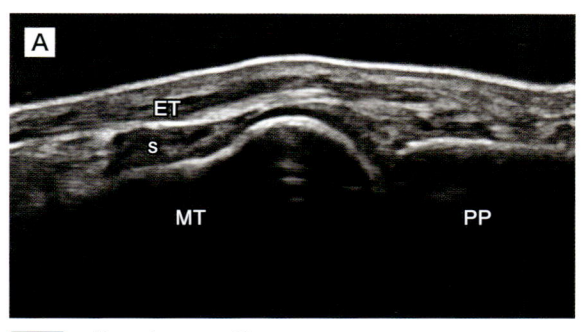

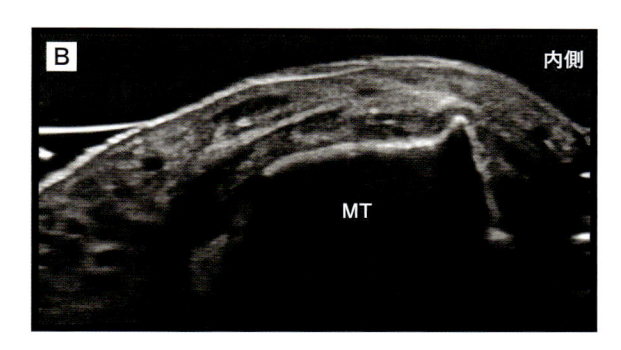

図1 第1趾MTP関節
A) 縦断像．第1趾MTP関節の滑膜（s）は正常でもある程度の厚みをもつ．B) 横断像
ET：伸筋腱，MT：中足骨，PP：基節骨

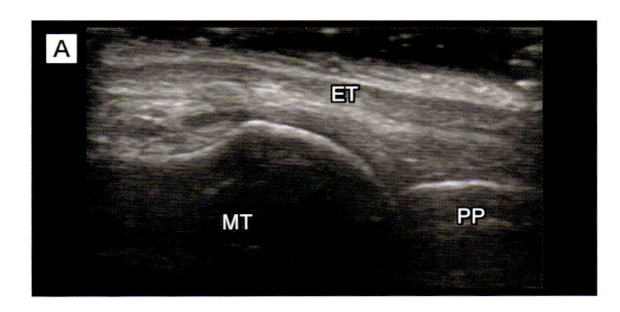

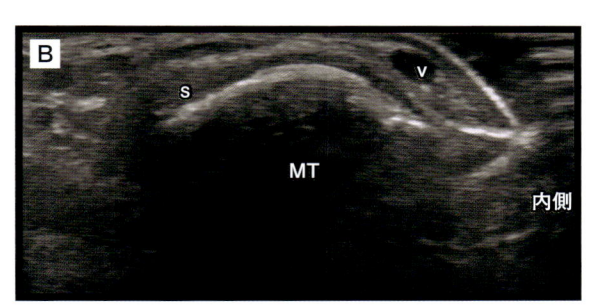

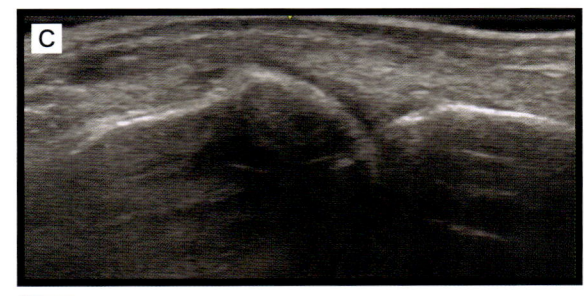

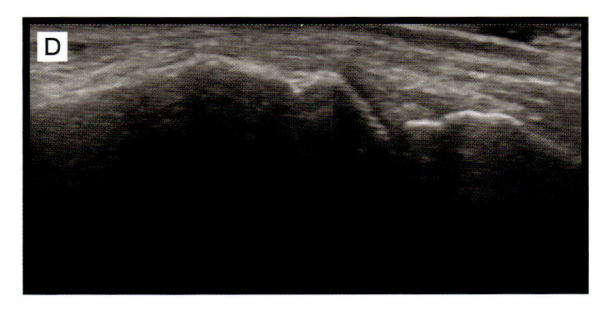

図2 第1趾MTP関節
A) 縦断像．正中における縦断像．B) 横断像．外側よりの滑膜（s）が厚めである．C) やや外側寄りの縦断像．図19のBモード．D) 内側縦断像
ET：伸筋腱，MT：中足骨，PP：基節骨，v：血管

(Bモード 正常像つづき)

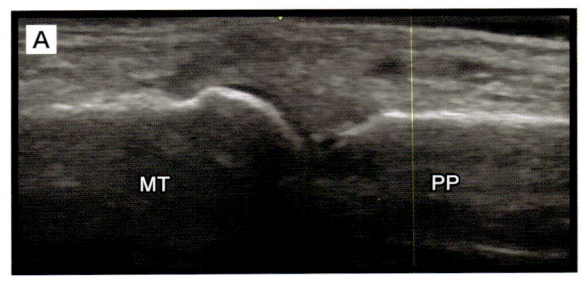

図3 第5趾MTP関節
A)縦断像．B)外側縦断像
MT：中足骨，PP：基節骨

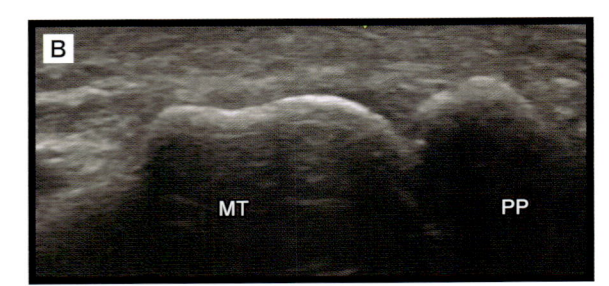

軽度

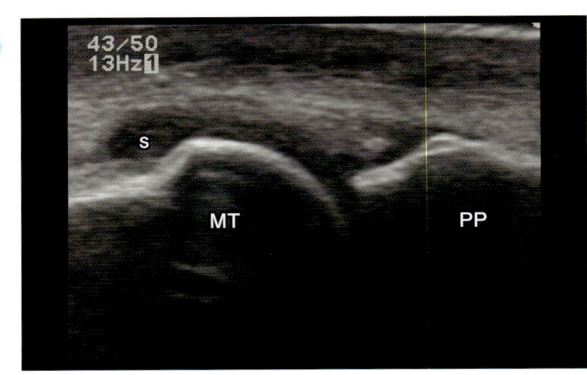

図4 第1趾MTP関節／縦断像
s：滑膜，MT：中足骨，PP：基節骨

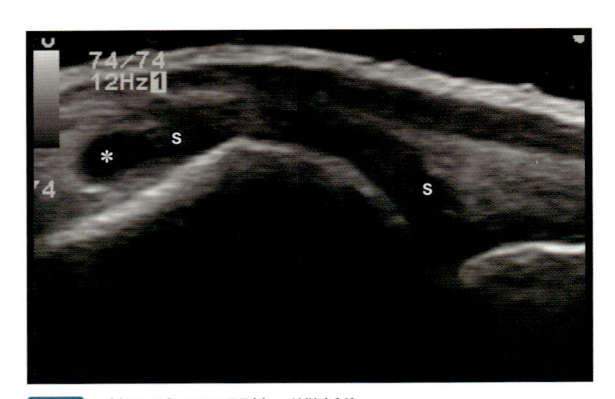

図5 第1趾MTP関節／縦断像
図23のBモード
s：滑膜，＊：滑液

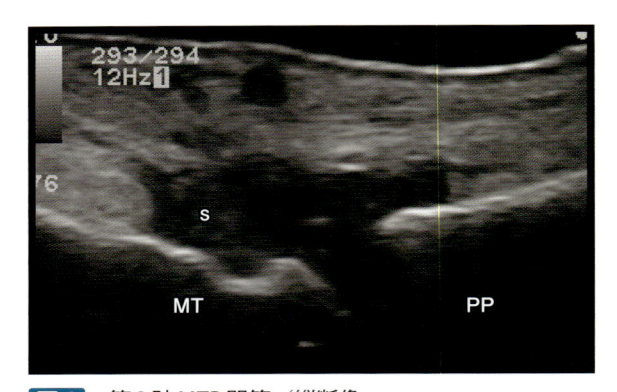

図6 第2趾MTP関節／縦断像
過伸展気味であるため滑膜はたるんでいる．図31のBモード
s：滑膜，MT：中足骨，PP：基節骨

> **memo**
> ・健常者でも少量の滑液貯留，滑膜肥厚を認めることが多く，第1趾MTP関節ではその程度が強い
> ・滑膜の厚さだけでは正常・異常を画一的に区別することはできない
> ・他のMTP関節や対側の関節との比較，パワードプラ所見なども考慮して病的かどうか判断する
> ・第2，3，4趾はつち趾変形の好発部位であるため，MTP関節の過伸展がある場合は考慮に入れて評価する

中等度

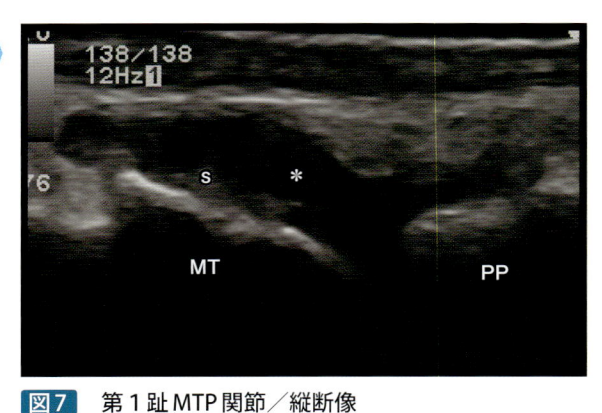

図7 第1趾MTP関節／縦断像
滑膜肥厚よりも滑液貯留が目立つ．図29のBモード
s：滑膜，＊：滑液，MT：中足骨，PP：基節骨

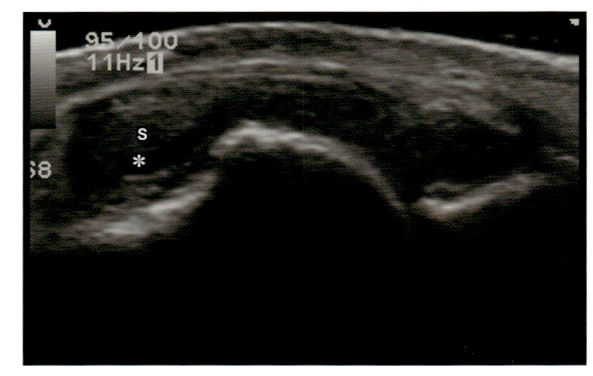

図8 第1趾MTP関節／縦断像
滑液貯留よりも滑膜肥厚が目立つ
s：滑膜，＊：滑液

(Bモード 中等度つづき)

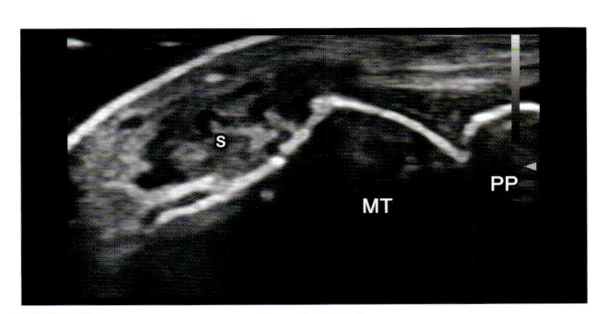

図9 第1趾MTP関節／縦断像
s：滑膜

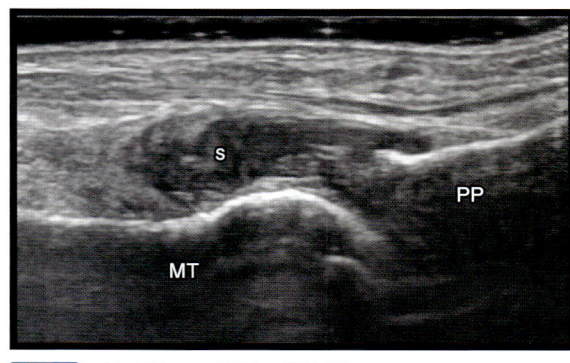

図10 第3趾MTP関節／縦断像
図33のBモード
s：滑膜，MT：中足骨，PP：基節骨

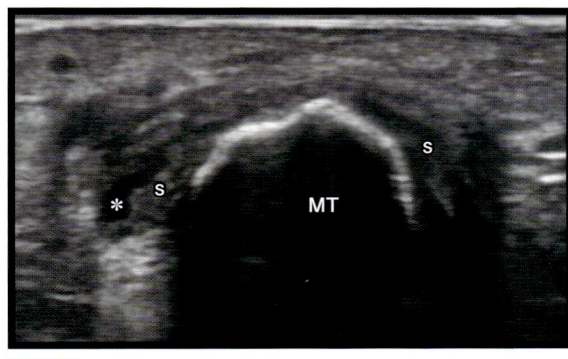

図11 第5趾MTP関節／横断像
滑膜（s）の広がりについては図41のパワードプラを参考にすること
s：滑膜，＊：滑液，MT：中足骨

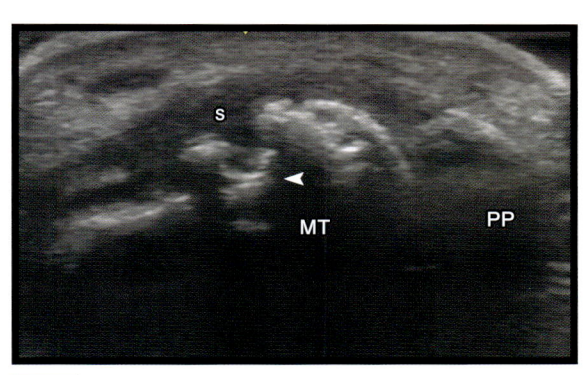

図12 第5趾MTP関節／縦断像
中足骨骨頭に骨びらん（▷）がみられる
s：滑膜，MT：中足骨，PP：基節骨

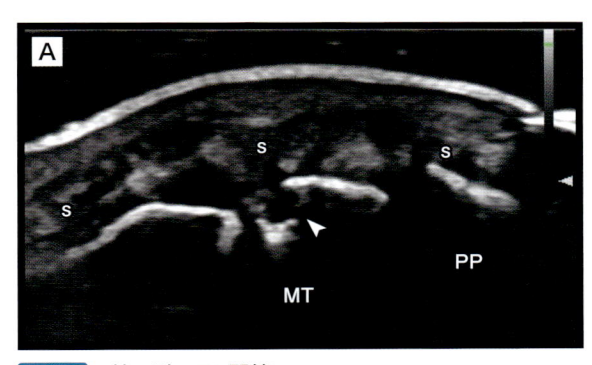

図13 第5趾MTP関節
A）縦断像．中足骨骨頭に骨びらん（▷）がみられる．B）横断像．滑膜（s）の広がりについては図35のパワードプラを参考にすること
s：滑膜，MT：中足骨，PP：基節骨

高度

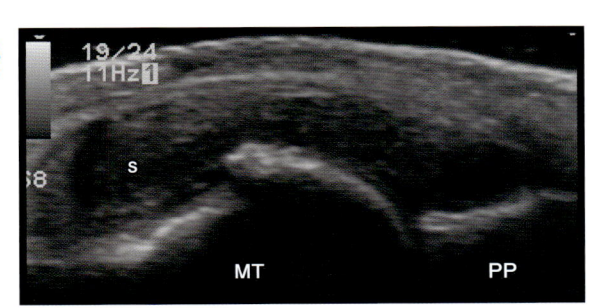

図14 第1趾MTP関節／縦断像
図30のBモード
s：滑膜，MT：中足骨，PP：基節骨

図15 第1趾MTP関節／縦断像
図36のBモード
s：滑膜，MT：中足骨，PP：基節骨

177

(Bモード 高度つづき)

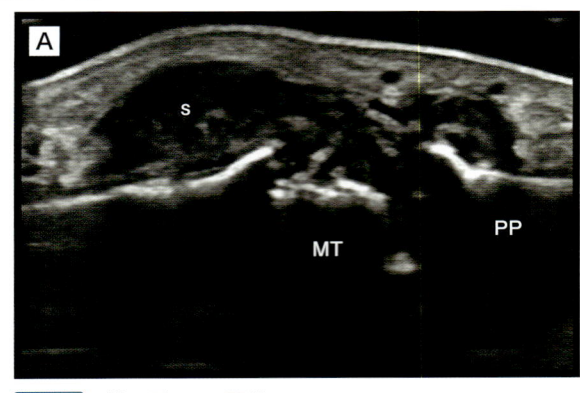

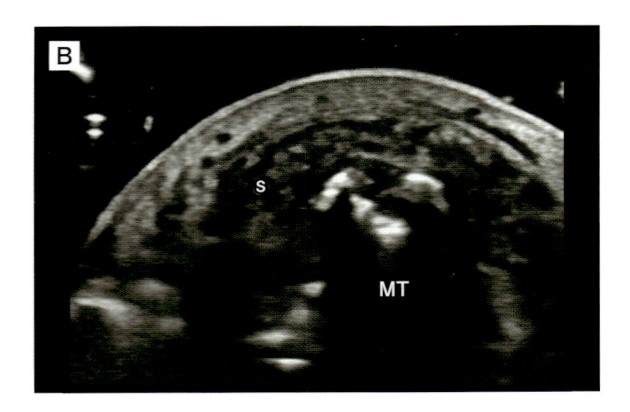

図16 第5趾MTP関節
A) 縦断像. B) 横断像. 滑膜 (s) の広がりについては図38のパワードプラを参考にすること.
s：滑膜, MT：中足骨, PP：基節骨

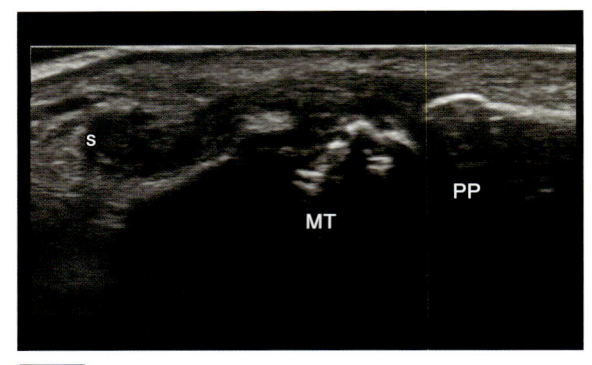

図17 第5趾MTP関節／縦断像
図40のパワードプラ
s：滑膜, MT：中足骨, PP：基節骨

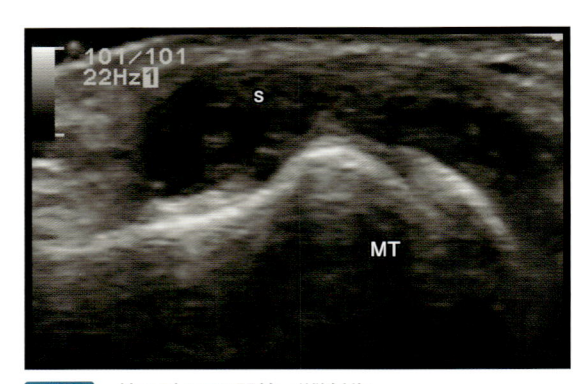

図18 第5趾MTP関節／縦断像
MT：中足骨, s：滑膜

パワードプラ

正常像

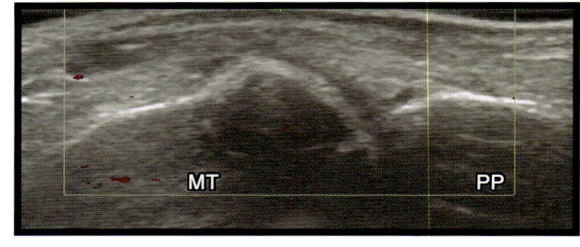

図19 第1趾MTP関節／縦断像
図2Cのパワードプラ
MT：中足骨, PP：基節骨

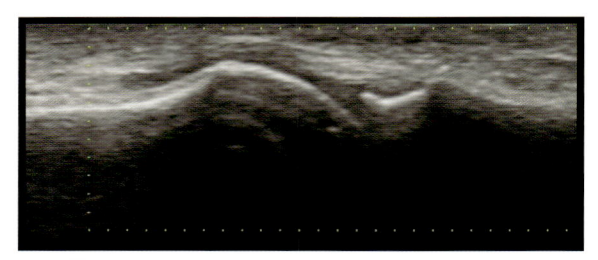

図20 第1趾MTP関節／縦断像

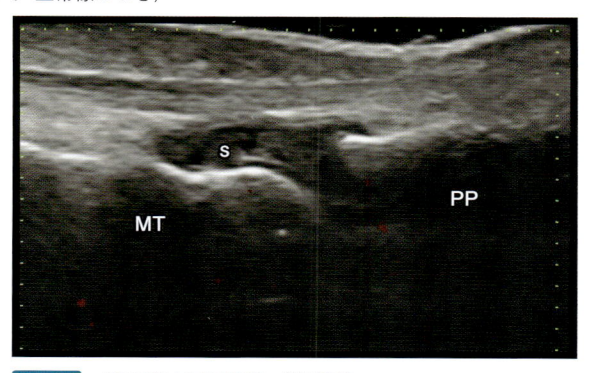

（パワードプラ 正常像つづき）

図21 第2趾MTP関節／縦断像
s：滑膜，MT：中足骨，PP：基節骨

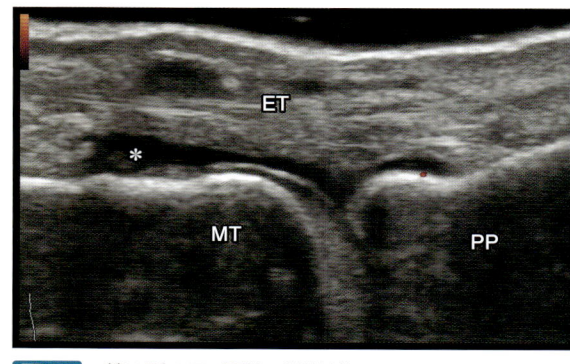

図22 第2趾MTP関節／縦断像
軽度の滑膜肥厚および滑液貯留を認めるが，血流シグナルは伴わない（＊）
ET：伸筋腱，MT：中足骨，PP：基節骨

軽度

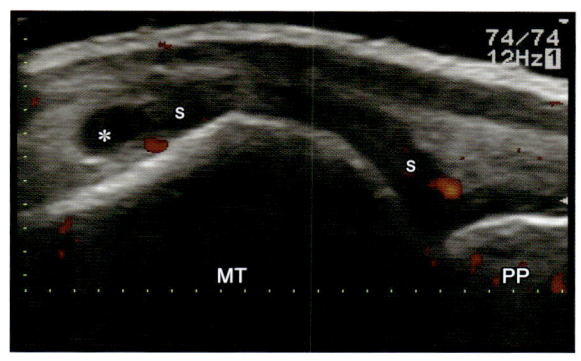

図23 第1趾MTP関節／縦断像
軽度に肥厚した滑膜の辺縁に点状の血流シグナルが少数みられる．図5のパワードプラ
＊：滑液，s：滑膜，MT：中足骨，PP：基節骨

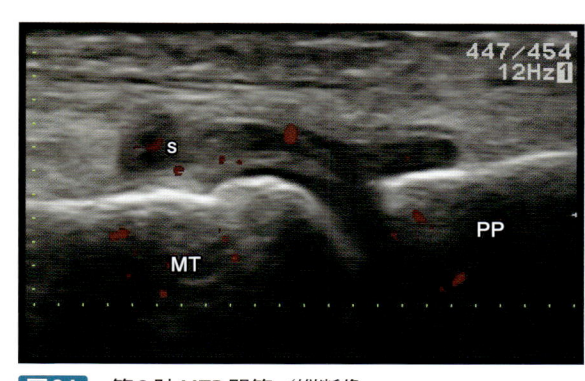

図24 第2趾MTP関節／縦断像
s：滑膜，MT：中足骨，PP：基節骨

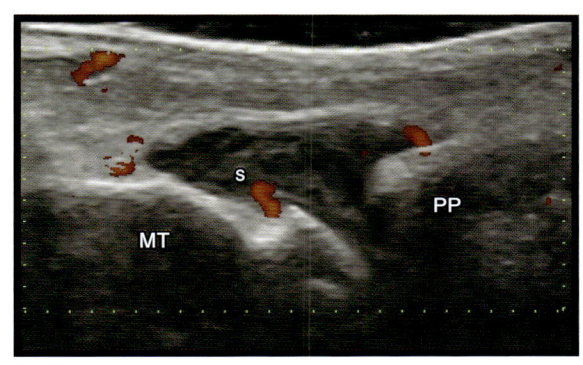

図25 第3趾MTP関節／縦断像
s：滑膜，MT：中足骨，PP：基節骨

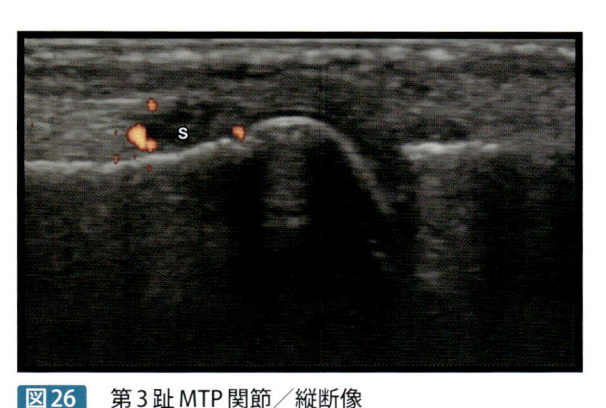

図26 第3趾MTP関節／縦断像
s：滑膜

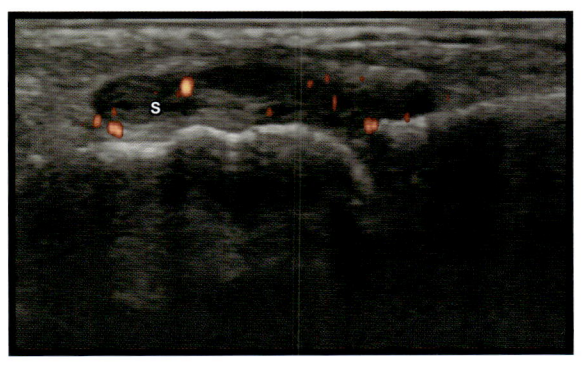

図27 第3趾MTP関節／縦断像
s：滑膜

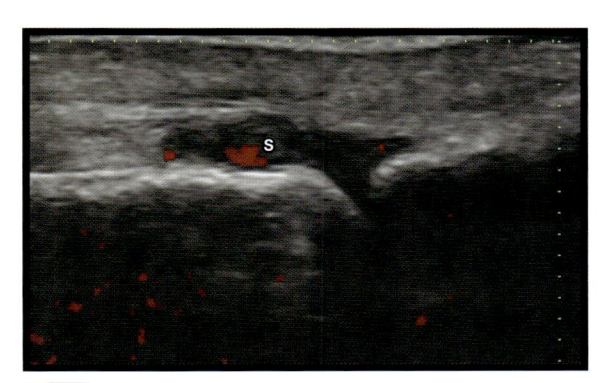

図28 第4趾MTP関節／縦断像
s：滑膜

179

中等度

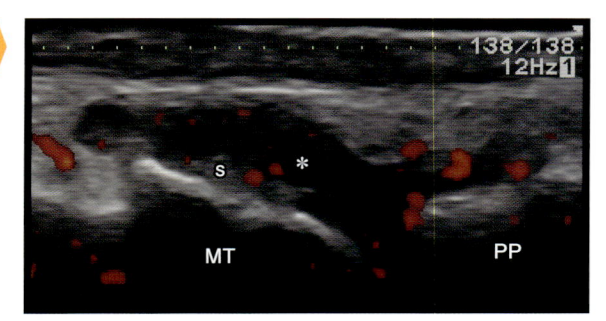

図29 第1趾MTP関節／縦断像
図7のパワードプラ
s：滑膜，＊：滑液，MT：中足骨，PP：基節骨

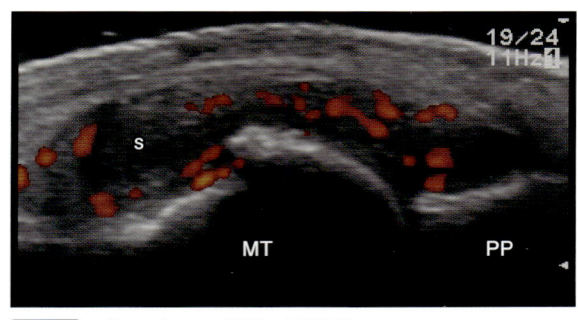

図30 第1趾MTP関節／縦断像
図14のパワードプラ
s：滑膜，MT：中足骨，PP：基節骨

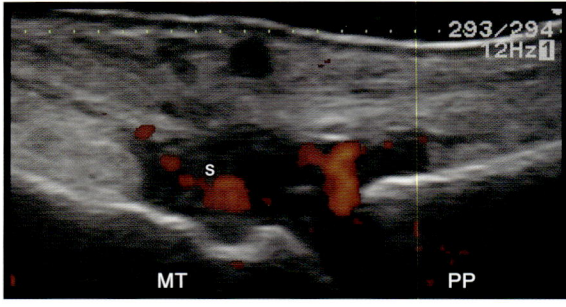

図31 第2趾MTP関節／縦断像
図6のパワードプラ
s：滑膜，MT：中足骨，PP：基節骨

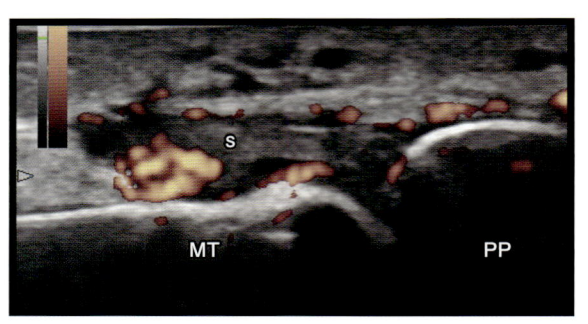

図32 第2趾MTP関節／縦断像
s：滑膜，MT：中足骨，PP：基節骨

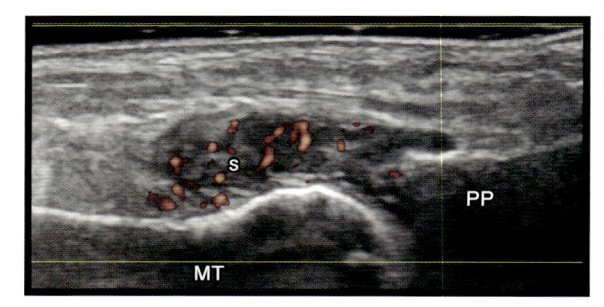

図33 第3趾MTP関節／縦断像
図10のパワードプラ
s：滑膜，MT：中足骨，PP：基節骨

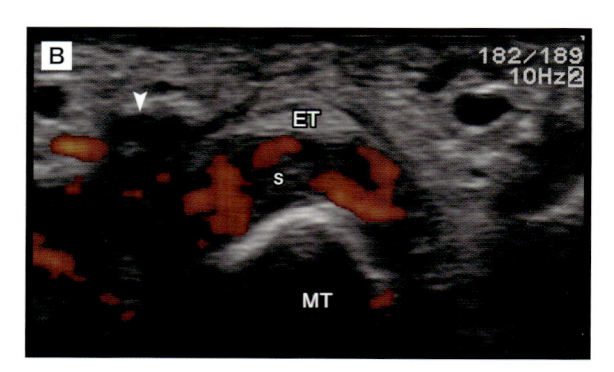

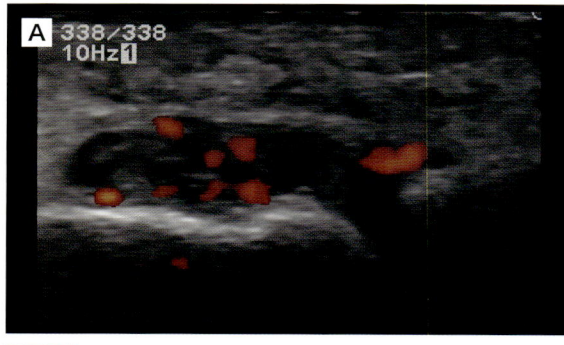

図34 第3趾MTP関節
A）縦断像．B）横断像．中足骨間滑液包（▷）も腫脹しているようにみえる
ET：伸筋腱，S：滑膜，MT：中足骨

（パワードプラ 中等度つづき）

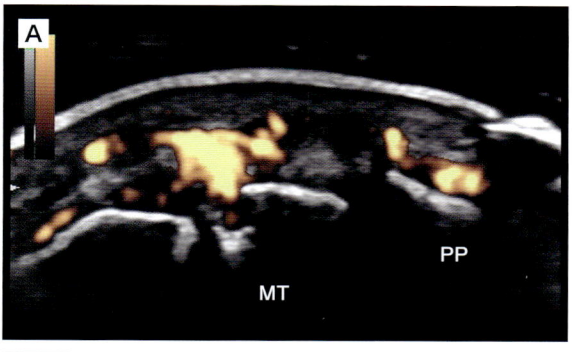

図35 第5趾MTP関節
A）縦断像．B）横断像．図13のパワードプラ
MT：中足骨，PP：基節骨，V：血管

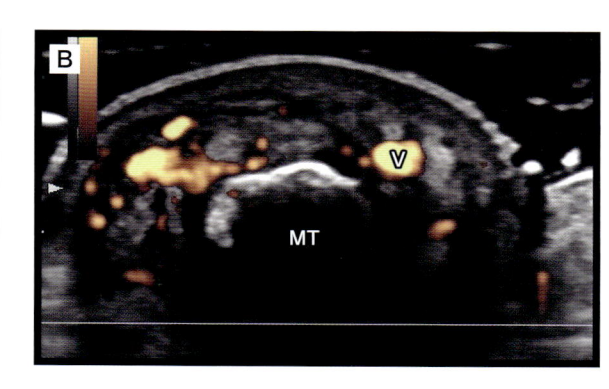

高度

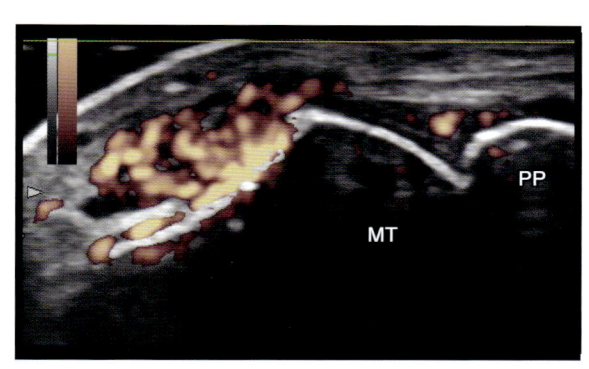

図36 第1趾MTP関節／縦断像
図15のパワードプラ
MT：中足骨，PP：基節骨

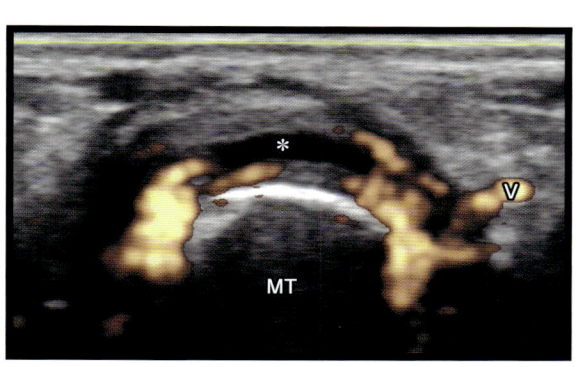

図37 第3趾MTP関節／横断像
＊：滑液，MT：中足骨，V：血管

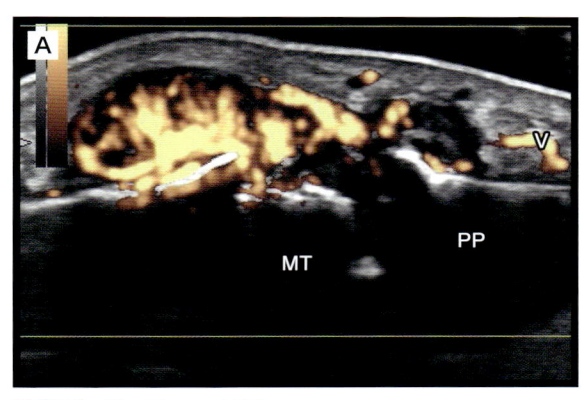

図38 第5趾MTP関節
A）縦断像．B）骨びらん（▷）の内部にも血流シグナルを認める．図16のパワードプラ
V：血管横断像，MT：中足骨，PP：基節骨，＊：滑液

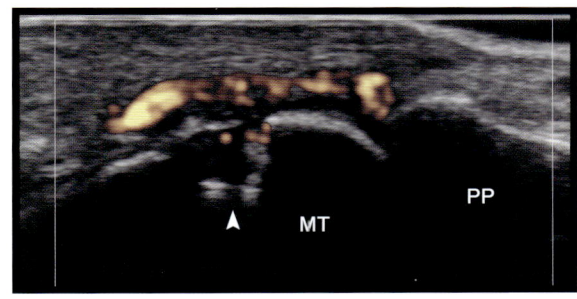

図39 第5趾MTP関節／縦断像
骨びらん（▷）の奥には血流シグナルを認めない．図43のパワードプラ
MT：中足骨，PP：基節骨

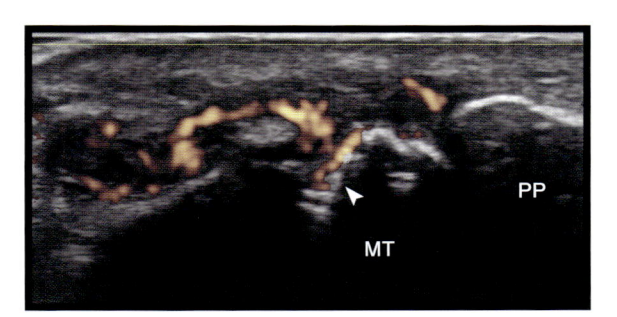

図40 第5趾MTP関節／縦断像
骨びらん（▷），骨表不整に接して血流シグナルを認める．図17のパワードプラ
MT：中足骨，PP：基節骨

(パワードプラ 高度つづき)

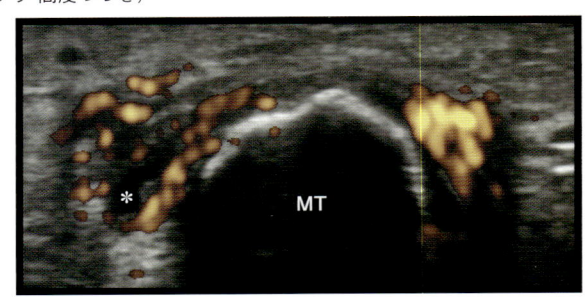

図41 第5趾MTP関節／横断像
図11のパワードプラ
MT：中足骨，＊：滑液

骨びらん

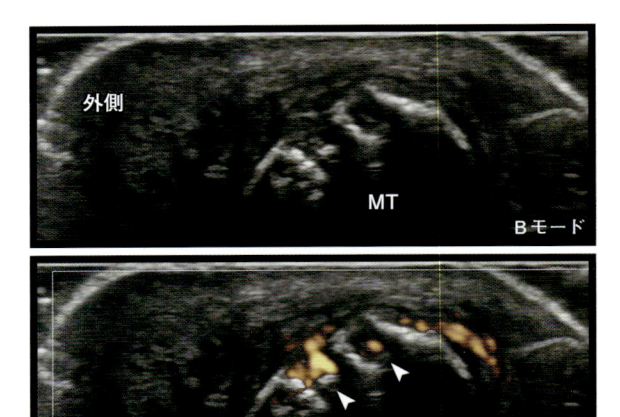

図42 第5趾MTP関節／横断像
図の17, 40の横断像．骨びらんを外側よりに認めている．骨びらん内部にも血流シグナルを認める
MT：中足骨

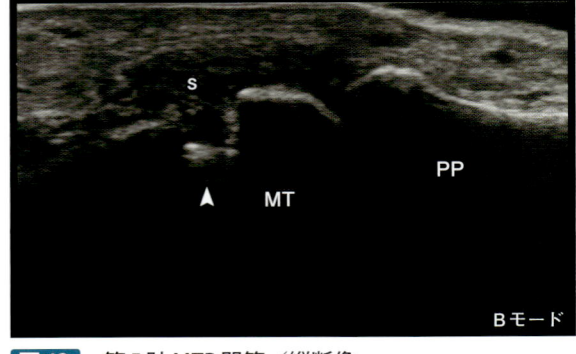

図43 第5趾MTP関節／縦断像
図39のBモード
s：滑膜，▷：骨びらん，MT：中足骨，PP：基節骨

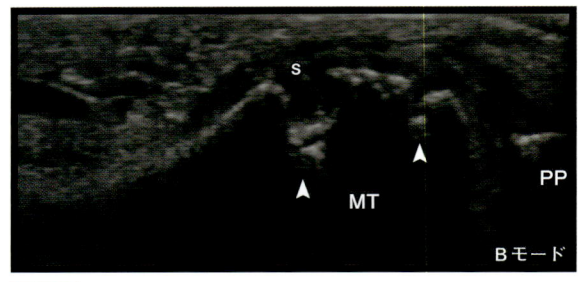

図44 第5趾MTP関節／縦断像
s：滑膜，▷：骨びらん，MT：中足骨，PP：基節骨

memo
- 骨びらんは2断面以上で確認する
- 第5趾MTP関節の中足骨骨頭は骨びらんが早期から出現しやすい好発部位である．正中だけでなく外側側面まで網羅的に観察する
- 第1趾MTP関節は外反母趾，変形性関節症，痛風などの好発部位であり，骨表不整の解釈には注意を要する

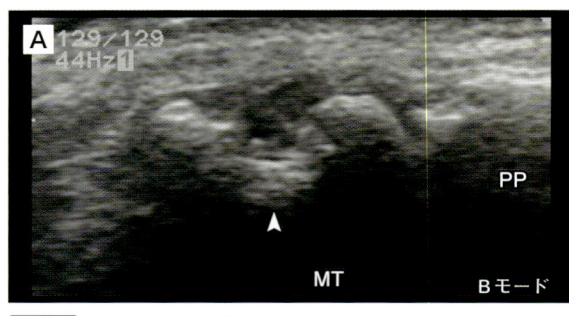

図45 第5趾MTP関節
A）縦断像．B）横断像
▷：骨びらん，PP：基節骨，MT：中足骨

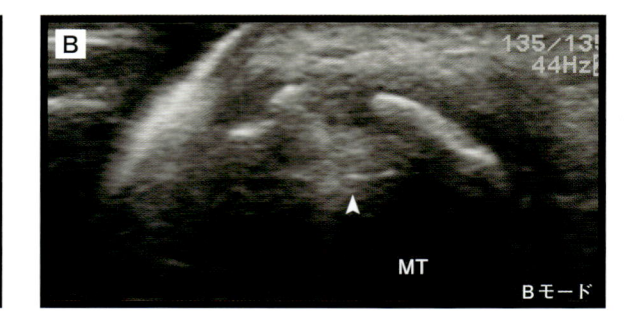

（骨びらんつづき）

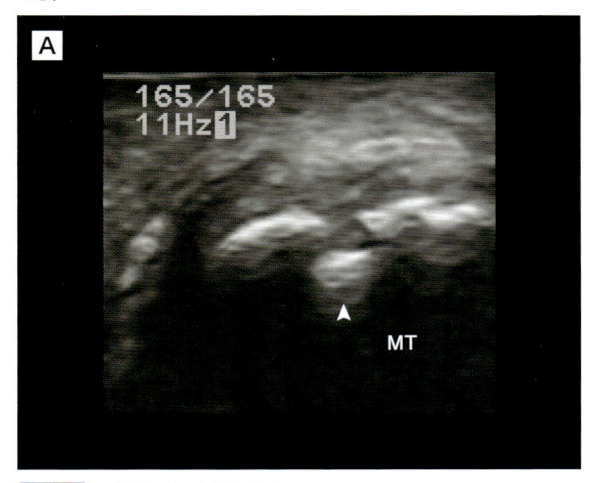

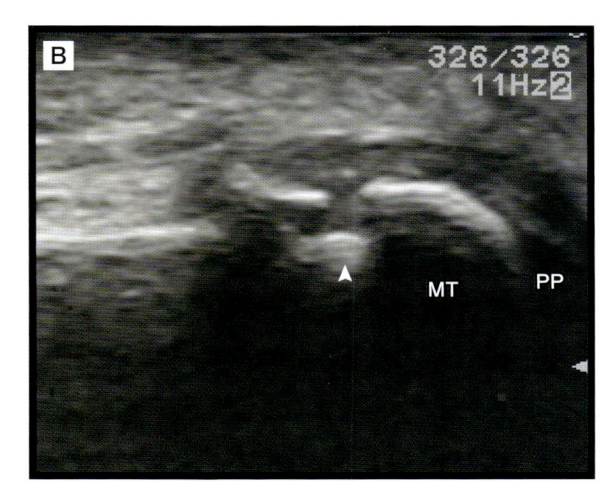

図46 第5趾MTP関節
A）横断像．B）縦断像
▷：骨びらん，MT：中足骨，PP：基節骨

リウマチ診療のための
関節エコー評価ガイドライン
滑膜病変アトラス

2014年 5月 1日 第1刷発行 2023年 3月25日 第3刷発行	編　集	日本リウマチ学会 関節リウマチ超音波 標準化小委員会
	発行人	一戸裕子
	発行所	株式会社　羊　土　社 〒101-0052 東京都千代田区神田小川町2-5-1 TEL　　03（5282）1211 FAX　　03（5282）1212 E-mail　eigyo@yodosha.co.jp URL　　www.yodosha.co.jp/
ⓒ一般社団法人 日本リウマチ学会，2014. Printed in Japan	装　幀	竹田壮一朗
ISBN978-4-7581-1751-7	印刷所	株式会社加藤文明社印刷所

本書の複写にかかる複製，上映，譲渡，公衆送信（送信可能化を含む）の各権利は（株）羊土社が管理の委託を受けています．
本書を無断で複製する行為（コピー，スキャン，デジタルデータ化など）は，著作権法上での限られた例外（「私的使用のための複製」など）を除き禁じられています．研究活動，診療を含み業務上使用する目的で上記の行為を行うことは大学，病院，企業などにおける内部的な利用であっても，私的使用には該当せず，違法です．また私的使用のためであっても，代行業者等の第三者に依頼して上記の行為を行うことは違法となります．

JCOPY ＜（社）出版者著作権管理機構 委託出版物＞
本書の無断複写は著作権法上での例外を除き禁じられています．複写される場合は，そのつど事前に，（社）出版者著作権管理機構（TEL 03-5244-5088，FAX 03-5244-5089，e-mail：info@jcopy.or.jp）の許諾を得てください．

乱丁，落丁，印刷の不具合はお取り替えいたします．小社までご連絡ください．